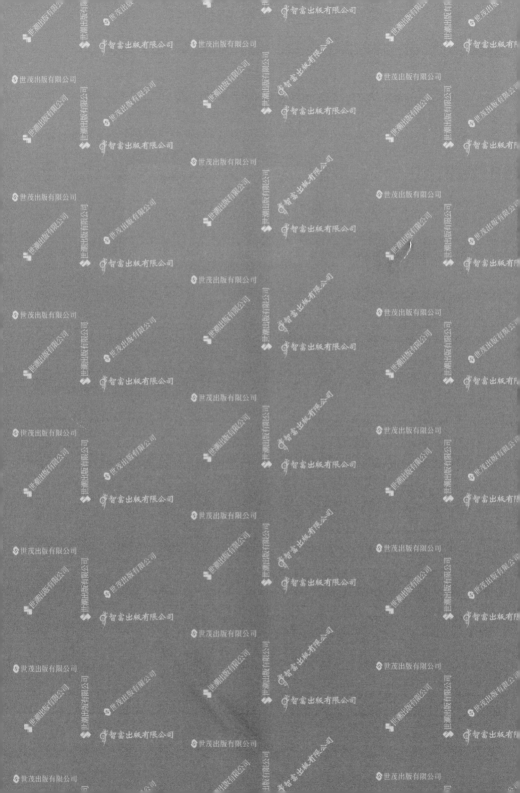

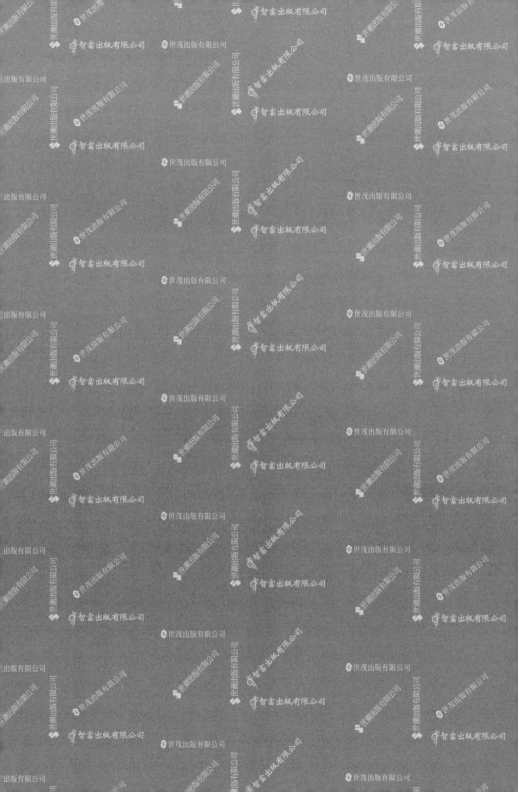

醫生教你這樣吃健康食品

健康食品

吃

153種
營養補充食品
指南·事典

DHC研究顧問
日本保健食品研究第一把交椅
蒲原聖可／著　　李幸娟◎譯

前言

　　現代人由於飲食不均衡、壓力、缺少運動等原因，使得罹患糖尿病、高血壓、癌症、高脂血症等疾病的人數節節攀升。最近大家已經意識到預防這些疾病的重要性，並且也朝改善生活習慣，為維持健康而努力，最基本的改善方法，不外乎培養良好的飲食習慣，以及適度的運動。

　　另一方面，由於現代人大部分都是外食、偏食，甚至對加工食品的依賴，導致飲食生活紊亂，進而影響健康。有鑑於此，人們開始關心：對於所購買的食品含有何種成分？會對身體產生何種影響？例如：以預防疾病或預防老化的「營養補充食品」（Supplement）及「健康食品」，就是萃取食物中的營養素，製造出對人體有特定功效的機能性產品。

　　美國現在正興起一股「最適切健康」（Optimum Health）的新風潮，提倡健康的維持及疾病的預防，而在這股風潮中，營養補充食品正積極而廣泛的被運用。

　　在日本，使用健康食品及營養補充食品的人口也有增加的趨勢。2002 年東京醫科大學以健康人為受訪對象，調查中發現：在過去一年當中，有 65%的受訪者，即每 3 人當中有 2 人，曾經使用過非傳統醫療的另類療法（即目前西醫以外的醫療方式）。其中，最被頻繁使用的另類療法就是營養補充食品，在受訪者當中，有高達 42%的人都曾使用過。

　　一般而言，人們使用營養補充食品是為了增進健康，具有預防醫學上的實質意義。另外，在對慢性病患者的治療上，也被公認具有一定的療效。由於近年來相關法令的鬆綁，在日本各大藥局及便利商店的陳列架上，或郵購的商品型錄上，都可見到這些商品。但是，這些「營養補充食品」及「健康食品」的內容標示上，卻由於現行制度，將之歸類於「一般食品」，所以在對疾病預防及改善效能方面，也受限於藥品法等相關法令，而無法予以記載或標示。也就是說，營養補充食品無法像醫藥品般說明療效，例如：何種營養補充食品的成分對

何種疾病或症狀有改善等資訊，無法完全提供給消費者，這便是現在的窘境。

為了要獲得正確的健康食品及營養補充食品的資訊，具備適度的基本知識是必要的，但目前資訊氾濫，其中更有許多潛藏的謬論或誇大的字眼，這種狀況不只發生在營養補充食品上，就連一般的醫學領域都面臨相同的問題。

因此，本書將從平日較常引人關注的症狀及疾病切入，針對這些症狀、疾病，建議我們該如何選擇營養補充食品，以及配合日常生活習慣。

本書依照營養補充食品的各項有效成分順序編排，再依有效性、安全性分別加以說明，是一本方便查詢的工具書。但對於目前市面販售的商品具有何種效果，並不作任何驗證與介紹。因此，市面上販售的商品不一定與本書所記載的內容完全相同，本書也會說明在選購營養補充食品時的一些小技巧。

另外，筆者本身為預防醫學科主治醫師，對於「另類療法」及「整合醫療」等相關研究正積極進行中。而在肥胖及糖尿病的研究成果，皆發表於《Nature》及《America Science Academy Summary》等科學雜誌，且被列為首席著作者。在本書中，筆者將以一位醫師，並且也是一位研究者的立場，針對營養補充食品做詳盡的解說。

現代生活環境容易囤積壓力，本書期望在您為了健康而選擇營養補充食品之際，能夠提供有利的幫助。

蒲原聖可

CONTENTS

第 **1** 章　營養補充食品的基本知識

營養補充食品 ——————————————————— 12
為什麼我們需要營養補充食品？ ——————— 14
為了健康，你需要注意的事 ———————————— 16
美日健康食品大事紀 ——————————————— 18
特定保健食品 ——————————————————— 22
營養機能食品 ——————————————————— 30
健康營養食品 ——————————————————— 32
營養補充食品的選擇基準 ———————————— 34
營養補充食品與醫藥品的差異 ————————— 36

第 **2** 章　針對症狀使用營養補充食品

◆緩解疼痛與痛苦

CASE*01 改善肩膀酸痛 ———————————— 40
CASE*02 腰痛 ——————————————————— 41
CASE*03 頭痛 ——————————————————— 42
CASE*04 胃痛 ——————————————————— 43
CASE*05 關節疼痛 ——————————————— 44
CASE*06 口內炎 ———————————————— 45
CASE*07 嚴重胃灼熱 ————————————— 46
CASE*08 難以消除的疲勞 ——————————— 47

◆消除惱人的症狀

CASE*09 煩躁不安 ——————————————— 48
CASE*10 壓力囤積 ——————————————— 49
CASE*11 憂鬱症 ———————————————— 50
CASE*12 食慾不振 ——————————————— 51

CASE*13　老是忘東忘西 —————————————— 52
CASE*14　讓人在意的口臭 —————————————— 53
CASE*15　預防齲齒 —————————————————— 54
CASE*16　掉髮、頭髮稀少 —————————————— 55
CASE*17　花粉症的緩解 ——————————————— 56

◆改善體質
CASE*18　過敏症狀的緩解 —————————————— 57
CASE*19　皮膚粗糙 ————————————————— 58
CASE*20　冒出痘痘時 ———————————————— 59
CASE*21　頭皮屑愈來愈多 —————————————— 60
CASE*22　怎樣預防感冒 ——————————————— 61
CASE*23　眼睛疲勞、乾澀 —————————————— 62
CASE*24　味覺變得很怪異時 ————————————— 63
CASE*25　腹部狀況不佳 ——————————————— 64
CASE*26　香港腳 —————————————————— 65

◆解決女性特有的症狀、煩惱
CASE*27　生理痛 —————————————————— 66
CASE*28　經前症候群 ———————————————— 67
CASE*29　雀斑的預防 ———————————————— 68
CASE*30　肌膚皺紋、鬆弛的預防 ——————————— 69
CASE*31　如何有效燃燒體脂肪 ———————————— 70
CASE*32　如何改善易胖體質 ————————————— 71
CASE*33　消除虛胖 ————————————————— 72
CASE*34　容易便祕 ————————————————— 73
CASE*35　貧血 ——————————————————— 74
CASE*36　手腳冰冷 ————————————————— 75
CASE*37　打算懷孕時 ———————————————— 76
CASE*38　更年期症狀的緩解 ————————————— 77
CASE*39　預防骨質疏鬆症 —————————————— 78

CONTENTS

◆預防生活習慣病

CASE*40　讓人擔心的動脈硬化 ——————————————— 79

CASE*41　糖尿病的預防與改善 ——————————————— 80

CASE*42　高血壓 ————————————————————— 81

CASE*43　高脂血症 ———————————————————— 82

CASE*44　預防腦中風 ——————————————————— 83

CASE*45　預防心臟病 ——————————————————— 84

CASE*46　預防癌症 ———————————————————— 85

CASE*47　提升肝功能 ——————————————————— 86

◆難以啟齒的煩惱

CASE*48　前列腺肥大、急性膀胱炎 ——————————— 87

CASE*49　預防及改善前列腺癌 —————————————— 88

CASE*50　改善勃起障礙 —————————————————— 89

CASE*51　不孕症 ————————————————————— 90

CASE*52　腦部退化 ———————————————————— 91

◆各種疾病的預防及改善

CASE*53　改善低血壓 ——————————————————— 92

CASE*54　嚴重的神經痛 —————————————————— 93

CASE*55　胃潰瘍 ————————————————————— 94

CASE*56　末梢神經發生異常時 —————————————— 95

◆生活習慣不良的改善

CASE*57　經常飲酒過量 —————————————————— 96

CASE*58　只吃肉類 ———————————————————— 97

CASE*59　偏好速食 ———————————————————— 98

CASE*60　就是不愛吃蔬菜 ———————————————— 99

CASE*61　常吃甜食 ———————————————————— 100

CASE*62　常喝茶及咖啡 —————————————————— 101

CASE*63　超愛吃油炸物 —————————————————— 102

CASE*64　常常激烈運動 —————————————————— 103

CASE*65 缺乏運動 ——————————— 104
CASE*66 失眠 ——————————————— 105
CASE*67 老菸槍 ———————————————— 106

第3章 營養補充食品成分辭典

維生素 A ————————— 108
維生素 C ————————— 110
維生素 E ————————— 112
維生素 D ————————— 114
維生素 B₁ ———————— 116
維生素 B₂ ———————— 117
維生素 B₆ ———————— 118
維生素 B₁₂ ——————— 119
菸鹼酸 ——————————— 120
泛酸 ————————————— 121
生物素 ——————————— 122
葉酸 ————————————— 123
維生素 K ————————— 124
維生素 U ————————— 124
Column 維生素總結 ———— 125
維生素三餐攝取標準 ——— 126
鈣 ——————————————— 130
鐵 ——————————————— 132
鉀 ——————————————— 134
硒 ——————————————— 135
鎂 ——————————————— 136
鋅 ——————————————— 137
鉻 ——————————————— 138

錳 ——————————————— 138
鉬 ——————————————— 139
碘 ——————————————— 139
磷 ——————————————— 140
銅 ——————————————— 140
Column 礦物質總結 ———— 141
胺基酸 ——————————— 146
蘆薈 ————————————— 148
EPA ————————————— 150
兒茶素 ——————————— 152
辣椒素 ——————————— 154
檸檬酸 ——————————— 156
輔酶 Q10 ————————— 158
膠原蛋白 —————————— 160
膳食纖維 —————————— 162
大豆異黃酮 ————————— 164
DHA ———————————— 166
玻尿酸 ——————————— 168
啤酒酵母 —————————— 170
多酚 ————————————— 172
茄紅素 ——————————— 174
Oligo 寡糖 ———————— 176
橄欖葉 ——————————— 177

CONTENTS

肉鹼 —————————— 178
高麗人蔘 ———————— 179
螺旋藻 —————————— 180
生育醇（Tocotrienol）——— 181
蜂膠 ——————————— 182
巴西蘑菇 ———————— 183
紅酒萃取物 ————————— 183
銀杏葉萃取物 ——————— 184
印度人蔘 ———————— 184
薑黃 ——————————— 185
紫錐花（Echinacea）——— 185
金針菇 —————————— 186
咖啡因 —————————— 186
藤黃果 —————————— 187
魚肝油萃取物 ——————— 187
木糖醇 —————————— 188
甲殼素 —————————— 188
武薛葉 —————————— 189
蔓越莓 —————————— 189
葡萄糖胺 ———————— 190
黑醋 ——————————— 190
綠藻 ——————————— 191
軟骨素 —————————— 191
鯊魚軟骨 ———————— 192
半胱胺酸 ———————— 192
紫蘇種子油 ————————— 193
蘑菇萃取物 ————————— 193
植物固醇（植醇）———————— 194
白鳳豆抽取物 ——————— 194
芝麻素 —————————— 195
貫葉連翹（St. John's Wort）— 195
牛磺酸（Taurine）———— 196
純潔樹（chaste Tree）———— 196

白樺茸 —————————— 197
丁寧酸 —————————— 197
冬蟲夏草 ———————— 198
納豆激酶 ———————— 198
鹽滷 ——————————— 199
紅蘿蔔 —————————— 199
尼古安 —————————— 200
乳酸菌 —————————— 200
大蒜 ——————————— 201
諾麗（Noni）—————— 201
發芽玄米 ———————— 202
玫瑰花萃取物 ——————— 202
纈草（Valerian）———— 203
釩（Vanadium）———— 203
碧蘿芷（Pycnogenol）—— 204
褐藻糖膠（Fucoidan）—— 204
法藍棓（Flavangenol）— 205
藍莓 ——————————— 205
馬卡 ——————————— 206
馬替茶樹 ———————— 206
褪黑激素 ———————— 207
長崎女島杯菇 ——————— 207
黃香苜蓿 ———————— 208
艾草 ——————————— 208
葉黃素 —————————— 209
靈芝 ——————————— 209
卵磷脂 —————————— 210
蜂王漿 —————————— 210
青汁 ——————————— 211
異白胺酸 ———————— 211
梅子萃取物 ————————— 211
刺五加 —————————— 211
麻黃 ——————————— 212

赤蘚醇 ——————————— 212
車前草 ——————————— 212
野黑角蘭 —————————— 212
還原異麥牙酮代糖 ————— 213
Ɣ亞麻酸 —————————— 213
貓爪藤 ——————————— 213
葡聚糖 ——————————— 213
葡萄柚 ——————————— 214
桑葉 ————————————— 214
咖啡 ————————————— 214
可可 ————————————— 215
昆布 ————————————— 215
櫻桃 ————————————— 215
石榴 ————————————— 216
胺基甲硫基丁酸 ————— 216
苦橘 ————————————— 216
肉桂 ————————————— 217
薑 ——————————————— 217
田七人蔘 —————————— 217
甜茶 ————————————— 218
鈉 ——————————————— 218
苦瓜 ————————————— 218
鋸櫚 ————————————— 219
薏以仁 ——————————— 219
巴那巴（大葉百日紅）—— 219
木瓜 ————————————— 219
驅熱菊 ——————————— 220
服可斯褐藻 ———————— 220
野葛 ————————————— 220
毛喉素 ——————————— 221
袋藻抽取物 ———————— 221
氟素 ————————————— 221

北美升麻 —————————— 222
高蛋白 ——————————— 222
紅麴 ————————————— 222
磷脂酸絲胺酸 ——————— 223
舞茸 ————————————— 223
奶薊 ————————————— 223
麥芽糖精 —————————— 224
MSM ———————————— 224
膽鹼 ————————————— 224
利可乳代糖 ———————— 225
紅苜蓿 ——————————— 225
紅景天 ——————————— 225

第 1 章　營養補充食品的基本知識

　　維生素及礦物質是人體不可或缺的微量營養素，輔酶 Q10
（Coenzyme）及胺基酸等物質，也是現代人不能缺少的輔助營養
素。現在各大藥局及便利商店所販售的營養補充食品，種類愈來
愈多，各種資訊也爭相報導有關營養補充食品的話題，要相信哪
些營養補充食品對健康才有效，常常令一般大眾無所適從，也因
此有許多人索性都不選購。

　　本章節希望從認識營養補充食品的基本相關知識開始，提供
讀者正確的資訊，進而能應用在日常生活中，當然，這也是您選
購或食用營養補充食品的第一步。

營養補充食品

營養補充食品的意義

所謂營養補充食品，是指在日常生活飲食中，當營養攝取不足時能夠補充營養的食品，或者是為了增進健康及預防疾病，而積極給予補充營養素的食品，成分基本上是以維生素、礦物質、胺基酸、膳食纖維及中草藥（Herb）等，對身體有用的營養素為主。

營養補充食品的發源地——美國，將營養補充食品定位為介於藥品與食品之間。在美國，三餐搭配營養補充食品，是維持健康的不二法門，而這種觀念與作法，已經深入美國各個角落。

日本，也是從很久以前便有「食補養生」觀念的國家。養生的作法，就像是：人會在疲勞的時候吃一顆酸梅，或是在感冒的時候喝薑湯、在皮膚變得粗糙的時候需要吃些薏仁等，這些都是以食物來調理身體健康狀況的方式，但如果套用到現實生活中，只是單靠這些做法想維持現代人的健康，實在是一件困難的事。

由於日本近年來飲食西化，導致罹患如：高血壓及糖尿病等生活習慣病（原稱「成人病」，但因為有逐年少齡化的現象，自1996年起，被改稱為「生活習慣病」）的人數逐漸增加，民眾對健康開始產生了危機意識，也因如此，近年來營養補充食品也日漸受到大家的注意。

營養補充食品在日本被定位為「食品」，雖然其外形被製成如藥錠、膠囊狀及粉末等像是藥品的形狀，但卻仍被歸類為食品，就像是跟米飯或是蔬菜一樣，同樣歸列為食品。由於營養補充食品是將食物中的營養成分特別抽取製造而成，算是一種以健康為目的所製成的特製食品，因此它的定位和價值一直是引人矚目且爭論的話題。

營養補充食品的內容與種類

市面上許多產品都通稱為營養補充食品，但其成分與功效卻各不相同。基本上，如果您的營養補充食品，是一般食物中便含有的微量營養素，只要小心勿攝取過量，並不會對您的健康造成太大問題；但如果是以特定的保健用途所製成的營養補充食品，因為原料可能是由中草藥、植物性化學物質與植物性雌激素等製成，由於個人體質不同，對於特定成分可能會產生過敏反應，在選擇營養補充食品的時候，必須特別小心。選擇適合自己體質的

營養補充食品成分一覽表

類　別	內　容
①維生素、礦物質	是人體不可或缺的微量營養素。其中，維生素有 13 種，礦物質則有 18 種。在三大營養素（醣類、蛋白質、脂質）的代謝中，這些微量營養素是不可或缺的。當這些微量營養素不足時，將會損害代謝功能。而維生素因為在體內無法自然生成，所以必須藉由每日攝取食物才能獲得，但有些微量營養素攝取過多，也會導致或引發其他疾病，所以在攝取的同時也需要特別注意，勿攝取過量。
②蛋白質、胺基酸	占人體 16%，為構成人體的主要元素。蛋白質是由 20 種胺基酸所構成。其中有 9 種人體無法自行合成，而必須由食物中攝取。當蛋白質及胺基酸不足時，會引起身體的運動機能、思考力及精神等方面的障礙。
③脂肪酸	雖然脂肪具有如細胞潤滑劑的功能，同時也是能量的來源，不飽和脂肪酸的攝取可以使體內的脂肪酸獲得平衡，改善膽固醇過高的現象。不飽和脂肪酸包括像是從魚類得來的 DHA 及 EPA、植物性的油精（Oleine，又稱甘油三油酸脂）及 α 亞麻油酸（Linolic acid）等。
④酵素、醣類	酵素可以抑制體內害菌的生成，提高人體免疫力，使人體排便順暢，幫助整腸作用。酵素可以直接攝取，或以醣類為營養源，增加腸內酵素生成。
⑤膳食纖維	膳食纖維並非人體必需營養素，卻是對人體很重要的物質。它可以成為腸內酵素的營養源，促使腸內酵素增加，也可以使腸內有害物質隨排泄物一起排出體外。膳食纖維包括：植物性的果膠（Pectin）、纖維素（Cellulose）及動物性的甲殼素等。
⑥植物化學物（Phytochemical，植物性抗氧化營養素）	是除了維生素、礦物質以外，存在於植物中的有效成分。包括紅酒中的花青素（Anthocyanisin）、番茄的茄紅素及大豆中的異黃酮等。由植物性雌激素及中草藥萃取而來，要注意勿攝取過量。
⑦中草藥（Herb）	為中藥以外世界各地的藥草及香辛料製成。具有藥性，依國別不同會將之歸類於不同的醫藥品。有些商品以改善症狀為目的，只在特定期間攝取（例：貫葉連翹（St John's wort）、紫錐花（Echinacea））；有些商品則以改善體質及提升免疫力為目的，而需長期服用（例：印度人參、馬卡（MACA）等）。

營養補充食品是非常重要的。

營養補充食品大致可以分為 7 大類（請參照上表「營養補充食品成分一覽表」）。如果再以攝取的必要性來看，依其優先順序又可分為以下 3 大類。

1. ①~③為構成人體的要素，是日常生活中絕對必要攝取的營養素。

2. ③~⑥有些並非人體的必需營養素，但卻是有用的營養成分。

3. ⑥及⑦攝取是以特定保健為目的，但需考慮自身的體質及攝取量。

為什麼我們需要營養補充食品？

半 健康的身體狀態

「很多日本人都營養不良」剛開始聽到這句話時，你可能會覺得太誇張了，根本不知所云。但實際情況確實是如此，而且還可以說日本人的健康狀況百出。分析日本人目前健康狀況如下：

其中一種現象是——因為飲食習慣，導致生病人數增加。像是：糖尿病及高血壓患者，人數在這 10 年間約增加了 2 倍。

日本人第一大死因——癌症，其中深受食物影響的大腸癌及乳癌等罹患人數也不斷增加。

再者，比這些罹患人數多好幾倍的人口，也都是生活習慣病的潛在患者，但這些人卻又往往不自知。

還有一個現象是，雖然未就醫但不知為什麼身體狀況總是欠佳的人數也有增加的趨勢。容易感冒、過敏體質、慢性疲勞、手腳冰冷等，有這些非「疾病」但卻是「半健康」的人愈來愈多。

愈 來愈多的微量營養素缺乏症

對於這些現象，許多專家紛紛指出是因為「營養不均衡」的原因，其中，高脂肪、高卡路里的西式飲食，可說是營養不均衡的最大原因。

也許您不知道，高卡路里食物需要消耗大量的維生素，來將其轉換代謝為熱量，但如果維生素不足等原因而無法將其代謝，則會轉換為脂肪而儲存於體內，結果造成身體肥胖，使人漸漸罹患慢性病，例如：糖尿病、高血壓等。

另外，維生素、礦物質缺乏會引起疲勞感、注意力不集中、體溫調節機能失常，及免疫力降低等症狀。所謂的「半健康」，幾乎可以說是起因於微量營養素（維生素、礦物質）不足。

切 勿造成營養食品依賴症候群

至於為什麼會造成微量營養素的不足呢？其原因可以歸納為：

①卡路里攝取過量。
②不均衡的不良飲食習慣。
③低營養的食材。
④充滿壓力的環境。

① 高脂肪、高卡路里飲食

在代謝中消耗掉太多的微量營養素。大量食用肉類及食用油的西式飲食，需要非常大量的微量營養素加以消耗熱量。即使吃

掉一大盤的生菜沙拉仍是不夠，因為畢竟已攝取過多的熱量而無法將其代謝，且造成體內微量營養素不足。

②不均衡的不良飲食習慣

舉例而言，如果您的菜單中老是這些食物：速食漢堡、拉麵、日式牛肉蓋飯等，一些大量使用食用油，及化學調味料的食物，這些食物都是營養不均衡的飲食代表。

而這些飲食及加工食品更加速體內微量營養素的消耗。另外，所謂「快速、便宜、方便」的食物，也會使微量營養素不足情況更加惡化。

③低營養的食材

由於農產品種植長期使用農藥及化學肥料，造成土壤貧瘠。食物本身的營養因此減少。畜牧產品、水產品也都有相同的情況。與50年前相比，蔬菜的營養素已減少一半，甚至一半以上。

這種情況就算是飲食均衡的家庭料理，也無法有完善的營養。

④充滿壓力的環境

我們的生活環境不僅遭受紫外線及電磁波的傷害，更在不知不覺中吃進人工添加物及防腐劑。而這樣的生活環境，是增加人體壓力的隱形殺手。

由於這些環境壓力，會引起人體生理系統反應與抵抗，且大量消耗微量營養素。

生活環境是導致微量營養素不足的重要原因。

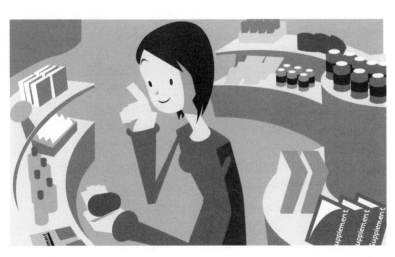

為了健康，你需要注意的事

改善飲食生活與生活習慣為先決條件

「因為我的飲食很少攝取足夠的微量營養素，所以必須用營養補充食品來補足。」如果你是這樣的想法而使用營養補充食品，恐怕不是使用營養補充食品的正確方法。

如果為了增進並維持健康，必須先要有固本的想法，才能更有效利用營養補充食品。

那麼什麼是固本的方法？應該用怎麼樣的態度才算正確呢？

為了維持健康而使用營養補充食品，來補足平日飲食中攝取不足的營養素，這樣的想法無可厚非，但前提是：三餐仍舊必須非常均衡攝取各種食物，這就是固本的方法。

如果生活飲食總是高脂肪、高卡路里，而想要倚賴許多營養補充食品維持健康，恐怕要有「這是一條死胡同」的覺悟。

您是不是該藉著這次，考慮使用營養補充食品，重新改善自己的生活飲食，把握住必須吃的健康，才是營造健康身體的起步，並當作是一件最重要的事，時時提醒自己。以此為前提，再輔以營養補充食品，便能漸漸改善身體代謝等各項機能。營養補充食品畢竟不是萬靈丹，這點千萬不可以忘記。

正確的營養補充食品使用方法

如果想要有效的補給營養，了解營養補充食品的基本效能，是非常重要的。首先，如果是為了調整代謝機能，基本上應攝取營養補充食品成分中的維生素與礦物質。要注意的是，我們常常只做單項維生素的補充，這樣是沒有效果的。

因為維生素與礦物質在人體內，是在一種相輔相成、互相連動的情況下產生作用。因此，即使在體內存在非常多單一的成分，而沒有其他要素的幫助，效果也是非常有限。

例如，如果是為了強健骨骼而補充鈣質，或者是為了預防貧血而攝取鐵質，但卻沒有維生素D及維生素C的輔助，效果幾乎是看不見的。

因此，首先以綜合維生素與綜合礦物質為基礎，再尋找適合自己症狀的商品予以對症下藥，才是最好的做法。

中草藥營養補充食品也是相同的道理，如果希望確實能看見效果，必須從基礎開始。

切勿變成營養補充食品依賴症候群

使用營養補充食品必須特別注意的事，便是對營養補充食品的「營養輔助」的曲解。例如，生活飲食紊亂的人大量使用多種營養補充食品，這樣的人就要特別小心。

本來人類基本的營養是靠三餐，如果要予以追加補充，要視成分而予以補充。三餐不吃完全只靠營養補充食品，並且是大量食用時，會造成人體機制錯亂，而產生意想不到的副作用。

許多女性的飲食以減肥為主要考量，甚至有許多女性三餐不吃，而只補充含有微量營養素的營養補充食品。

但如果情況稍一失控，甚至會使身體變成只接受營養補充食品，而對其他食物產生排斥的情況。

因此，切記勿產生這樣的「營養補充食品症候群」，而應該好好照顧好平日的基本三餐飲食，這點極為重要。

日本營養補充食品使用狀況　Part1

美國在1990年代初期，半數以上的國民皆使用過營養補充食品。那麼，在日本有多少人使用過營養補充食品呢？根據執行委員會針對20歲以上，30歲以下的單身女性所做的調查中發現，目前正使用營養補充食品的人數，超過受訪者總人數的70%。再以使用頻率來看，幾乎每天食用者，占27.6%。一週使用幾次者，占13.4%。偶爾才使用者，占29.0%。

一向對社會各項新資訊較具敏感度的20歲～30歲階層的女性，使用營養補充食品已非新鮮事。目前的營養補充食品已經做成各種類型，例如：藥錠狀、膠囊狀、點心狀、果凍狀及飲料等，種類繁多。其中，使用最多的為「藥錠狀及膠囊狀」營養補充食品，占84.2%。其次為固體或點心狀，占25.4%。膠質飲料占17.6%。飲料占1.8%。再從使用目的來看，有55.2%的人為了營養補給，42.1%的人為了美容，而有30.5%的人則是為了消除疲勞、恢復體力，而使用營養補充食品。

美日健康食品大事紀

美國與營養補充食品的關係

讓我們來看看營養補充食品發展較為先進的美國，在日常生活中是如何使用營養補充食品呢？在美國，曾經一度因為「麥克哥本報告」的提出，而引起美國人民健康意識抬頭，並且為了壓抑日漸高漲的醫療費用，成立「DSHEA 法案」。

所謂「麥克哥本報告」是以上議院麥克哥本議員為中心，調查每年大幅攀升的醫療費用所形成的原因，並於 1977 年調查完成提出報告。

報告中指出，「癌症、心臟病、中風等疾病，起因於現代錯誤的生活飲食」、「現代醫學過度倚賴藥物及手術，對於營養方面可以說完全無視其重要性」等。此份報告提出後，對於美國社會產生重大的影響。

另外一個營養補充食品興盛的原因，便是美國並沒有像日本全民健康保險這樣的制度，因此，所支出的醫療費用，必須由自己加入的民間保險公司賠償。但是由於當年醫療費用的急速增加，拖垮了這些保險公司。

美國人如何選擇營養補充食品

另外，美國也是消費者運動興盛的國家。對於健康，美國人提倡並鼓勵「一定要健康」、「該如何選擇營養補充食品是自己的事」等運動。

在這樣的社會環境下，確立「預防醫學」及「營養學」的領域，自此，研究及發明持續不斷進行，同時消費者所要求的資訊也開始積極發表。

這樣的結果，使得美國人半數以上在 90 年代開始使用營養補充食品，根據 94 年成立的「DSHEA 法案」（Dietary Supplement Health and Education Act，營養補充食品‧健康‧教育法案），將營養補充食品所包含的營養成分及其形狀，描述的巨細靡遺。

另外，明確指出：營養補充食品與食品及醫藥品，是完全不同的產品。

在此法律的規範下，營養補充食品的營業額一躍衝天，至 98 年據說已躍升至 127 億美元。

之後，美國政府更依據各種如「癌症預防 15 守則」，或由

美國癌症預防「食物規劃」

重要性強度的增加

> 蒜頭、高麗菜、甘草、大豆、薑芹菜科植物
> （紅蘿蔔、芹菜、防風草（Parsnip））

> 洋蔥、茶、薑黃（Turmeric）、
> 柑橘類（橘子、檸檬、葡萄柚）、
> 茄科植物（番茄、茄子、青椒）、
> 十字花科植物（甘藍菜、花椰菜、高麗菜）

> 黑麥、薄荷、野黑角蘭(Oregano)、小黃瓜、
> 迷迭香(Rosemary)、鼠尾草(Sage)、馬鈴薯、
> 百里香(Thyme)、細香蔥(Chives)、麝香瓜(Cantaloup)、
> 羅勒(Basil，九層塔)、龍蒿(Tarragon，艾草類)、
> 胡蔥(麥蔥)、大麥、果莓類(草莓)

美國所倡導的「癌症預防 15 守則」

1. 三餐內容	選擇食用蔬菜、水果、豆類及精製度低的澱粉類等豐富的三餐。
2. 體重	肥胖指數 BMI 值維持在 18.5～2.5 之間，成人期體重的增加應控制在 5 公斤以下。
3. 身體活動	一天 1 小時快走，及合計一星期 1 小時的激烈運動。
4. 蔬菜及水果	1 日 400～800g 蔬菜及水果的攝取。
5. 其他植物性食品	1 日 600～800g 穀類、豆類、薯類、根莖類等的攝取。
6. 酒精類飲料	不建議酗酒。如果要喝的話，男性 1 日以 2 杯、女性以 1 杯以下為限。至於 1 杯的量則以啤酒為 250ml、紅酒 100ml、威士忌 25ml 為準。
7. 肉類	牛肉、豬肉、羊肉 1 日以 80g 以下為準，而較建議食用魚類與雞肉。
8. 脂肪類	避免食用動物性脂肪，應適度食用植物油。
9. 鹽分	成人為 1 日 6g 以下，調味料則建議使用中草藥及香辛料。
10. 防止黴菌毒害	避免食用可能發黴造成中毒的長期儲存食物。
11. 保存	容易腐壞的東西要保存在冰箱的冷凍庫裡。
12. 食品添加物・殘留物	在法規規範標準以下的食物則無須擔心。
13. 烹調方式	避免食用燒焦食物。
14. 營養補充食品	如果遵守本守則，則不必使用，再者對於癌症預防也並無效果。
15. 其他	禁止抽煙。

※關於第 14 項，美國國立癌症中心正大規模進行臨床實驗。

「世界癌症研究基金」、「美國癌症研究協會」為預防癌症所提出的建議

國立癌症研究所提出並推廣給國民的預防癌症食品的「癌症預防食物規劃」等，頒布各種能改善生活飲食習慣，追求更健康生活的種種具體政策，後來也一一執行。

同 時存在著先進國家各種問題的美國

美國目前也就預防醫學及分子營養學的研究，進行各種不同的研究。研究中發現，有幾千種植物一一被證實都具有植物活性成分（Phyto-nutrient，也稱為植物營養素）。

近年在日本造成話題的番茄茄紅素，及存在甘藍菜（Broccoli）中的異硫氰酸芳香酯（Sulforaphen）等，便是其中的兩種。

雖然植物營養素幾乎存在於各類中草藥、蔬菜、水果的色素成分中，但它確實的作用，仍有一半以上的植物未被定義出。

另外，營養成分的食用以「複方」比單一食用要好。目前，營養補充食物也都以這樣的觀念加以製成。

在歐洲，傳統上被用來治病的中草藥類，也正被積極地研究。

此外，對於營養補充食品的使用方法也被明白指出：「為達到最適切的健康（Aptmum Health），營養素的種類必須是一日所需以上的含量。」

雖然美國是營養補充食品發展較先進的國家，但美國對於這方面並非完全沒有缺陷。

例如，原被中醫使用於治療氣管炎的麻黃（Ephedra），由於被美國使用在減肥食品中，曾經引起數起死亡案例（麻黃在日本被列為食品添加物中的禁品）。

由於現代資訊發達，因此只要「死亡案例報告」出現時，任何國家或地方皆有出示警告的義務，並要做出禁止販售等措施。

預 防醫學觀念不深的日本

讓我們來看看日本的情況。1991 年日本第一次將營養補充食品定義為：為了增進人體健康，具有功能性的食品，並依法律定為特定保健食品。

在當時，為了與「健康食

品」做區別，「營養補充食品」需經厚生勞動省（譯者註：即衛生署）嚴格的審查，才得以被認定為特定保健食品，但這樣管制營養補充食品，反而引起人們對保健用食品的高度關心。

2000 年，日本全年營養補充食品營業額已達日幣 1 兆 3000 億元（約台幣 4300 億元），而知道營養補充食品的人數更高達95%。

但若與美國人相比，就預防醫學的觀點及對其內容的了解，就只能說望塵莫及了。

近年在美國引起各界矚目的「營養製藥」（Nutraceutical,是 Nutrition ＝營養攝取、營養作用及 Pharmaceutical ＝製藥，兩字合成新造的字），即是像藥一樣的營養補充食品，但這樣的觀念在日本還不存在。

另外，美國的營養補充食品製造商會委託第三研究機關做製品的使用調查，並將其結果做成學術論文於專業雜誌上或學會中發表。

如此，參與商品製造的並非只有製造商，而是與醫學界互相交流資訊，也因此開發出更優良的商品。

最近也有人提出，日本有必要仿效這種做法的聲音，但目前仍未實現。

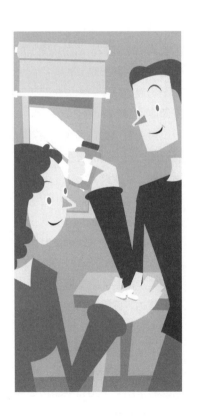

特定保健食品

健康食品的分類

生活環境惡化、身心壓力及飲食不均衡，都是影響我們健康的原因，而這些原因隨時存在我們生活中。

近幾年來，頻頻發生遭人質疑的食品安全事件，使得人們對於「吃的安全」愈來愈關心。

食物本身大約具有三種功能：其一是為了維持生命的必要營養補給；其二是透過味覺，即吃的享受；其三是要預防疾病，或是病後復原、防止老化等，維持健康並調節身體機能。

最近有以維持健康、調節身體機能的各項商品誕生，也就是所謂的「健康食品」、「營養補助食品」，這些食品都引起了廣大的矚目。

在日本，很久以前便有所謂「健康食品」的稱呼。在 NTT 以職業別編制的電話簿當中，也有所謂的「健康‧自然食品」的分類，對一般日本人而言，是容易接受並可以理解的名詞。

但從法律的角度來看，進入嘴巴的東西「不是醫藥品就是食品，不會有其他的東西」。因此把「健康食品」列為食品，因而產生各種的健康食品，以其各自的安全標準予以製造、販售的現象。

也因此其中夾雜了許多品質、廣告、宣傳都有問題的商品，漸漸地，商品使用受害者愈來愈多，在各方的關注下，產生相關商品一定要有相關且一致性的法規予以管制才行的聲音。

目前，厚生勞動省將健康食品分為「特定保健食品」、「營養機能食品」、「一般食品」三大類。

在這三大類當中，特定保健食品於 2001 年 9 月開始實施。

得到認證的商品會貼上標籤

所謂特定保健食品，是一些含有「使血壓正常穩定」、「整腸」等，能夠調整身體生理機能成分的商品。

因此，在販售時，商品必須標示其特定保健機能的科學根據來源，且商品有效性及安全性必須接受審查，並由國家依各商品別給予審查認定。

經認定的商品，會印有「厚

厚生勞動省的食品分類

保健機能食品

特定保健食品

本商品須依厚生勞動省所制定,具有維持身體健康,並進一步使身體處於良好狀態功能的標準來製造。並需通過厚生勞動省,依商品別之審查。而商品標章之意義,為表示食用後,可以得到保健上的目的。

特定保健食品
(標準規格型)

以難消化性的糊精(dextrin)及 Oligo 寡糖等,通過的件數較多。如果是以較常見的成分製成,並符合製作標準,則可以不需接受商品個別審查而得以標章標示。

有條件式
特定保健食品

雖無科學上的認定,但被確認具有一定有效性的食品。

營養機能食品

商品內容包括 12 種維生素與 5 種礦物質。符合一定的條件時,認定並得以標示為營養機能食品。屬「規格基準形」,無須申請、審查等。

醫藥品
(包含醫藥以外食品)

以疾病治療與身體復原為目的之產品。依藥師法之標準製造並認可之商品。

特別用途食品

專為嬰幼兒、孕產婦、老年人、高血壓及腎臟病患者製造的低鈉商品,或專為腎臟病患者製造的低蛋白質含量食品等,具特別用途的食品。經厚生勞動省認可之商品。

一般食品

包含所謂的健康食品。

生勞動省許可　特定保健用食品」等文字及人像標章。應該有不少人曾在超市或食品料理店見過這樣的標章吧（請參照前頁）。

2005年1月31日，共有481項商品通過許可，得以標示產品為特定保健用食品（另有2項標示「特定保健用食品」之商品予以承認）。

保 健用途及有效成分標示

目前，特定保健用食品，除了商品上印有「特定保健用食品」的文字及標章外，商品屬於何種特定保健用途（例如：整腸等），與保健機能相關營養成分、名稱及其含量（例如：食物纖維○克等），也都必須詳加記載。

但是記載方式只能如「使排便順暢」，卻不能做「具解毒功效」這樣的字眼來表現。

其他，如：1日攝取量的標準及攝取方法、注意事項等，也都必須予以記載。另外，使用者需注意遵照指示服用，這一點相當重要。

特 定保健用食品有效成分一覽表

目前為止，被認可的特定保健食品之保健效果，具體而言有以下10種：

①整腸食品

整腸之有效成分，大致有乳酸菌類、Oligo 寡醣及食物纖維類。

「含乳酸菌成分的食品」，其成分分為雙岐乳酸桿菌、嗜乳酸菌等有益菌。這些好的乳酸菌種，可以防止病原菌的入侵，並保護身體，抑制腸內腐敗菌生成。

另外，還能夠抑制膽固醇上升、刺激腸胃蠕動使排便順暢，並排出使人體發炎的物質，因此可以增強人體的免疫力。

「含 Oligo 寡糖成分的食品」，其成分大致為大豆 Oligo 寡糖及木質 Oligo 寡糖。

前述好的乳酸菌種營養來源，便是這些 Oligo 寡糖。因此若攝取 Oligo 寡糖，則可以營造腸內好菌活潑化的生長環境，進而可以整腸。

「含食物纖維成分的食品」，其主要作用是：將有害物質積極並有效排出體外。當我們從食物中攝取過多的糖分、膽固醇及鈉等物質，或由食物、空氣中吃進、吸進有害物質時，這些物質進入體內後，便會被帶進我們的腸內。

當食物纖維進入我們的體內，並吸收水分後，便會開始膨脹，而在與上述一些攝取過多及一些有害物質相遇後，這些物質會附著在上面，並隨著糞便排出體外。

18～29歲的男性，1天的食物纖維攝取的標準量應為20g。但目前的現狀卻是，日本男性的食物纖維實際攝取量只有12.4g，約只有需要量的一半左右。

②專為高血壓患者量身訂做的食品

這些食品的成分，例如：可以抑制某種特定酵素作用，並降低血壓的胜肽（Peptide），及刺激副交感神經，以擴張血管、降低血壓的杜仲葉多醣體。

③專為膽固醇高者所設計的食品

血液中的膽固醇濃度過高時，會導致動脈硬化、心肌梗塞及中風。因此，這些專為高膽固醇者設計的商品，成分為具有可以在腸內，將膽固醇及膽汁酸吸收，並阻止這些物質由血液吸收的功能。另外，與促進排泄的成分互相搭配，可抑制膽固醇生成。

④專為關心血糖值指數者設計的食品

我們在用餐過後，體內的血糖值（血液中葡萄糖濃度）會升高，如果這些血液中的葡萄糖，由腎臟所分泌的胰島素所吸收的話，則血糖指數會回復正常。

但如果胰島素分泌不足時，便無法發揮這樣的機能，在用餐過後，體內的血糖值便無法回復到正常指數。

如果這樣的狀況無法得到改善，便可能成為糖尿病。因此，本食品是由一種較難被身體消化吸收的成分——糊精（Dextric）所製成。糊精可以緩和葡萄糖被小腸吸收的速度，因而抑

制血糖的急速上升。

⑤幫助礦物質吸收的食品

雖然人體對礦物質的需要量
非常少，但鈣、鐵等礦物質卻是
不可或缺的元素。

礦物質比較不易為人體所吸
收，再加上如果攝取大量食物纖
維的話，更容易阻礙吸收。

另外，例如：鈣及鎂的吸
收，不應只重視其吸收量，而應
該同時均衡攝取。

⑥抑制餐後血液中中性脂肪 的食品

現代人的生活飲食，對油脂
的攝取量過多，這些多餘的油脂
會堆積在細胞內，使得我們的身
形越形臃腫。

DAG 被發現是一種較難使
脂肪積存在體內的油。特別保健
食品中，將含有 80%以上 DAG
的食品，認定為特別保健用食用
油。

⑦避免蛀牙的食品

砂糖等是蛀牙牙菌的營養來
源，並且會讓牙菌在口腔內繁
殖，造成蛀牙。

某些食品的成分，使用了不
會形成牙菌營養來源的糖精調味
料，因而使口腔內不易產生牙
菌，且有不易蛀牙的環境。

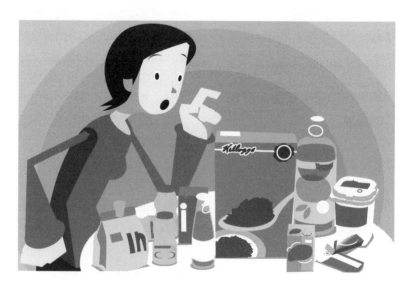

特定保健用食品有效成分

特定保健用品 被許可的內容標示	保健相關 有效成分
①整腸食品	果（Fruct）Oligo 寡醣、半乳（Galacto）Oligo 寡糖、右旋糖明膠（Polydextrose）、難消化性糊精（Dextrin）、種皮食物纖維（Syluim）、比非德式菌（Bifidus）等好菌
②專為高血壓患者量身訂做的食品	乳酸肽、酪蛋白十二肽（Case-indodeca Peptite）、杜仲葉配糖體、沙丁魚多肽
③專為膽固醇高者所設計的食品	大豆蛋白質、殼聚糖（Chitosan）、超微藻元（Algin）酸鈉、植物固醇（Phytol Sterol）
④專為關心血糖值指數者所設計的食品	糊精（Dextrin）、小麥蛋白（小麥 Albumin）、番石榴葉多酚、L 型阿拉伯糖（L-Arabinose）
⑤幫助礦物質吸收的食品	CCM（檸檬酸蘋果酸鈣）、CCP（酪蛋白磷化肽，Casein-phospho Peptite）、亞鐵、Oligo 果寡醣
⑥抑制餐後血液中中性脂肪的食品	DAG、球蛋白（Globin）蛋白質分解物
⑦避免蛀牙的食品	異麥芽酮代糖（Palatinose）、麥芽糖醇（Maltitol）、木糖醇（Xylitol）、藻紅糖醇（Erythritol）、茶多酚（Polyphenol）
⑧有效維護牙齒健康的產品	木糖醇（Xylitol）、還原異麥芽酮代糖（Palatinose）、第 2 磷酸鈣、袋藻抽取物、CPP-ACP（酪蛋白磷化肽、非結晶磷酸鈣複合物）
⑨不易堆積脂肪的食品	DAG
⑩維護骨骼健康的食品	維生素 K、大豆異黃酮

⑧有效維持牙齒健康的產品

木糖醇「Xylitol」及 CPP-ACP 的成分，能夠使脫鈣的牙齒再促進其鈣化，使牙齒強健。平時咀嚼的口香糖中，也有以這種成分製成、並獲得認可的產品。

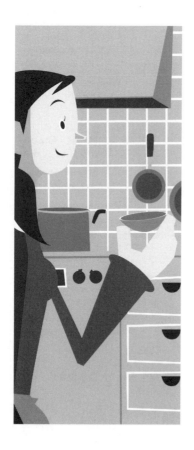

⑨不易堆積脂肪的食品

DAG 可以抑制餐後血液中中性脂肪的上升，使脂肪不易堆積。

除了食用油之外，綠茶及烏龍茶等飲料，也被證明可以使脂肪不易堆積。

⑩維護骨骼健康的食品

這類食品的成分，富含使鈣質製造骨骼的骨蛋白質，及留住使骨骼健康的大豆異黃酮。

除了餐桌上常見的納豆（譯者註：納豆為日本人餐桌上的常見食物），其他許多飲料也都得到這類特定保健用食品的認可。

有許多人覺得自己「血壓好像上升了」、「最近不太舒服」時，並不會馬上就醫，但又不安心，於是會先使用這些特定保健食品，看看狀況有沒有改善，再決定要不要就醫。

但這些具保健機能的食品，畢竟是為了維持並增進健康的商品，並非是用來治療疾病，或使身體恢復健康的東西。

因此，當身體覺得不舒服，並出現若干症狀時，還是要接受醫師的檢查，以維護健康。

條件式特定保健用食品

有一些營養補充食品企圖與醫藥品混淆，做成具有治療疾病，或預防疾病等相關標示的商品，這種做法即使在特定保健用食品這一項，也不被承認。這項認知在我們選擇產品時非常重要。

有始以來，即使是保健機能食品（特定保健用食品及營養機能食品）以外的產品，也不能被標示具有影響人體構造及機能等功能。

但眾多產品出現了曖昧不清的標示，會造成消費者混淆，並產生種種糾紛。

另外，特定保健食品在得到認證之前，需出示商品成份上相關科學檢證數據。

這些相關科學檢證數據的審查嚴格，在商品取得認證前，需經過一段相當長的時間，因此一些較不具規模的企業，便逃避這些認證過程。

厚生勞動省為了改善這樣的狀況，不得不改變做法，而對一些被確認已經具有一定功效的商品，給予條件式的認可。這就是所謂「條件式特定保健用食品」，用來與原本特定保健用食品做出區別。

「條件式特定保健用食品」，雖然不具原來特定保健用食品所要求的科學檢證數據，但如果經臨床實驗，證實其商品確實具有功效，則依此科學檢證，便能標示在商品上，准許販售。

另外，還有一項新的區分法就是「特定保健用食品」（標準規格型）。

這項新的區分法，將一些已經得到許可的食品，當累積相關商品的科學檢證，達到一定的件數時，便設定一個新的標準規格，其後新的商品在審查上，便能參考是否達到這樣的標準規格，作為是否得到許可的標準。

由於不作個別審查，而是由申請到取得認證許可的過程，因而更迅速簡便，也因此有助於人們對維持健康的期待。

營養機能食品

新型食品的誕生

現在在市面上所流通的各類營養補充食品，如果我們都能依照其相關機能正確使用，應該都能維持並增進身體的健康。

但實際上，有許多相關食品卻因為標示錯誤，或使用者使用方法錯誤等原因，造成食用者出現身體不適，反而造成危害身體健康的情形。

現代的通訊技術發達，世界各國也都知道這類問題，並不只有在日本發生。

在國外，相關問題的處理方法也紛紛被拿出來討論。由聯合國食品及農產品組織（FAO）及世界衛生組織（WHO）聯合設置的食品規格委員會（CO-DEX），制定世界共通的食品規格。

厚生勞動省為了配合其步調，於 2001 年 4 月，也重新整理健康食品相關法規，並頒布保健機能食品制度。

根據此項制度，厚生省將一些與一般三餐較不相同的食物類型，再重新分類整理，因而有了所謂「營養機能食品」的誕生。

所謂的營養機能食品，是指專為老年人設計的營養補充食品，或為一些因為生活飲食紊亂，相關營養成分容易攝取不足的人，給予補充的營養補充食品。

如果你想改善自己「血壓好像上升了」、「最近覺得不太舒服」等狀況，或者希望自己「一直保持現在這樣的健康狀況」時，便可以使用，其實與特定保健用食品有許多雷同之處。

營養機能食品的標準為何？

營養機能食品，只要是根據厚生勞動省所制定的標準來生產製造的話，則可以免除申請許可的步驟，只要製造商自己標示文字即可。

但與特定保健用食品所不同的是，營養機能食品不得於包裝上，標示使用者在使用其商品後能期待具有何種效果（只能針對商品成分予以標示）。

營養機能食品除了標示為「營養機能食品」之外，也只能針對商品成分含有哪些營養素，及這些營養素各具有何種作用予

以標示。（例如：「維生素C維持皮膚及黏膜的健康，並具有抗氧化功效」等。）

另外，各營養成分的含量、商品一日的使用標準量、使用方法、注意事項，也都必須予以記載，在選用商品時也必須注意到這一點。

比較特別的是，商品還必須標明「此商品為非特定保健用商品，未接受厚生勞動省之個別審查」。

12 種維生素與 5 種礦物質

營養機能食品的標示營養成分，包括 12 種維生素與 5 種礦物質。兩者的 1 日標準攝取量，都須在厚生勞動省所訂定的標準範圍內。

日本營養補充食品使用狀況　Part2

營養補充食品的使用時間，整體而言以「早餐時間」為最多。但依營養補充食品製成的類型，又有不同的使用狀況。一般而言，早餐使用「膠質飲料」類型者約占 50.6%，使用「錠劑狀、膠囊」類型者約有 48.5%。中餐時，以使用「固體狀、點心狀」類型的人為最多，約有 48.5%。就寢前的使用人數，依次為使用「錠劑狀」、「飲料」類型的 32.3% 及 16.9%。

又根據這項調查，早餐的使用頻率為「早餐一星期使用六到七天」的人數占 51%，比四年前的調查減少 6.3%。同時，「以膠質飲料」代替三餐的人約占 71.3%，使用「固體跟點心狀」的人約占 51.5%。

這樣的調查結果，會讓你以為受訪者是那些「健康意識高漲，以健康補充食品來補足平日飲食不均衡」的 20～30 歲單身女性的使用者為主。但意外地，目前以健康補充食品來代替三餐的人確實不少。但這些以為以這樣的方式可以達到健康的人，對健康補充食品實在有必要重新做更正確的理解。

健康營養食品

印有認證標章的健康營養食品

目前健康輔助食品市場興盛，很多廠商也都紛紛加入這個戰場。因此市面上商品種類繁多，消費者的選擇也就更多了。但是，一般消費者在選擇商品時，如果只看包裝說明，實在難以分辨出商品的好壞。

更糟的是，有些商品甚至連使用成分的標示都不正確。「究竟商品是否真的有如包裝上所標示的營養成分及有效成分？」這樣的疑問是很多人想問的。雖然有許多人為了健康而開始使用營養補充食品，但仍用的不安心，為了解除這樣的疑問與不安，於是有了健康輔助食品標準的訂定。

財團法人日本健康營養食品協會（JHNFA:Japanese Health Food Association）即是其中之一。JHNFA 訂定了獨自的健康輔助食品安全衛生的各相關標準規格「T1」。而協會、各企業會員，根據此標準規格所製造出來的商品，經認定後標示有「JHNFA 認定標章」予以證明。這些標示有此標章的健康輔助食品，被稱為健康營養食品。雖然這些健康輔助食品，依其訂定的相關標準予以製造並得到認證，但仍存在一個問題，那就是取得這項認證的商品，都是一些加盟協會會員企業所製造的產品，因此也難以與未加盟企業的相同產品做比較。

最近，在坊間出現了許多民間團體舉辦的各項認證，這些團體再向製造商索取認證費用。

結果這樣的認證費用使商品價格提升，最終由消費者負擔。

如果以「因為是有名的製造商所以沒有問題」、「印有認證標章所以可以安心使用」等理由來選擇商品是不可靠的。消費者應該詳讀說明內容，仔細考慮費用，與其標示的效果是否合理，再決定要不要購買。現在在市面上充斥眾多營養補充食品，所以在消費時多用心，顯然是必要的。

特別用途食品

另外，還有一項與營養補充食品非常類似的，稱為「特別用途食品」。

就如其名，這類商品是專為嬰幼兒、妊娠婦女、病人及老年人等設計，具有特別的用途。它必須通過厚生勞動省的認證（2003年6月30日，共有440件食品得到認證）。

不過與營養補充食品不同的是，大部分的「營養補充食品」被作成錠劑、膠囊或飲料型態，但「特別用途食品」，大部分都製成一般食品型態。

①病患使用食品

例如：專為限制鹽分攝取的高血壓患者，所設計的食用鹽。這類食用鹽的含鈉量，較一般食用鹽為低。又如：專為限制糖分攝取的糖尿病患，及肥胖患者所設計的低卡路里甜味劑等。

另外，還有以這些調味劑為基礎，將相關疾病所需要調理用的食材加以烹煮的食品，且還包括有一些主食加副食的套餐。

②妊娠婦女、哺乳婦女用奶粉

這種奶粉專為懷孕、生產婦女及哺乳婦女設計，用來補充她們的營養。另外尚有專為對牛奶過敏，及乳糖不耐症病患所設計，去除過敏原及乳糖的奶粉。

③嬰幼兒用調整型奶粉

專為一些食用一般嬰幼兒奶粉容易拉肚子，或肚子痛的嬰幼兒，所設計出不含乳糖、蔗糖、半乳糖的奶粉。

④老年人用食品

主要是為無法咀嚼進食，而只能吞流質食物，身體較虛弱的人所設計的商品。

包括只需要用舌頭的力氣，便能搗爛、非常軟質的商品，或較容易通過喉嚨吞食的商品。

雖然這些商品都是專為特定人士所設計，但是健康的人也可以食用。

營養補充食品的選擇基準

注意其他物質的添加

營養補充食品，能將一些份量很大、不好吃、甚至有臭味的成分，經過特別的處理，變成容易食用的食品。

它還有攜帶方便、容易保存等許多優點，但因為要製成容易攜帶或容易食用，所以在製作過程中不得不使用添加物。

在製作營養補充食品過程中，如：膨鬆劑、潤滑劑、螢光劑等，被認為是必要的添加物，但一些被認為不需要添加的成分，如：甜味劑、香料或色素等，卻常常被添加在商品中。有些商品添加物的含量，甚至超出有效成分好幾倍。有些添加物雖然在法律上不禁止，但既是添加物，當然希望能不添加，最好不要添加。關於這一點，在選購商品時，也必須謹慎查看商品添加物。

查看添加物，可以參照商品使用說明書中的成分說明。

在成分表中，有標示成分的內容，及添加物的名稱，且標示出有效成分的含量，因此，很容易計算添加物占了多少比例。但由於有效成分與添加物，同時都標示在成分表中，因此，我們必須先具備知識，才能夠看出哪些成分為添加物。

無論如何，有使用化學合成添加物、香料、色素等的商品，都應該避免選購。另外對於材料名稱省略的商品，也都應該避免選購。這是選購營養補充食品的基本原則。

價格與品質的關係

大致而言，營養補充食品的價格，與其成分為天然、還是合成，有很大的差別。

「天然」或「合成」的不同，並不等同於對身體產生的效果的不同。所以，「天然的價格當然比較貴，也當然比較有效」的說法是無法成立的。

另外，「價格貴當然有效，便宜的沒有好貨」的情形也未必成立。

在一些價格高的商品，很可能是因為價格不合理、較貴的材料、電視廣告、雜誌廣告等宣傳費。相反地，價格低的商品，卻可能因為製造商在製造、流通上的合理化及宣傳、銷售的效率化而降低其成本，因此使商品低價販賣。這裡就只能考驗消費者的智慧了。

商品1份的重量、有效成分的含量、有效性高的調配，及是否提供適當的資訊等，都是可以

作為商品品質好壞的參考。

如果對標示說明有不了解的地方，可以直接洽詢製造商，就能得到更詳細的了解。

對消費者所提出的問題及要求的回應，可以看出該公司的經營態度，如此多少可以反應該商品的品質。

如果在您詢問商品的相關問題時，得不到合理的答案，那麼可以說：不應該考慮購買該項產品了。

總而言之，在您對商品的品質做出判斷後，再考慮其價格是否合理。

進 口的營養補充食品

日本廠商在近幾年來，也開始意識到營養補充食品的價格，應介於醫藥品及食品中間才算合理的事實。

實際上，最近這幾年由於市場競爭激烈，日本一些大型營養補充食品製造商，只得大幅降價，所以部分的營養補充食品，已經能夠用較合理的價格購買。

另一方面，如果單就功能成分來比較價格的話，美國製品就比日本製品要便宜 2 倍，有些商品甚至便宜更多。

但如果只以價格便宜，便選擇美國製的商品，一旦碰到品質不良或健康受到損害時，要追究相關責任與賠償，就比較棘手了。另外，美國對使用者本身的責任要求比日本嚴格。

這是因為美國是營養補充食品較先進的國家，使用者在資料上的取得及研究，都比日本要進步 10 年之多。

在相關法規的鬆綁之下，開啟了醫藥品自由選擇，但也同時要求貫徹「自我責任」的主義，因為到處都會發現，有問題的商品充斥於市場上。

如果您要使用美國製商品時，也要先了解這樣的現象再進行選購。

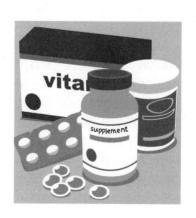

營養補充食品與醫藥品的差異

就 法律的觀點來看有何相異之處

營養補充食品與醫藥品，在法律上，明確地將其分為兩種不同的商品。

醫藥用品在《日本藥典》（厚生勞動省所訂定之醫藥用品標準規格書）中，明確規定其成分之品質及純度等相關規格。而藥事法則明確定義：醫藥品為以治療及預防疾病為目的，並具有可以影響身體的機能及構造作用之商品。

營養補充食品，則被納入食品衛生法的範圍內，法律上的定義則沒有。

但是，厚生勞動省之公告中，則將營養補充食品定義為「以營養成分的補給，及特別的保健用途為目的之商品。其外形為錠劑、膠囊等，與一般食物之型態不同」，明顯與一般食品區分開來。

原劃歸於醫藥品類的維生素及礦物質，依國別不同，有許多商品仍被限定為醫藥品。如：某些中草藥營養補充食品，因為其明顯具有影響人體生理機能的效果，因此不被認可為食品型態，卻用於達到治療疾病目的。當然鼓吹其商品具有何種療效、其成分具有何種神奇效能等，都是不被允許的。如果違反這樣的規定，將觸犯藥事法。

但保健機能食品（特定保健機能食品、營養機能食品），則針對某些特定對人體有一定效果的成分標示，予以限制並承認。

醫 藥品以治療為目的

無論營養補充食品在法律上被放在什麼樣的位置，但它對人體生理機能，具有一定影響的事實，卻是無法否認的。

畢竟人體就是靠這些食物的營養素製造而成，並給予熱量使人體能夠活動。即使是製造成如營養補充食品的型態，對人體而言，卻沒有不同，完全都是一樣的東西。

人體可能因為長期缺乏營養，導致生理機能失常而產生疾病，也有可能因為疾病而造成營養素的缺乏。這些情況，都需要對人體補充營養，以使人體的生理機能恢復正常，進而治療疾病。

人體機能如果在正常機制的運作下，會具有自然痊癒（自癒能力），讓身體恢復健康的功能。

相對於此，人體這樣的自然功能，醫藥品是以化學合成的成

分，來治療人體疾病所產生的各種症狀，這些症狀包括：疼痛、發炎、發燒等。而為了治療這些症狀，使用醫藥品的醫療做法，與人體自然的生理機制毫無關聯，而是以半強制的方式來抑制發炎症狀，或驅逐身體中的病原微生物，以達到治療疾病的目的。

由於這種方式幾乎是強力干預人體機制，往往會造成人體極大的負擔，產生種種副作用。

當然，醫藥品對於症狀的緩和與治療、以及在人體發生重大疾病等緊急狀況下，具有很大的治療效果。

而營養補充食品，則是以維持人體生理機制的正常運作為目的。對於疾病的治療，則是使用之後所呈現的結果。

雖然說營養補充食品，也會對人體生理機能造成影響，但對人體的作用卻與醫藥品不同。

中草藥及醫藥品

無論是哪一種營養補充食品，它的目的都是為了營養補給，並維持、增進人體的健康。其成分不外乎維生素及礦物質、胺基酸、抗氧化劑等。但其中的中草藥營養補充食品，則需要與一般營養補充食品分開來看。一般的營養補充食品較接近食物的功能；而中草藥營養補充食品，則較接近醫藥品的功能。

由於中草藥營養補充食品的材料，是來自於人們日常生活中，不常使用的中藥，或使用量極少的各種香辛料。

也就是說，各種中草藥成分，對人體並不像食物那麼熟悉，而應該說比較像醫藥品的「異物」。但兩者還是有不同，因為醫藥品是以化學成分製成，而中草藥輔助食品是植物萃取物，對人體所產生的作用較醫藥品溫和。

中草藥對人體所產生的作用，對人體負擔、副作用較少，因此，相對於醫藥品，中草藥營養補充食品對人體而言是較溫和的。

營養補充食品的副作用

所謂的副作用，就是我們攝取的物質，對人體生理機能產生了我們預期之外影響的一種作用。

因此，一些原來不存在於人體內的物質，或甚至是人體原來就有的物質，有可能因為個人體質不同，而產生各種排斥現象。

這種排斥現象，不僅發生於具有藥理效果的中草藥營養補充食品，甚至連含維生素及礦物質這類基本營養素的商品，也都發生過類似的狀況。

當發生皮膚出現疹子、輕微發燒、拉肚子、過敏等現象時，便是使用商品產生副作用的警訊，這時應該停止使用相關商品。

當我們的身體產生如上述各種副作用時，假使仍繼續使用相關商品的話，可能會進而影響肝功能及腎臟功能受損等更嚴重的副作用。

另外，醫藥品與營養補充食品一起使用時，也要非常小心。有時為了治療疾病而在使用醫藥品時，身體會對這些醫藥品產生各種反應。

假如這時有食用營養補充食品，可能會使身體產生意想不到的交互作用，而發生不良反應。

例如，具抗憂鬱效果的貫葉連翹（St John's wort），目前發現會誘導肝臟分泌代謝藥物的酵素。也就是說服用貫葉連翹之後，會促進其他醫藥品的代謝，而減弱其他醫藥品的效果。

也有報告指出，如果有服用心臟病藥品、口服避孕藥、抗憂鬱藥時，同時食用貫葉連翹，則會減弱上述各項藥物的效果，甚至增加藥品的副作用。因此，若有服用以上藥品時，則不得與貫葉連翹一起使用。

無論如何，有在服藥的病患，若要使用營養補充食品，應向主治醫師詢問。

另外，服用感冒藥等一般藥品時也是一樣，應該洽詢藥局相關藥劑師之後，再使用為佳。

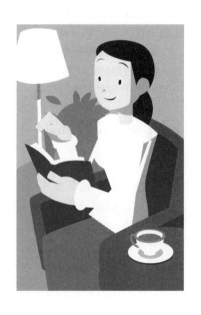

第 2 章 針對症狀使用營養補充食品

　　本章將探討各種症狀及疾病，如：肩膀酸痛、頭痛、腰酸背痛等現代文明病，以及憂鬱、不安等精神症狀，經前症候群、經痛等女性特有疾病，不孕症等難以啟齒的煩惱等，應該如何解決？另外，像是：癌症、糖尿病等因生活習慣不良造成的疾病，又該如何預防及改善？每篇都有一個主題，為您詳細介紹，如何針對這些症狀或疾病，有效使用營養補充食品。

　　至於一直想用營養補充食品來維持健康，卻不知該從何開始的人，本章可以提供您，如何針對自己的症狀及疾病，選擇適合的營養補充食品。

改善肩膀酸痛

機　　　制 MECHANISM

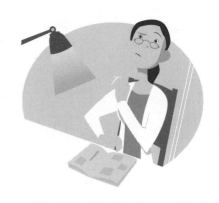

肩膀酸痛，可以說是現代人的文明病，許多人都有這樣的症狀。如果脖子或肩膀周圍的酸痛沒有改善的話，很可能還會引起頭痛、手腕酸麻、注意力不集中及倦怠感等症狀。

通常引起肩膀酸痛的主因，大都是因為肌肉氧氣循環不足，以及肌肉代謝廢物的囤積，此外，還有可能是因為：

- **姿勢**：長時間維持同一個姿勢，使得肌肉一直處於緊張狀態，導致血液循環不良。例如：睡姿不良、長時間看電視、雜誌、駝背等，都是造成肩膀酸痛的原因。
- **骨骼**：由於骨骼因異常狀況而神經被壓迫，造成疼痛或麻木。
- **內臟**：糖尿病、高血壓、心肌梗塞、狹心症、貧血、胃炎等內臟疾病引起的肩膀酸痛。如果是這項原因，最好能就醫。
- **眼睛疲勞**：由於配帶的眼鏡或隱形眼鏡不佳，或長時間使用電腦等原因，造成肩膀的酸痛。
- **體型**：由於過度肥胖，或過度消瘦等，造成筋骨的衰弱。另外像是駝背等長時間筋骨朝下姿勢，也容易造成肩膀酸痛，為此要特別小心。

預防與改善的建議 ADVICE

慢性肩膀酸痛時，熱敷相當重要。慢慢浸泡在微熱的水中，或將要丟棄的熱包置於患部等方法，都可有效改善症狀。

長時間保持同一個姿勢的人，要記得常常活動肩膀。在工作當中，要適當的伸展，而駝背的人更要矯正姿勢。

至於營養面補給，則要注意維生素 B_1 的攝取。如果維生素 B_1 攝取不足，就會在肌肉中囤積代謝的廢物，而引起肩膀酸痛。另外，維生素 E 能幫助促進血液循環。銀杏萃取物、肉桂等，含有檸檬酸，能幫助分解疲勞物質。至於藍苺，能對眼睛疲勞，甚至肩膀酸痛有幫助。

GO SUPPLEMENT CATALOG

維生素 E	P.112
維生素 B_1	P.116
檸檬酸	P.156
銀杏萃取物	P.184
藍苺	P.205
肉桂	P.217

Section:02
針對症狀使用營養補充食品

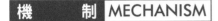

機　制 MECHANISM

人類從用兩隻腳走路開始，便有腰痛的煩惱。腰痛會因為個人生活習慣不同，或是身體使用姿勢不同，而有各種不同的症狀。但是，腰痛在醫學上，難以追究特定原因，因此將其統稱為腰痛。

但其中比較明確的原因如下：

- **腰部肌肌膜炎**：長時間在辦公桌前工作、長時間駕駛、駝背等姿勢不良，都是日常腰痛的原因。只要在生活中稍加注意，便可以有效預防。

- **變形性脊椎症**：接合脊椎與脊椎間的脊椎間板，其中央髓，因不知名的原因突起，進而壓迫到神經造成發炎，因此形成腰痛。由於腰部骨骼長時間負荷人的身體，因此脊椎間板經常發生異常。

- **特發性腰痛**：搬運重物等，突然用力拉展身體時，造成支持脊椎的組織受傷。

- **腰間脊柱管狹窄症**：通過脊椎的神經，我們稱為脊柱管。如果脊柱管變窄而壓迫神經時，便會造成腰酸背痛，及坐骨神經痛等。

預防與改善的建議 ADVICE

首先，慢跑等運動可以增強體力。水中運動，也有助於減輕腰的負擔，使身體更輕鬆的活動。另外，為了解除酸痛，可以實施伸展運動，促

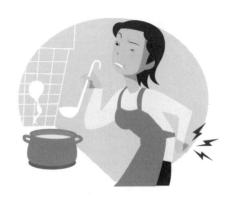

進血液循環、保持正確姿勢、增加關節活動，也都是改善腰酸背痛的有效方法。

至於營養補給，製造骨骼所需要的鈣質、及幫助人體吸收鈣質的維生素 D、構成關節軟骨及軟骨組成分的軟骨素（Chondroitin）、膠原蛋白（Collagen）、構成肌肉的蛋白質（Protein）等，都必須多加攝取。

GO SUPPLEMENT CATALOG

維生素 D	P.114
鈣	P.130
膠原蛋白	P.191
軟骨素	P.222
蛋白質	P.222

緩解疼痛與痛苦

CASE*03
頭痛

機　制　MECHANISM

　　頭痛的症狀，可以分為幾種類型，其中最常見的有：因血管原因造成的「偏頭痛」、「群發頭痛」，另有因筋骨肌肉、神經緊張造成的「緊張性頭痛」，以及因腦疾病如「腦腫瘍」、「腦膜內出血」、「腦膜炎」等疾病，所引發的頭痛等。

　　「偏頭痛」是由於腦血管腫脹而引發的疼痛，大部分的疼痛，都偏於頭部的一側，但也有可能引發兩側的疼痛。

　　咚咚咚的像在敲鼓似的頭痛，有時會引起頭暈眼花、嘔吐，或噁心等症狀，大多數女性都有偏頭痛的症狀。

　　「群發頭痛」多發生於男性身上。患者在發病時，會覺得一隻眼像要被人挖出來似的，突發性劇痛襲擊而來。群發頭痛好發於入睡後 1～2 小時之間。

　　「緊張性頭痛」為頭部至脖子的肌肉僵硬，以及精神緊張所引發的頭痛症狀。而突然遭到重擊的「腦膜內出血」，感冒發燒所引發的「髓膜炎」等，也都會引起頭痛的症狀。

　　女性由於生理關係，比男性容易有頭痛的毛病。許多女性在月經來臨、懷孕、更年期等，都容易伴隨頭痛。

　　女性更年期由於荷爾蒙失調，容易引發頭痛，大約集中在 40 歲以上到 60 歲之間，60 歲以後頭痛症狀會稍微緩和。

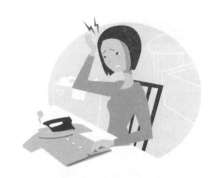

預防與改善的建議　ADVICE

　　不論是睡得太多，或睡眠不足，都會引發偏頭痛，因此適當的睡眠，也是改善偏頭痛最快的方法。另一個有效的方法是，當出現頭痛症狀時，可以冷敷頭部兩側的太陽穴。

　　改善「緊張性頭痛」的方法，是先讓頭部能夠疏筋活血，因此要溫暖頭部後方（後腦杓）。

　　營養補充食品的成分當中，可採用歐美已經使用好幾世紀的傳統草藥：趨熱菊（Feverfew），它具有良好的改善的效果。另外，能夠促進血液循環的維生素 E，也是必要的營養素。至於月經前後及更年期所伴隨的頭痛，則可以服用大豆異黃酮來改善頭痛的症狀。

GO SUPPLEMENT CATALOG

維生素 E	P.112
大豆異黃酮	P.164
趨熱菊	P.220

Section:02
針對症狀使用營養補充食品

機　　制 MECHANISM

造成胃部不適的主因，是胃酸與胃液分泌異常。

胃酸具有可以融化掉一塊厚厚牛排肉的酸度。胃部保持一定的酸度，除了可以消化我們吃進去的食物之外，還可以殺死進入胃部的細菌。但是，如果飲酒過量、壓力過大、亂用藥物、吸菸等，都會刺激胃酸分泌過剩，傷害保護胃部的黏膜，因而引發胃炎及胃潰瘍。胃液是由胃分泌而來，用以保護胃黏膜，並且使進入胃部的食物變得較柔軟。但是，有可能因為壓力、藥物、吸菸、年紀大等各種原因，或胃幽門螺旋桿菌（引起胃炎、胃潰瘍的原因之一），抑制胃液分泌，而無法有效保護胃部，引發種種問題。

預防與改善的建議 ADVICE

首先，三餐必須定時定量。其次，盡量縮短空腹的時間。就寢前的一餐，則需減量，這一點相當重要。另外，狼吞虎嚥會造成胃負擔，因此，進食時要注意細嚼慢嚥，以減輕胃部負擔。進食量，基本上則以八分飽為準。

餐後需有 20 至 30 分鐘的時間，讓胃部好好消化，所以在這段時間內勿再進食。酒精不僅會傷害胃黏膜，還會刺激胃分泌更多的胃酸，會加速胃部黏膜的傷害。

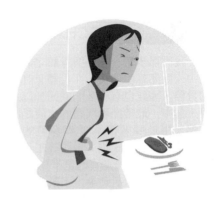

日常生活中，想改善胃痛，禁菸是最有效的。另外，工作與人際關係的壓力要適度排解，不要造成壓力。至於藥物使用上要遵守藥物使用指示。

營養補充食品中，維生素 A（β胡蘿蔔素）可以保護胃黏膜的正常運作，蘆薈則具有保護胃黏膜、及改善胃潰瘍的效果。至於礦物質：鎂，則具有中和胃酸的作用，還能夠減輕空腹時的疼痛。至於維生素 C，則有助於對抗壓力，也有助於減少胃痛。

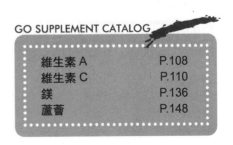

GO SUPPLEMENT CATALOG

維生素 A	P.108
維生素 C	P.110
鎂	P.136
蘆薈	P.148

緩解疼痛與痛苦

關節疼痛

機　制 MECHANISM

我們都知道，骨骼與骨骼之間，是由「關節」所連接，而身體有許多的骨骼，因此也有許多的關節加以連接。其中，最常出現問題的，便是膝關節。由於膝關節承受著身體的重量，還要負責站、跑、走路等工作，可以想見它的負擔還真的是不輕呢！

我們在日常活動中，不斷的重複做動作，也因如此，關節中原本作為緩衝功能的軟骨，會漸漸地耗損、退化。如此，關節的潤滑度不夠，容易造成骨骼與骨骼之間相互摩擦、產生疼痛，這種狀況我們稱為「骨關節炎」，它最常發生在膝關節。其他尚有一些代表性的症狀和疾病，列舉如下：

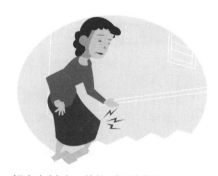

- 類風濕性關節炎：因免疫力異常而引起的全身性關節炎。這是由於關節軟骨及骨骼遭到破壞，進而引起變形。
- 五十肩（肩關節周圍炎）：舉起手臂時，便會感覺到疼痛。這是由於老化等原因，造成手臂筋骨肌肉功能退化，進而引起發炎、疼痛。
- 痛風：是由於尿酸鹽結晶體沉積於關節內，所造成的發炎（多發生於腳趾）。

預防與改善的建議 ADVICE

為了不造成膝關節的負擔過重，首先，肥胖的人必須先從減重開始。另外，從事一些如伸展體操、快走、在游泳池裡走路等，不會造成膝蓋負擔的運動，以及做一些下半身的肌肉訓練，也

都會有幫助。其他要注意的像是：盡量不要使身體處於冰冷狀態，以免造成血液循環不良，以及盡量不要提重物等，隨時注意保護關節、替關節做保暖。

至於營養方面，均衡的飲食是最基本的原則。營養補充食品也能有效改善症狀，其中，對骨關節炎有幫助的成分，例如：構成軟骨及結締組織成分的軟骨素（Chondroitin）、葡萄糖胺（Glucosamin）、MSM（甲基・硫烯基・甲烷，Methyl・Sulfonyl・Methane）。對軟骨有幫助的，則屬富含彈性以及保濕性的膠原蛋白（Collagen）為最適合。對類風濕性關節炎有效的成分，則是貓爪藤（Cats claw）、γ亞麻酸（Linolen）。

GO SUPPLEMENT CATALOG

膠原蛋白	P.160
葡萄糖胺	P.190
軟骨素	P.191
貓爪藤	P.213
γ亞麻酸	P.213
MSM	P.224

Section:02
針對症狀使用營養補充食品

口內炎 CASE*06

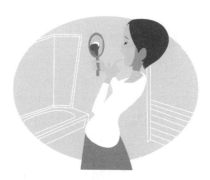

機　　制 MECHANISM

「口內炎」是由於口腔內黏膜發炎所造成。造成口腔內黏膜發炎，分成兩種，一是常因為口腔內有問題所致，二是由於全身性疾病所引發的。

至於為什麼會引發「口內炎」的症狀，並不知道原因，所幸發生這類症狀時，並不需要過分的擔心。

較具代表性的症狀，像是：中央部分微微塌陷的白色腫脹「口瘡性口內炎」，這種症狀完全治癒的時間，大約需 10 天～2 週，但有復發的可能。另外像是：因黏膜發炎，產生紅色症狀的「黏膜炎性口內炎」，這種症狀發生於口腔全體黏膜。除此之外，嘴唇、嘴角也都會看到紅色發炎的症狀。還有維生素攝取不足，也會引發這樣的症狀。

其他如：對刺激物及藥物等過敏、疱疹、黴菌感染等，都是造成感染的原因。此外，有很多老菸槍是口內炎的感染者。

預防與改善的建議 ADVICE

造成口內炎真正的原因，至今並不是非常清楚，所以只能緩解症狀和疼痛。但有些情況是容易引發口內炎的，若有以下情況的人，應儘早予以改善：

・暴飲暴食、營養攝取不均衡
・慢性疲勞、壓力大
・持續性睡眠不足
・健康狀況不佳

・維生素攝取不足

另外，如果已經有口內炎的症狀發生時，多漱口是有效的方法。一天內只要多漱口幾次，有很多病例是幾乎完全可以治癒的。控制香辛料等刺激物、酒類的攝取、戒菸，保持充足的睡眠來調整身體狀況等，都是對付口內炎有效的方法。

如果想要用營養補充食品來補充營養的話，首先必須積極攝取維生素 B 群。特別是維生素 B_1，可以幫助恢復疲勞，維生素 B_6 可以使皮膚強健，兩者並用，具有相輔相乘的效果。另外，可以保持上層皮質細胞，以及黏膜正常運作的維生素 A，具有消炎效果的蜂膠（Propolis），也都是預防口內炎不可或缺的營養素。

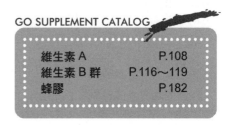

GO SUPPLEMENT CATALOG

維生素 A	P.108
維生素 B 群	P.116～119
蜂膠	P.182

CASE*07

緩解疼痛與痛苦

嚴重胃灼熱

機　　制 MECHANISM

　　所謂「胃灼熱」，就是患者感覺由上腹部至胸部之間產生灼熱感，因而稱為胃灼熱。胃灼熱是由於胃液逆流至食道所造成的。由於食道不應該有胃液存在，而當胃液逆流時，會產生不舒服的灼熱感。

　　在食道與胃之間，有一處類似匣門的器官，稱為「賁門」。當賁門功能失常，無法關閉時，造成酸性胃液逆流至食道，食道黏膜就會受到胃酸傷害。

　　胃灼熱通常發生在大量攝取如甜食及甘藷類等澱粉類食物時，或食用太多油炸類，如：炸蝦、炸豬排等食物。另外，大量飲酒、吸菸、喝咖啡等，精神疲勞、消化器官發生疾病時，也都容易引起胃灼熱。因此，胃不健康的人，要特別小心以上狀況。

預防與改善的建議 ADVICE

　　最有效預防胃灼熱，就是不要暴飲暴食。壓力的排解也非常重要。如果不是非常嚴重的胃灼熱，只要改善日常生活習慣，便能有效預防。具體的做法如下：

・**切忌暴飲暴食**：飲食攝取過量的人，容易使胃酸分泌過多。因此，應該改掉吃宵夜的習慣，也要注意酒、咖啡、香辛料等。

・**輕鬆的進食**：由於繁忙，一邊進食一邊工作，會降低胃及食道的機

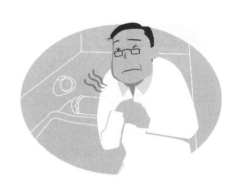

能，因此應該盡量避免。

・**改善及避免肥胖**：腹部脂肪堆積時，會增加胃部的壓力，因此容易造成胃液逆流。

・**發生胃灼熱時**：可以喝水或牛奶，因為水和牛奶可以幫助稀釋食道上的胃液。

　　至於營養方面，建議攝取可以強化胃功能的維生素 U，啤酒酵母對胃灼熱、及胃功能較弱的人，也有改善效果。至於胃酸過多時，可以攝取裙帶菜、柿子、薑、昆布等，都具有改善效果。

GO SUPPLEMENT CATALOG

維生素 U	P.124
啤酒酵母	P.170
昆布	P.215
薑	P.217

難以消除的疲勞

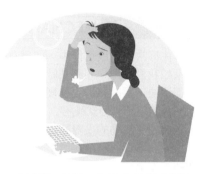

機　　制　MECHANISM

　　所謂疲勞，是患者因為無法輕鬆休息、睡眠時間不足、營養不佳等種種原因所造成的現象。疲勞又可分為以下兩種：

　　其一是因為體內疲勞物質的堆積。這是由於造成疲勞的酸性物質，囤積在體內的筋骨及肌肉上，而造成的生理性疲勞。一般而言，原本這些酸性物質，會被帶入血液中代謝排出體外，因此，只要經過休息，身體便能回復到正常狀態，但如果代謝機能衰退，這些酸性物質難以排除體外時，就會有「常常精神不濟」、「每天都好累」的感覺發生，一般的疲勞，也以生理性疲勞居多。

　　其二則是神經性疲勞。這是由於用腦過度、並且長時間集中注意力，例如：考試過後、細膩性的工作過後等，所殘留在身體的疲勞，尤其是長時間沒有運動，所造成的疲勞感。

預防與改善的建議　ADVICE

　　就生理性疲勞而言，首先是要讓身體好好休息，做一些促進血液循環的活動，增加身體新陳代謝。洗個熱水澡、按摩疲勞的部位，都能幫助消除生理上的疲勞。

　　更進一步，攝取維生素 B 群，也能消除疲勞。如果能再攝取鎂，則更能幫助促進糖類及脂肪的代謝，及幫助蛋白質或 DNA 的合成。另外，也有幫助睡眠的功效。

　　神經性疲勞，改善方法是需要有充分的睡眠。由於神經性疲勞的成因多是因為睡眠不足，所以在使用了一天的腦神經之後，就好好睡上一覺吧！

　　另外，維生素 B 群的攝取也是不可或缺。若補充足夠的維生素 B 群，能使腦部靈活，並且減少神經方面的障礙，當然也能同時將造成疲勞的酸性物質，加速排出體外。

　　除此之外，印度人蔘、刺五加、高麗人蔘、馬卡（Maca）等，可以滋補並強健身體。體力維持，則以輔酶 Q10（Coenzyme）具有效果。

GO SUPPLEMENT CATALOG

維生素 B 群	P.116～119
鎂	P.136
輔酶 Q10	P.158
高麗人蔘	P.179
印度人蔘	P.184
馬卡	P.206
刺五加	P.211

Section:02
針對症狀使用營養補充食品

煩躁不安

機　　制 MECHANISM

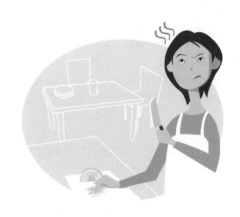

　　在日常生活或工作中，如果有事情不如我們想像中的順利時，心情容易不愉快，這時精神就會變的亢奮，而使我們感到心煩氣躁。

　　無論是職場的人際關係，或是我們生活的環境，社會經濟不景氣等，種種工作上或是金錢上的煩惱，甚至我們周遭的人、事、物，都有可能造成我們煩躁不安。

　　除了上述精神上的原因之外，如：鈣、鎂等礦物質攝取不足，及身體上的刺激，也會讓身體感到有壓力。

　　女性還有一種煩躁不安，是由於月經前的緊張症（PMS），這是荷爾蒙分泌失常所致。

預防與改善的建議 ADVICE

　　當有任何不愉快的事情發生時，要試著轉換心情、學習放鬆。例如：在職場上，遇到無端被責怪時，你可以試著這樣想：「說來說去只會說這些」、「才沒時間理你」、「生氣也只是浪費我的力氣」等，這時最好方法就是轉換心情。另外，不要對人或事有太高的期待，也是消除煩躁不安一個有效的方法。

　　敢怒不敢言，也是造成煩躁不安的重要原因。因此，在情緒爆發前，跟自己的家人、朋友或可以信賴的人，吐吐苦水可以排解情緒。另外，將煩躁不安的情緒，通通寫在紙上，也是一個很有效的排解方法。

　　攝取營養補充食品，也可以緩和煩躁不安的症狀。維生素 B_1 可以有效代謝腦熱量的來源——葡萄糖，維生素 B_1 缺乏時，會易怒、注意力不集中。發芽玄米富含維生素 B_1，可以適當補充。

　　維生素 C 可以調整荷爾蒙分泌；鈣與鎂的搭配使用，最適合消除煩躁不安的情緒。若是有強烈不安所引起的煩躁，則建議攝取纈草（Valeriana）。

GO SUPPLEMENT CATALOG

維生素 C	P.110
維生素 B_1	P.116
鈣	P.130
鎂	P.136
發芽玄米	P.202
纈草	P.203

機　制 MECHANISM

　　壓力，是由一些非常普通的原因，如：精神緊張、擔心、精神痛苦、寒冷、感染等刺激所造成，並進而呈現出生理機能的變化。一般而言，多是來自精神與身體上的負擔。

　　現代社會充滿著各種壓力，許多人因為長期承受過大壓力，但卻不懂得如何排解，最後造成身心的不協調。長期壓力不斷累積，若是沒有得到適當紓解，很容易引發「精神症」、「身心症」等精神疾病。

　　所謂的「精神症」是一種精神異常的症狀，在身體上則沒有任何徵狀，這是一種心理原因造成的心理機能障礙，主要的症狀有：歇斯底里症、強迫症等。

　　「身心症」起因於精神、心理上的原因，而表現在身體上，患者會在生理上產生胃潰瘍、皮膚炎等症狀，如果情況繼續惡化，甚至有可能引發糖尿病、高血壓等疾病。

預防與改善的建議 ADVICE

　　要如何改善呢？首先，必須先排除來自環境的壓力來源，不要整天想著這個壓力而悶悶不樂，應該去想想：如何消除這個負面情緒，並且學習如何轉換情緒。

　　另外，晚上睡一個好覺，好好讓情緒沉澱，聽些有朝氣的歌，假日到戶外、泡溫泉等，把自己放在與原來

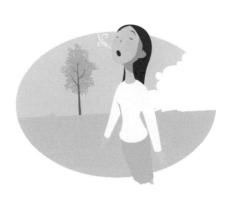

完全不同的環境中，做深呼吸、大笑，也都是有效的紓解方法。

　　選擇營養補充食品，需要能對抗壓力、疲勞、病毒，維持身體機能等功效的產品，像是所謂「ADAPTGEN」（活力養生來源）成分的食品，在日本以蜂王漿、高麗人蔘最有名。

　　另外，刺五加、印度人蔘、靈芝、馬卡（MACA）、紅景天（Rhodiola Rosea）等，也都具有使生理機能維持正常，並對抗壓力的功能。

GO SUPPLEMENT CATALOG

高麗人蔘	P.179
印度人蔘	P.184
馬卡	P.206
靈芝	P.209
蜂王漿	P.210
刺五加	P.211
紅景天	P.225

Section:02
針對症狀使用營養補充食品

CASE*11 消除惱人的症狀
憂鬱症

機 制 MECHANISM

所謂憂鬱症，是指患者為了某種原因而情緒低落，進而失去了生命的動力。身體上會出現這裡不對勁、那裡不舒服的情形。

大致上，這類型的患者，非常在意周圍人的眼光，個性上比較認真、細心、對工作熱忱、責任感強烈，可以說是完美主義者。

就生理上而言，憂鬱症的發生，是由於負責向大腦傳達資訊的「血清素」（Serotonin）、「去甲腎上腺素」（Noradrenaline）的神經傳達物質不足所引起。

主要的精神症狀有：不想做任何事情、注意力無法集中、工作效率低、不想見到任何人、總是擔心會發生什麼事、腦子裡充滿悲觀的想法等。

身體上的症狀：頭痛、暈眩、食慾不振、肩膀酸痛、呼吸困難、胃痛、月經不順等。

預防與改善的建議 ADVICE

改善憂鬱症，最好是假日徹底休息，有許多憂鬱症病患，老是有「不能給周圍的人造成麻煩」的強烈責任感，因此，即使是假日休息時間，也掛著工作上的事，沒辦法好好放鬆。但這樣是不行的，只有拋開一切，讓身心真正的休息，才能在短時間內改善憂鬱症。

另外，也建議服用抗憂鬱藥。有

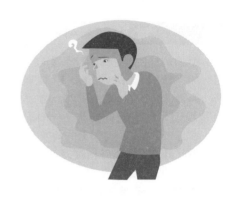

許多抗憂鬱藥，都具有很好的療效，且副作用也很低，因此建議您可以與您的主治醫師諮詢，並安心服藥。

與抗憂鬱藥具有同等效果，且副作用低的營養補充食品，有：貫葉連翹（St John's wort）、SAMe（S-Adenosyl-Methionine）、紅景天（Rhodiola Rosea）等。另外，維生素 B 群不足，也容易引發憂鬱症，因此可以增加攝取。

要注意的是，如果患者把「自殺」等話掛在嘴邊時，可能症狀已經很嚴重，請及早就醫，有關於這方面的處理，需要視狀況隨機應變，千萬不可以輕忽。

GO SUPPLEMENT CATALOG

維生素 B 群	P. 108～124
貫葉連翹	P.195
SAMe	P.216
紅景天	P.225

Section:02
針對症狀使用營養補充食品

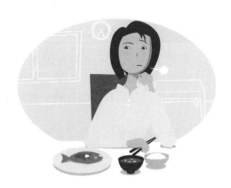

機　制　MECHANISM

　　食慾是指：想吃東西的生理慾望。如果這樣的生理慾望沒有了，就是所謂「食慾不振」。控制食慾的生理機能，是位於腦部下視丘食慾中樞的腦下垂體。

　　當我們進食，補充身體熱量時，體內血糖值會升高，而血液中的葡萄糖會刺激下視丘的腦下垂體。相反的，如果身體運動消耗熱能、血糖值下降時，身體機能便會分解脂肪，補充被消耗的熱量，這時下視丘的食慾中樞，會收到訊息而產生空腹的感覺。但是，如果有胃腸或肝臟疾病時，容易產生食慾不振的症狀。另外，精神方面也會影響食慾。

　　食慾不振，通常又可以分為兩種類型。其一是身體漸漸失去食慾，另外一種情況，則是身體突然失去食慾。前者大多是因為過勞、壓力、睡眠不足、飲食過量、飲酒過量等原因所引起，屬於生理上的平衡機制失調，所引起的食慾不振。後者的情況則要特別注意，有可能是因為急性腸胃炎所引起。

預防與改善的建議　ADVICE

　　夜貓子、夜遊、睡眠不足，或生活不規律的人，容易破壞身體機制，引起食慾不振。要回復食慾，首先要生活規律。另外，身心疲勞，也是造成食慾不振的重要因素，休息及充足的睡眠，能幫助身體恢復機制。

　　營養補充食品中，促進胃酸分泌的維生素 B 群，是不可或缺的。促進食慾的辣椒素，及對腸胃問題具有良好效果的啤酒酵母，也都是很好的選擇。如果因為食慾不振而引起嚴重的營養不良，維生素、礦物質的相關商品，都可以加以利用。

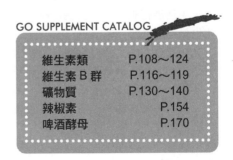

GO SUPPLEMENT CATALOG

維生素類	P.108～124
維生素 B 群	P.116～119
礦物質	P.130～140
辣椒素	P.154
啤酒酵母	P.170

Section:02
針對症狀使用營養補充食品

CASE*13

老是忘東忘西

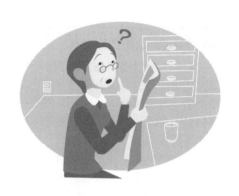

機　　制　MECHANISM

老是忘東忘西，通常是因為老化，或生活習慣等原因，對腦部的刺激不夠，使得腦部功能退化的一種症狀。

任何人都會老化，除了忘東忘西之外，也不容易記憶新的事物。另外還有一種與年齡有關，產生生理機能變化症狀，就是所謂的痴呆症。

記不得別人的名字、老是找不到東西等，腦部老化現象，約發生在 40 歲以後，但依個人情況不同，發生的時間也會有所不相同。

痴呆症，是在對於應該要有所了解及認知的事情，卻由於腦疾病或衰老等原因，而使腦功能退化的腦障礙疾病。

預防與改善的建議　ADVICE

對於老是忘東忘西的症狀，只要多刺激腦活動，便可得到改善，因此，無論年齡大小，都應該培養興趣，並且對任何事物要保持好奇心，即使是很小的事情也沒有關係。要讓每天生活過得有目標，對腦功能的活化也是一種幫助。

在飲食方面，要控制鹽分及動物性脂肪的攝取，飲食也要均衡。適度的運動、改掉飲酒、吸菸的習慣，保持正常規律的生活，這些做法對於高血壓及肥胖，也都具有預防功效。

營養補充食品中，建議攝取神經傳導物質所需要的維生素 B_1、B_6、E。另外，多攝取對腦神經細胞發達及保護有功效的 DHA、EPA、卵磷脂、丁寧酸（Teanin）、肉鹼（Carnitine）等成分，也有改善效果。高麗人蔘被認為對腦部機能有所幫助。痴呆症則以銀杏萃取物及維生素 B_{12} 合併使用，效果為佳。另外再推薦膽鹼（Choline），也可以發揮很好的效果。

GO SUPPLEMENT CATALOG

維生素 E	P.112
維生素 B_1	P.116
維生素 B_6	P.118
維生素 B_{12}	P.119
EPA	P.150
DHA	P.166
肉鹼	P.178
高麗人蔘	P.179
銀杏萃取物	P.184
丁寧酸	P.197
卵磷脂	P.210
膽鹼	P.224

讓人在意的口臭

CASE*14

機　　制 MECHANISM

　　口臭是由於吃完東西後，食物殘渣殘留在口中成為齒垢，被口中的細菌發酵腐敗，而產生臭味。大部分的齒垢，是因為口腔清潔不徹底所造成的。

　　早上起床的口臭，是由於口中細菌，在我們睡覺時在口腔中繁殖，並對殘留在口中的齒垢，進行分解與發酵所造成的。另外，口臭也有可能因為空腹時，胃液分泌失常、或唾液分泌不足所造成。緊張或壓力時、吃過大蒜等味道較重的食物後，或是女性在月經來臨或懷孕時期，都較易有口臭。

　　要特別注意因為蛀牙、齒槽漏膿、牙齦炎等疾病，所造成的口臭。這些疾病造成口臭的原因，是因為血液及膿，由牙齒及牙齦間流出，所引起的臭味。另外，腸胃不舒服時，會在舌頭表面附著一層舌苔，而造成口臭。

預防與改善的建議 ADVICE

　　當唾液分泌增多時，會幫助我們保持口腔清潔，且能幫助腸胃消化，使消化後的食物臭味，不會從胃裡回到口腔中，因此進食時最好能細嚼慢嚥。

　　另外，食物殘渣在餐後 20 分鐘後，會開始腐敗。因此，用餐過後最好養成刷牙的習慣。還有舌苔會發出

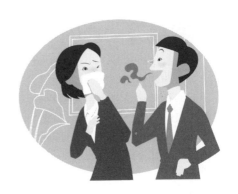

如蛋臭掉的味道，因此可用紗布，或牙刷將舌苔刷掉。

　　檸檬酸可以防止食物殘渣的發酵腐敗，因此，建議您餐後可以含一顆酸梅或檸檬片。綠茶中的兒茶素，有抑制細菌繁殖的效果，薄荷具有除臭功效，這都是可以改善口臭的成分。控制吸菸、調整胃腸狀況，或是食用大蒜和喝牛奶後含喉糖或口香糖等，可視個人需求選擇方法來改善口臭。

　　營養補充食品中，如果是因為腸胃的異常發酵，所引起的口臭，蘑菇萃取物與乳酸菌，都具有抑制的效果。

GO SUPPLEMENT CATALOG

兒茶素	P.152
檸檬酸	P.156
多酚	P.172
蘑菇萃取物	P.193
乳酸菌	P.200

Section:02
針對症狀使用營養補充食品

消除惱人的症狀

CASE*15 預防齲齒

機　　制 MECHANISM

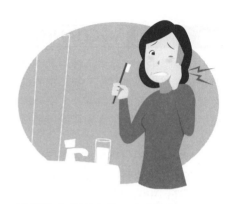

齲齒是由於細菌、甜食、脂肪，加上長時間的齒垢堆積等種種原因，而造成的結果。口腔中如果長時間留有糖類食物，也會漸漸演變為齒垢，附著在牙齒上，一旦帶有糖分的齒垢遭到分解，就會轉變為酸性物質，侵蝕牙齒表面。

齲齒是因為牙齒「脫鈣」，與牙齒「再鈣化」的平衡失調。脫鈣，是由於口腔內細菌釋放出酸性物質，侵蝕牙齒表面所造成。只要是吃含有糖分的食物或飲料之後，都會有這種情況發生。

牙齒的再鈣化，是利用唾液修復牙齒受侵蝕的表面。換句話說，抑制牙齒脫鈣，而促進牙齒再鈣化，能預防齲齒。

預防與改善的建議 ADVICE

想要預防齲齒，基本上要有正確的刷牙方式。刷牙時，要站在鏡子前，確認自己口腔每一個地方都刷到，牙刷要對準牙齒，並且輕輕地、小幅度來回刷。用心是很重要的，牙刷毛如果分岔，需要換一隻新的。

另外，需要到牙科定期檢查。如果在齲齒初期就能予以發現並治療，則在治療上除了不會感覺到痛之外，也可能不需要醫師多費工夫便可痊癒。每半年要定期檢查一次。

另外，不要隨時吃甜食。在一定

時間內吃完甜食後，立刻清潔牙齒，維持口腔健康，這樣能減低齲齒發生率。

建議使用含氟牙膏，氟可以早牙菌一步，阻止其回到原來蛀牙的「巢穴」裡重生。氟可以每天使用，而且只需低濃度即可。

營養補充食品，則建議不會成為牙菌營養來源、並能抑制脫鈣的木糖醇（Xylitol），木糖醇還可以促進牙齒的再鈣化，有效維護牙齒健康。

幫助牙齒健康的鈣，與綠茶中的兒茶素，也都能預防齲齒。

GO SUPPLEMENT CATALOG

鈣	P.130
兒茶素	P.152
木糖醇	P.188

掉髮、頭髮稀少

機　制　MECHANISM

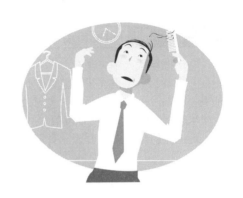

人體的頭髮由頭皮生長，一個月大約可以長出 1 公分。頭髮的生命週期約一個月，一個月後，新的頭髮會再長出，舊的頭髮則會掉落。

當頭髮長到一個長度後，有時頭髮會停止生長，等到舊的頭髮掉落後，頭皮上的細胞才會再製造新的頭髮。

有些人在一個月生命週期後，雖然舊的頭髮掉落了，但是頭皮細胞卻沒有製造出新的頭髮，而這也正是稀髮或禿頭的徵兆。發生的原因有以下幾點：

- 遺傳性（男性荷爾蒙）因素：由精囊分泌的男性荷爾蒙，會被運送至鬍子、胸毛等處，以促進毛髮生長，但如果這樣的分泌物，被轉往頭皮上時，反而會傷害頭髮上的細胞，抑制頭髮生長，並且會讓頭髮在短期間內就掉光。
- 精神上的因素：由於緊張，會使得肌肉收縮、血管變細，導致養分無法充分送至毛髮根部，而使頭髮長不出來。
- 外在因素：例如長時間帶帽子、使用髮夾等，使得養分無法充分送至頭髮，或由於紫外線強烈照射頭髮，都會傷害並破壞頭髮表面的角質。

預防與改善的建議　ADVICE

平日頭皮、頭髮上的汗液、髒

汗，都是阻礙頭髮生長的元兇。因此，預防禿頭的第一步，便是徹底清潔頭髮，當然也不必一天洗兩三次頭。另外，壓力會造成自律神經緊張，使血液循環不良，營養無法充分輸送至毛髮，因此，不要常為瑣事而苦惱，凡事應該往前看，培養更積極的人生。此外，按摩頭皮，可以促進血液循環。

營養方面，要多補充構成頭髮的主要成分，如：蛋白質、蛋、豆腐等，這點很重要。至於可以促使輸送給毛髮營養的微血管，使血流更順暢的營養素，則有：維生素 E 及銀杏葉萃取物。

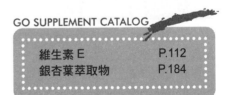

GO SUPPLEMENT CATALOG

| 維生素 E | P.112 |
| 銀杏葉萃取物 | P.184 |

Section:02
針對症狀使用營養補充食品

消除惱人的症狀
花粉症的緩解

機　　制 MECHANISM

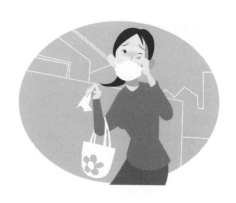

　　每十個現代人中，便有一人有花粉症。事實上，這是在日本社會成長前看不到的，所以這種症狀，也可以說是環境劇變所帶來的一種現象。

　　造成花粉症的主要原因，有下列幾項。

①飲食生活朝向多以快餐、便當、醃製、防腐等食物代替。

②地面所鋪設的建材，因為都市化，所以大多是使用無法像泥土一樣，能吸收花粉的建材。

③戰役後，雖有杉木的大量植林，但由於從事林業的人才不足，所以杉木的管理資源也不足。

　　在這些環境變化中，本來應屬無害的花粉，被吸入人體後，往往因為個人體質差異，造成過敏現象。當過敏發生時，會刺激體內的淋巴球產生抗體，這些抗體再與眼睛及鼻子內的黏膜相結合，而促使體內化學傳達物質釋放，此時便產生流鼻水、眼睛充血等過敏症狀。

　　另外，花粉症帶有遺傳因素。雙親皆是花粉症患者的人，可能要注意了。

預防與改善的建議 ADVICE

　　在花粉飛散較嚴重的時期，盡量要避免花粉侵入人體。市面上販售花粉症專用的口罩、眼鏡，可以加以利用，做好防護準備。另外，花粉也會附著於衣服上，因此從戶外進入家裡以前，要記得將身上的花粉拍掉。

　　另外，喝酒與經常吸菸，都會傷害鼻子與喉嚨黏膜的功能。疲勞過度、睡眠不足，也容易引起花粉症發作。因此，想要改善花粉症，先從生活習慣開始著手吧！

　　在花粉飄散嚴重季節的前 1 週，建議開始使用營養補充食品，這樣可以有效減輕症狀。含有甜茶與玫瑰花抽取物的效果較好。至於含有紫蘇種子油成分的食品，則需要持續使用1個月以上，才能漸漸顯現出效果。

GO SUPPLEMENT CATALOG

紫蘇種子油	P.193
玫瑰花抽取物	P.202
甜茶	P.218

Section:02
針對症狀使用營養補充食品

過敏症狀的緩解

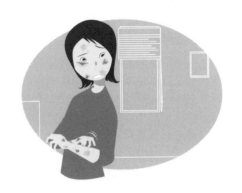

機　制　MECHANISM

　　所謂過敏，是指身體對特定的物質（過敏原）產生抗體。當同樣的過敏原再侵入身體時，會造成生理反應，產生過敏反應。現在在日本的過敏症狀，大約有 3 大類——花粉症、異位性皮膚炎、過敏性氣喘。這些症狀的共通點是：身體免疫機能啟動，得以保護身體的機制，但由於反應過度，而造成過敏症狀。

　　另外，也有因為食物而產生過敏。至於引起過敏原的食物，則依個人體質不同而有所不同。其症狀有嘔吐、腹痛、下痢或溼疹等，對於容易造成自己過敏的食物，應該避免食用，以預防過敏的發生。如果自己不曉得對那些食物會過敏，建議您可以前往醫院做檢查，了解自己的過敏狀況。

預防與改善的建議　ADVICE

　　如果已經有過敏體質的人，要小心保護身體，不要造成身體更大的傷害。平日應該維持規律的生活，當有過敏原出現時，也較不容易發作。

　　有異位性皮膚炎的人，只要皮膚乾燥便會發作，因此，肌膚的護理是重要的。

　　其他沒有過敏體質的人，當身體狀況不佳、免疫力下降時，也有引發過敏症狀的可能，所以規律的生活，是最有效的預防辦法。

　　例如：睡眠充足、不要累積疲勞、輕度的有氧運動、一有壓力時便想辦法排解，或是節制抽菸、喝酒，也可以有效預防過敏的發生。

　　營養補充食品成分中，γ亞麻酸（Linolen）、紫蘇種子油、發芽玄米，對異位性皮膚炎具有改善效果。

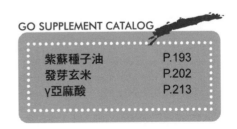

GO SUPPLEMENT CATALOG

紫蘇種子油	P.193
發芽玄米	P.202
γ亞麻酸	P.213

改善體質

CASE*19

皮膚粗糙

機　　制 MECHANISM

人體的皮膚，可以分為真皮層、表皮層及皮下組織。人體會在真皮層製造細胞，這些細胞會緩緩向外擴散，最後在最外層的細胞便會脫落，而這樣的循環過程，稱為「再生」，約 28 天為一個週期。換句話說，我們的皮膚約 28 天，會重新生出新的細胞，而皮膚是否能循正常週期予以更新，端視皮下組織中的「MNF」與「角質」是否能保持平衡。

「NMF」是皮膚為了將水分包覆在皮下組織內，而存在於角質層內的成分。NMF約有40%由胺基酸構成，其他還包括：乳酸、有機酸等成分，其與水分的結合性良好，所以保水性高。

「角質」為皮膚的保護層。它的功能是防止外來的異物入侵皮膚，同時也防止皮膚的水分流失。常見嘴角旁或眼睛周圍，會產生乾燥、凸起物、褐斑、雀斑等情形，便是由於此兩種成分失調的緣故。

預防與改善的建議 ADVICE

為了防止皮膚產生粗糙，保持角質層濕潤，是非常重要的。除了洗澡過後，擦上保濕成分的保養品之外，泡澡時，使用具保濕效果的沐浴精，也是非常好的選擇。特別是在皮膚嚴重乾燥時，特別需要擦拭乳液，保濕的功夫絕對不可少。

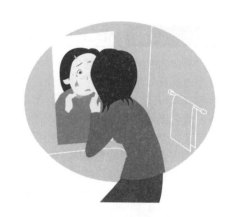

另外，在冬天天氣特別乾燥的時候，在家中安裝保濕器，也是必要的。

如果能夠多注意飲食，也可以緩和皮膚粗糙的問題。對皮膚最有幫助的營養便是維生素。特別是維生素E、C、A、B₂，皆是抗氧化營養素，可以去除使皮膚老化的酵素。其他營養素還有像是保持肌膚潤滑、彈性的膠原蛋白（Collagen）、玻尿酸（Hyaluronic Acid）等，如果補充足夠，則能改善皮膚粗糙的問題。

GO SUPPLEMENT CATALOG

維生素 A	P.108
維生素 C	P.110
維生素 E	P.112
維生素 B₂	P.117
膠原蛋白	P.160
玻尿酸	P.168

Section:02
針對症狀使用營養補充食品

冒出痘痘時

機　　制 MECHANISM

都已經 30 多歲了，怎麼還會長青春痘？又不是什麼青春期，長什麼青春痘呢？這是很多有青春痘的人，心中共同的疑問吧！事實上，很多人即使過了 30 歲，還是會在臉上出現青春痘。

通常在青春期的青春痘，會在油脂較多的部分生出。而相對於此，成年人時期的青春痘，即使在油脂分泌不多的部位也會長出。由於青春期的皮脂腺發達，會分泌過多的油脂，造成皮脂堆積而長出青春痘。30 歲以後，則是由於皮下組織增厚，皮膚新陳代謝功能變差，而造成的青春痘。

造成皮膚新陳代謝變差的原因，可能有：壓力、荷爾蒙失調、長時間化妝、辦公室暖氣造成皮膚乾燥等，這是一般日常生活中的因素。

另外，女性月經前兩週，為荷爾蒙旺盛期，這時期的皮脂分泌也較旺盛，容易長出青春痘。

預防與改善的建議 ADVICE

成人青春痘的預防，是必須由體內開始改善。如果你是因為初次工作、轉換工作、結婚等生活型態改變，而長出青春痘的話，那可能是這些原因造成你的壓力，因此你應該培養一些能讓自己忘卻周圍事物的興趣，才能夠巧妙地轉換生活中的壓力。假使你是因為吸菸、飲酒而長青

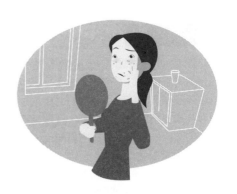

春痘，則要特別注意可能還會引發一些青春痘以外的皮膚問題。

皮膚新陳代謝最旺盛的時期，是在深夜到清晨的時間，因此，睡眠應確保在 6 小時，最遲在午夜 0 時前就應該就寢。

營養補充食品建議以具有抗氧化功效的維生素 C，及能夠促進皮膚機能運作，並加速脂肪、醣類代謝的維生素 B 群。

下巴周圍及內側長青春痘又不容易消的人，建議多攝取卵磷脂。卵磷脂可以幫助代謝我們所攝取的乳製品、堅果類、蛋類中不好的脂肪酸成分。

GO SUPPLEMENT CATALOG

維生素 C	P.110
維生素 B 群	P.116～119
卵磷脂	P.210

CASE*21

頭皮屑愈來愈多

機　制 MECHANISM

　　頭皮屑是指頭皮屑量增多的情況，用肉眼便可以看得出來，而且有時候會伴隨搔癢的症狀。頭皮屑的產生，是因為頭皮角質層細胞脫落，就像身體會產生澡垢一樣，由於皮膚新陳代謝，舊有的角質層會剝落。

　　一般而言，皮膚新陳代謝的週期，約 1 個月至 1 個半月左右，但有頭皮屑症狀的人，皮膚代謝週期的循環變快，有可能 2 個禮拜，便做 1 次循環，因此比一般人產生更多的頭皮屑。

　　從年齡層分布來看，皮脂分泌的旺盛時期，約從青春期開始至 40 歲最多，而男性比女性更容易有頭皮屑的困擾。

　　另外，以症狀的發生原因又可以分為，一是由於洗髮精的過度使用，造成皮脂不足，引發頭皮乾燥，稱為「乾燥型頭皮屑」；其二是由於頭皮皮脂旺盛，皮脂漸漸累積後，掉落形成黏黏的頭皮屑，稱為「脂漏型頭皮屑」。

　　在這裡，我們要特別注意的是脂漏型頭皮屑，因為脂漏型頭皮屑，會引發脂漏型皮膚炎，情況惡化時，會使皮膚發紅發炎，同時皮膚會發癢。

　　如果患者難耐強烈的搔癢，而不斷搔抓患部，恐怕會引起更嚴重的皮膚問題，所以在狀況惡化前，應儘速前往皮膚科，尋找相關醫師諮詢。

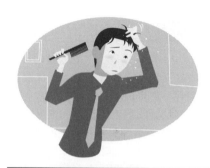

預防與改善的建議 ADVICE

　　睡眠不足、壓力、三餐飲食不規律等，都是造成皮脂分泌過剩的原因，而皮脂分泌過剩，會造成頭皮屑細菌增生。要想改善頭皮屑，一味的變換洗髮精、護髮素，還不如從生活習慣著手。改善生活習慣，就是改善頭皮屑最基本的方法。

　　而改善方式，最先著手的就是飲食要均衡，特別是維生素 B 群的補充，及控制脂肪含量多的食品，以及甜食，且要注意卡路里攝取量不要超過標準。卡路里攝取超過時，會讓皮脂分泌過剩，進而造成大量的頭皮屑，因此，建議您可以調整您 1 天的卡路里攝取量。另外，膠原蛋白可增加頭皮的保水能力，並抑制頭皮屑的發生。

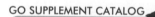

GO SUPPLEMENT CATALOG

維生素 B 群	P.116～119
膠原蛋白	P.160

Section:02
針對症狀使用營養補充食品

怎樣預防感冒

機　　制 MECHANISM

感冒是由於濾過性病毒感染，所產生上呼吸道急性炎，統稱為「感冒症候群」。濾過性病毒有 200 多種，較喜歡寒冷乾燥的生長環境，這就是為什麼感冒，多發生在冬天的原因。

依感冒症狀，可以分為「普通感冒」與「流行性感冒」兩種。普通感冒的特徵，多為打噴嚏、流鼻水、咳嗽、喉嚨痛，而較少發燒。而流行性感冒的特徵，一開始是怕冷、倦怠、關節、肌肉、頭痛等全身性刺痛，之後便呈現持續性 39～40 度的發燒。而老年人感染的死亡率高，是一種恐怖的病毒感染症狀。

造成感冒的濾過性病毒，首先會在鼻子及喉嚨的深處擴散蔓延。這種濾過性病毒喜好乾燥，因此冬天空氣乾燥，感冒的人數往往迅速倍增。當你開始流鼻水、喉嚨痛時，證明濾過性病毒，已經侵入你的細胞了。

當濾過性病毒侵入後，身體因為要抵抗而產生發燒，身體也會感到酸痛，但只要充分的休養，便能漸漸康復。

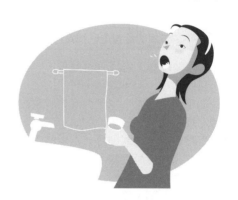

營養補充食品，以中草藥中的紫錐花（Echinacea）為有效，另外，橄欖葉具有抵抗濾過性病毒的效果。

感冒要有充分的睡眠及充足的營養。另外，身體也要保持溫暖，環境也必須維持一定的溫暖和濕度，多攝取能夠保持身體溫度的食物，及增加抵抗力，例如：維生素 C，這時使用營養補充食品，是很好的方法，也可以多食用鋅、紫錐花、橄欖葉成分。

預防與改善的建議 ADVICE

只要提高身體免疫力，便能有效抵抗濾過性病毒的入侵。而基本的做法是：要有充足的睡眠、三餐要充分攝取含有維生素、礦物質的食物，並且要維持規律的生活。

GO SUPPLEMENT CATALOG

維生素 C	P.110
鋅	P.137
橄欖葉	P.177
紫錐花	P.185

Section:02
針對症狀使用營養補充食品

改善體質

CASE*23

眼睛疲勞、乾澀

機　　制 MECHANISM

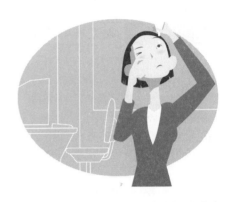

　　眼睛疲勞，可以分為兩種。一種是只要休息，便可以回復正常；另一種則是即使休息，也無法回復眼睛的酸痛或頭痛。一般所說的眼睛疲勞，多是指前者，後者則是較嚴重的眼睛疾病。另外，最近較受人矚目的症狀則是眼睛乾澀。

　　眼睛乾澀，是指眼球的乾澀，原因是由於覆蓋眼球表面的淚液分泌量減少，露出眼角膜，而使眼球受傷。一般健康的眼球，會分泌淚液以保護眼球，淚液的作用為防止眼球乾澀、補給眼角膜營養、並除去沾覆在眼角膜及結膜上的髒汙，以防止細菌的侵入等。

　　但如果眼球乾澀時，便會失去這些正常的機能，因此產生眼睛充血、眼球乾澀等不舒服的感覺及疼痛。

　　造成眼球乾澀的主要原因，有電腦使用率增加、長時間配帶隱形眼鏡、在冷氣房等空氣乾燥的地方工作、香菸、汽機車排氣等空氣汙染的生活環境等。

預防與改善的建議 ADVICE

　　預防眼睛乾澀，可以到眼科索取人工淚液，或眼睛專用眼藥。儘量選用不含防腐劑成分的藥品。建議您不妨選用含有可以維持視網膜機能的維生素 A 成分的眼藥。

　　另外，儘可能不要戴隱形眼鏡，並避免二手菸，可以有效緩和眼睛疲勞、乾澀的症狀。

　　營養補充食品中，建議您可以使用改善眼睛疲勞的藍莓，及具緩和眼睛乾澀效果的 DHA、EPA 等。另外，藍莓色素的植物多酚（Poliphenol），可以充分改善眼睛疲勞、眼睛乾澀，及近視、視力減退。

GO SUPPLEMENT CATALOG

EPA	P.150
DHA	P.166
植物多酚	P.177
藍莓	P.205

味覺變得很怪異時

CASE*24

機　　制 MECHANISM

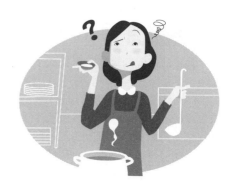

「為什麼我吃東西都沒有味道」、「為什麼和別人吃同樣的東西,我卻老是覺得不夠鹹」有這種經驗的人,你可能要懷疑你是不是罹患味覺障礙了。

這是因為口中黏膜感覺味道的味覺細胞,在味道經由味蕾透過神經,傳往大腦的途中,發生了異常現象。

主要的症狀為:對味道感覺遲鈍,或沒有感覺,有時甜的食物覺得苦或辣等,產生味覺錯誤。甚至有時候嘴巴完全沒有食物,但也會覺得苦澀,或吃什麼都想反胃。

造成的原因,可能是因為感冒引起的味覺遲鈍,或舌頭異常等。但現在有愈來愈多患者味覺遲鈍,是因為鋅不足。

預防與改善的建議 ADVICE

味覺障礙的預防,必須從日常生活開始。

首先,必須控制便利食品,及速食等食物的攝取,因為這些加工食品所含的食品添加物,會將鋅由體內排出體外。

另外,酒精在體內也需要大量鋅來分解,因此切勿飲酒過量。

平時要注意經常由食物及營養補充食品中攝取鋅。至於1日的攝取量,依厚生勞動省的規範為,成年男性1日11～12mg,成年女性為1日9～10mg,

而1日攝取量上限為30mg。基本上,鋅易為人體吸收利用,因此攝取過多時,也不需要太過擔心。大致上來說,1日一大顆柿子,大約含有1日鋅的所需要量。

綠茶及抹茶中也含有鋅的成分,因此鋅不足的人可以多食用。

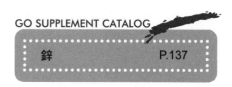

GO SUPPLEMENT CATALOG

| 鋅 | P.137 |

改善體質

CASE*25

腹部狀況不佳

機　制　MECHANISM

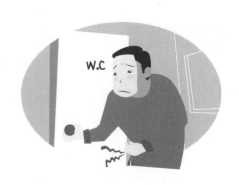

當我們排泄的糞便呈現或近似水樣時，便是下痢，俗稱拉肚子。人體經由口，將食物送往胃、小腸、大腸依次運送，並在這樣的運送過程中，吸收營養及水分，而剩餘的部分便是糞便。在這個運送過程中，假使有異常，便有可能產生下痢。

下痢又分為「急性下痢」與「慢性下痢」兩種。嚴重的急性下痢，有時一天會拉肚子 10 多次，造成身體水分嚴重不足。有時候甚至會引起腦貧血、昏迷。如果伴隨發燒、嘔吐等症狀，則很有可能是食物中毒，應迅速就醫，接受醫師診斷治療。

另外，有一種常見的下痢稱為「過敏性腸炎症候群」。過敏性腸炎的症狀，並沒有特別明顯的異常現象，卻不斷下痢、便祕、腹痛、腹脹等現象。其發生原因，常常伴隨精神問題，如：不安、過敏、緊張、焦躁、憂鬱等。

男性下痢的症狀較多，女性則多為便祕。

預防與改善的建議　ADVICE

預防下痢，要避免飲食過量及喝過多的飲料，這點相當重要。多攝取乳酸菌，並加上 Oligo 寡醣，能使腸內的益菌增生，抑制腸內壞菌生長，對下痢也有很好的預防效果。特別是身體狀況不佳時，還可以發揮修復功效。

當發生下痢時，具抗菌作用及整腸作用的酸梅、蜂蜜、大蒜等，可以多攝取。

為了預防因下痢造成脫水，應該喝一點溫暖的茶及湯類，避免食用刺激性的香辛料、油膩的食物、酒精類飲料等。

過敏性腸炎症候群，常常是因為壓力所造成，故先要解決壓力的來源。

直接服藥可以治療這些症狀，如果您非常在意這些症狀，建議您前往醫院就診。

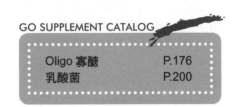

GO SUPPLEMENT CATALOG

Oligo 寡醣	P.176
乳酸菌	P.200

機　　制 MECHANISM

香港腳一般常見的症狀為：足部搔癢、皮膚潰爛等，在足部引起不舒服的症狀。引起這些症狀的病菌，為黴菌的一種，稱為「白癬菌」。

人體皮膚的再生週期為 1 個月，因此我們的皮膚約 1 個月，便會長出新的細胞，白癬菌擁有相等週期的繁殖再生力，或週期更快的繁殖再生力，它會附著於人體皮膚外側，隨著環境改變而改變其外型，且能頑強延續生命。因此，一旦感染香港腳，便很難治好。另外，由於人體足部內側較硬，有時候皮膚細胞再生的週期，可能要長達到 3 個月，因此，等到新的皮膚完全長出，快的話約需要半年，有時候甚至長達 1 年，這也就是為什麼香港腳總是很難治好的原因。

預防與改善的建議 ADVICE

預防香港腳，必須從日常生活做起，具體的做法有下列幾項：

· **足部的清潔**：除了腳指以外，指尖、腳內側、腳底等都須徹底清潔。

· **洗過腳後，需要完全乾燥**：由於腳指間較難張開，因此如果淋濕後也很難迅速乾燥，這樣會使香港腳的情況更加惡化，因此，必須使淋濕的腳完全乾燥。

· **選擇透氣性佳的鞋子**：選擇透氣性佳的鞋子是基本的原則。另外，穿

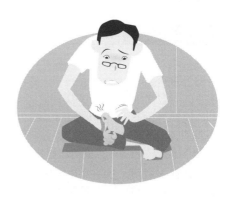

了一天的鞋子要予以風乾。同一雙鞋，不要穿兩天以上。

· **使用過公共設施後，要做足部清潔**：在一些不得不脫鞋走路的地方，如：公共澡堂、游泳池、溫泉等公共場所，必須做徹底的足部清潔。另外，租用保齡球鞋、滑雪用鞋時，一定要穿上襪子。

營養補充食品，也可以有改善的效果，特別是具有抗菌效果的蜂膠（Propolis）。但是當病情較嚴重時，一定要以藥物治療，並諮詢相關醫師。

GO SUPPLEMENT CATALOG

蜂膠	P.176

解決女性特有的症狀、煩惱

生理痛

機　　制 MECHANISM

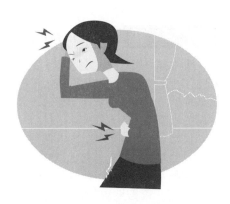

女性月經是由於子宮收縮，分泌「前列腺素」（Prostaglandin），並將子宮的內容物排出體外的現象。

經痛是由於子宮在收縮時，壓迫子宮內膜而引起的疼痛。尤其是前列腺素分泌量較多時，容易引起經痛。

女性生產前，較容易有經痛的現象。如果月經來時，引起女性嚴重的下腹部及腰部疼痛，甚至影響日常正常的生活時，稱為「經期症候群」。其中又有因器官問題，引起的器官性經期症候群，代表性疾病有：子宮肌瘤、子宮腺肌症等。如果月經來潮後期，疼痛症狀仍然沒有改善，反而更嚴重，則有可能是上述器官性的經期症候群所引起的，必須儘早諮詢相關醫師，接受診斷治療。

另外，子宮的位置通常偏向腹部的一側，但如果位置移位，而偏向背部的一側時，也會引起強烈的疼痛。

預防與改善的建議 ADVICE

日常生活中，必須注意腳部及腰部的保暖，這一點非常重要。另外，香菸會阻礙血液循環，引起劇烈的經痛，所以建議抽菸的女性，最好能夠戒菸。

餐桌上要有主食與副食之分。對於三餐的飲食要多加注意。壓力與劇烈減肥，都是引起月經問題的原因。快速減肥，會造成體內營養素不足，打亂經期。假如沒有食慾的話，至少要喝一杯蔬菜、營養的健康湯。

營養補充食品中，建議您攝取被認為具有與女性荷爾蒙相同作用的大豆異黃酮、野葛（Pueraria Mirifica），及具有調節前列腺素作用的維生素 E。

GO SUPPLEMENT CATALOG

維生素 E	P.112
大豆異黃酮	P.164
野葛	P.220

解決女性特有的症狀、煩惱

經前症候群 CASE*28

機　制 MECHANISM

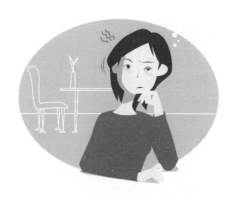

「經前症候群」（PMS，Premenstrual Syndrome），約發生於月經來潮前兩週，患者身心會產生一些不良的症狀。

主要的症狀有：下腹部疼痛、煩躁不安、乳房腫脹、腰痛、頭痛等。主要是因為月經來潮時，黃體激素的荷爾蒙分泌失調所引起的。如果有以下情形，可能就是經前症候群的患者。

· 同樣的症狀週期性發生。
· 症狀發生時，皆在月經前兩週。
· 症狀發生時，嚴重影響正常生活。

有以上 3 種情況的人，要注意是否罹患經前症候群。

至於為什麼月經來潮時，會有這些症狀，其原因至今仍不清楚。但由於女性血液中的女性荷爾蒙——雌激素（Estrogen）分泌增多，而另一項女性荷爾蒙——黃體激素（Progesterone）分泌卻減少，荷爾蒙失調容易引發不適的症狀。

預防與改善的建議 ADVICE

造成 PMS 的原因，如果是因為日常生活壓力，那在日常生活中則要試著找出解除壓力的方法，不要造成壓力的囤積。

調整飲食，也可以有效改善 PMS症狀。除了多攝取豆類、黃綠色蔬菜、海藻類之外，橄欖油、大豆油等植物油脂，栗子、芝麻等堅果類，玄米、蕎麥等不精製的穀類，都非常適合，要多加攝取。另外，含有砂糖、鹽分、咖啡因、酒精類、添加物等食品，應該要加以控制攝取量。

營養補充食品中，有許多中草藥成分，具有改善效果，如：純潔樹（Chaste Tree）、北美升麻（Black Cohosh），還有被認為具有與女性荷爾蒙相同作用的野葛（Pueraria Mirifica）。另外，礦物質中的鎂如果多攝取，也能夠緩和症狀。

GO SUPPLEMENT CATALOG

鎂	P.136
純潔樹	P.196
野葛	P.220
北美升麻	P.222

解決女性特有的症狀、煩惱

雀斑的預防

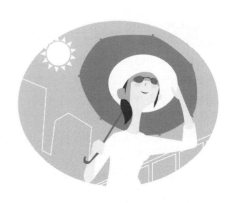

機　制　MECHANISM

所謂雀斑，是指產生在臉上及手上的褐色色素沉澱，大多發生在 30 歲以後的一種肌膚色素斑。

雀斑的產生，大致來說是由於皮膚受到紫外線等刺激，體內為了加以抵抗而產生的麥拉寧素所造成。由於麥拉寧素分泌過量，造成色素沉澱，而生成雀斑。健康的肌膚，即使產生過量的麥拉寧素，也能夠隨新陳代謝而恢復原貌。

但由於在強烈紫外線持續曝曬時，會造成麥拉寧素生成細胞的活化性。最後，只要稍經陽光的照射，就會非常容易促使麥拉寧素生成。

同時，由於肌膚的深層及真皮層受到紫外線的傷害，會刺激肌膚生成麥拉寧素，造成色素沉澱，也就會產生雀斑。此外，如果放任肌膚青春痘、黑斑等問題，不加以保養的話，也會引起色素沉澱而形成雀斑。

預防與改善的建議　ADVICE

預防措施，首先要做到的，便是盡可能減少陽光照射。夏天出門時要提醒自己戴好帽子、洋傘、太陽眼鏡等防曬用品，做好防曬工作。擦上防曬油，也是非常重要的工作。至於使用美白產品，則能有效對付麥拉寧素。

對於原來已經生成的雀斑，要讓它消失，是一件非常困難的事。但是如果多攝取含有對肌膚有益的營養素，再輔以營養補充食品，讓原來已經生成的雀斑淡化，也是有可能的。

對肌膚有益的營養素，包括有促進真皮新陳代謝的維生素 E，防止肌膚老化的維生素 B_2 及維生素 A。另外，膠原蛋白（Collagen），除了可以抑制麥拉寧素的生成，並且具有很好的抗老效果。維生素 C，則具有促進上述效果發揮的功能。值得一提的是，維生素 C 對肌膚非常有益，因此可以在清潔過後，在肌膚上直接擦上一層含維生素 C 的化妝水，也是非常有效的做法。

GO SUPPLEMENT CATALOG

維生素 A	P.108
維生素 C	P.110
維生素 E	P.112
維生素 B_2	P.117
膠原蛋白	P.160

肌膚皺紋、鬆弛的預防

機　制　MECHANISM

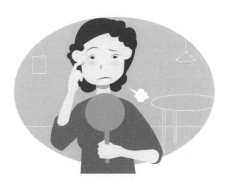

　　在身體老化時，要肌膚停止老化是不可能的事。而伴隨肌膚老化，我們皮膚上的皺紋也愈來愈多。而皺紋有大小及不同類型：。

- 小細紋：由於老化使得肌膚產生乾燥及失去彈力的現象，並且生成深及真皮層的皺紋。眼睛周圍及額頭上，最容易出現這種縱向的小細紋。這種小細紋深及肌膚底層，要想加以消除可不簡單。

- 大皺紋：造成大皺紋產生的原因有：肌膚表層的乾燥、真皮彈性的減少、皮下脂肪的萎縮、表情肌肉的收縮及鬆弛等。大皺紋是由小細紋進一步擴大、加深，而出現在眼睛、嘴巴周圍、額頭上、臉的四周等處，可以清楚的被看見。一般我們都稱為皺紋，其實是一種「老化皺紋」。

　　肌膚鬆弛則是因為皮膚的彈性不再，取而代之的則是鬆垮垮的皮膚。人體的肌膚由上而下，依次是：表皮及真皮。真皮中的玻尿酸及膠原蛋白能為肌膚留住水分，使肌膚呈現潤滑與彈性的狀態，但如果肌膚失去這種保水機能，便會呈現出鬆弛的狀態。

　　當肌膚皺紋產生後，經由外科手術將一些如肉毒桿菌、膠原蛋白、玻尿酸等成分，直接注入肌膚，便可以消除皺紋。另外，鍛鍊皮下肌肉及表情肌，也是預防肌膚產生皺紋及鬆弛的有效方法。

　　預防肌膚鬆弛的方法，首要的工作便是保持肌膚的健康。除了不要有乾燥的情形發生外，為了促進血液及淋巴腺的循環，常常按摩臉部肌肉等方法也很有效。

　　營養補充食品中，可以選擇含有保持肌膚柔嫩、濕潤及彈性的膠原蛋白、玻尿酸，及維持肌膚健康的維生素 B 群等成分的食品。

預防與改善的建議　ADVICE

　　人體肌膚如果一旦出現皺紋，則要恢復原狀可以說是難上加難，因此，從年輕時候開始的保養非常重要。大致而言，從日常生活開始便要注意維持肌膚的保濕性，及均衡的飲食。

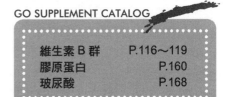

GO SUPPLEMENT CATALOG

維生素 B 群	P.116～119
膠原蛋白	P.160
玻尿酸	P.168

解決女性特有的症狀、煩惱

CASE*31 **如何有效燃燒體脂肪**

機　制 MECHANISM

　　人體脂肪細胞的作用，是為了身體飢餓時可以當作熱量來源。因此，平日我們所攝取的多餘熱量，都會被身體予以儲存備用。另外，脂肪細胞可以在身體遭受外界衝擊時保護身體，及具有保持體溫的功能，是維持生命的必要成分。

　　但由於現代人容易攝取過多的熱量，卻不容易將它消耗掉，因此身體便一味將多餘的熱量轉換為脂肪，加以囤積，造成體脂肪不斷增加。

預防與改善的建議 ADVICE

　　「BMI」（Body Mass Index，肥胖指數），是一種可以作為判定肥胖基準的指數。其計算的公式如下：

　　BMI＝體重（kg）÷身高²（m）

　　BMI 計算的結果，其值如果介於 18.5～25 之間，則屬於理想體重。BMI 值 25 以上，則屬肥胖。其中，BMI 值若為 22 則是最理想體重。但是，很多時候肌肉型的人卻與脂肪多的人等值的情況也不少。所以，即使是所謂 BMI 值標準的人當中，也潛藏了不少肥胖的人。因此，建議您還是要做體脂肪的測量會較為標準。

　　一般而言，男性脂肪 20%以上、女性 30%以上為輕微肥胖。男性脂肪 25%、女性 35%以上則屬肥胖了。

　　預防與改善的對策，就是每日做體重與體脂肪的紀錄，一日三餐必須

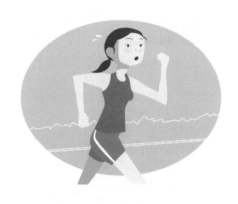

定時定量，晚餐應較少量，進食時要細嚼慢嚥，並且控制零食、點心及酒精的攝取。另外，做一些對心肺有益的運動，如：快走、有氧運動等，建議您可以找出適合自己的減肥方式。

　　營養補充食品如果能做有效的利用，可將體內脂肪加以燃燒代謝。有一些成分對緩和血糖值的上升、抑制胰島素的分泌，以及預防體內囤積脂肪，具有不錯的效果，如：武薛葉（Gymnema）、苦瓜、桑葉、白鳳豆萃取物等。至於可以有效燃燒體內已囤積的脂肪成分，則有苦橘（Citrus Aurantium）、辣椒素等。

GO SUPPLEMENT CATALOG

辣椒素	P.154
武薛葉	P.189
白鳳豆萃取物	P.194
桑葉	P.214
苦橘	P.216
苦瓜	P.218

如何改善易胖體質　CASE*32

機　　制　MECHANISM

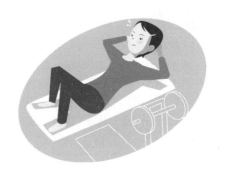

很多人會覺得自己從不暴飲暴食，也會適度運動，為何就是瘦不下來？原因只有一個，你所攝取的熱量，還是高出你所消耗的熱量。

熱量攝取過多的主要原因，可能有下列幾項：其一是因為壓力的關係，而不知不覺吃多了起來。無論是因為失戀、職場複雜的人際關係，或與友人之間的紛爭等原因，影響了自己的心情，進而突然暴飲暴食起來。

其二是狼吞虎嚥的飲食習慣。由於很少細嚼慢嚥，因此在味蕾神經刺激滿腹中樞、讓身體產生飽足感以前，已經吃掉了一大堆的東西。造成狼吞虎嚥的一項重要原因，是由於速食、西化食物等不太需要咀嚼的食物增加的原因。

預防與改善的建議　ADVICE

為了能夠健康的瘦下來，首先必須先從飲食習慣開始修正起。每天定時定量、適量的進食，避免暴飲暴食，每次進餐都以八分飽為原則。但是突然限制食物的攝取，以求減輕體重的效果，會造成營養失調的情況，因此必須注意攝取營養均衡的食物。

另外，適度的運動也很重要，輕鬆的快走、慢跑、游泳等，每天培養運動的習慣。

因遺傳體質的關係，有些人的確是易胖的體質，有些人則不是。如果易胖體質的人，又生活在吃的多、動的少的環境中，肥胖的機率幾乎是百分之百，因此，無論如何還是先從生活習慣改善起吧！

另外，推薦的營養食品成分，則是以能夠抑制脂肪被人體吸收的甲殼素（Chitin Chitosan），及能夠抑制吸收及合成的藤黃果（Garcinia）。另外，能夠在運動時增進脂肪燃燒效果的成分，則有辣椒素、苦橘、毛喉素（Forskolin）、胺基酸、馬替茶樹（Mate）。

GO SUPPLEMENT CATALOG

胺基酸	P.146
辣椒素	P.178
藤黃果	P.187
甲殼素	P.188
馬替茶樹	P.206
苦橘	P.216
毛喉素	P.221

Section:02
針對症狀使用營養補充食品

解決女性特有的症狀、煩惱

消除虛胖

機　　制 MECHANISM

人體中約有 60%的水分，這些水分，幫助人體完成代謝機能、調節體溫、排出體內多餘水分等工作，將體內一些舊有且不需要的水分，以尿液或汗水的方式予以排出，但是，這樣的水分排出方式，無法順利進行，會使體內多餘的水分殘留在身體裡，造成臉部、手指、手、腳等處，產生浮腫的狀態，便是所謂的虛胖。

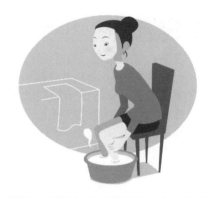

造成虛胖的主要原因，是由於睡眠不足、飲酒過量等生活習慣紊亂，或由於工作、人際關係上產生壓力，及減肥引起蛋白質成分攝取不足等。

人體下半身由於離心臟較遠，血液在運回心臟時對靜脈產生了過大的負擔，造成血液循環機能變差，也因而產生下半身浮腫。

具體的症狀有：腳的浮腫造成鞋子穿脫上的困難，眼瞼及臉的浮腫，手指的浮腫造成指甲彎曲困難等，只要用手指按壓浮腫的地方，就會產生凹陷的情況。浮腫的症狀，尤其容易發生在身體下半身較柔軟的部位。另外，腎臟病、心臟病、肝病等疾病也會伴隨浮腫，患者應該在浮腫尚未轉趨嚴重以前，盡速諮詢相關醫師。

預防與改善的建議 ADVICE

長時間以相同姿勢工作的人，容易引起肌肉疲勞及血液循環不良，應注意在工作途中變換姿勢，或做伸展操等，便能有效改善浮腫，在工作結束回到家後，也要做伸展操。至於腳部浮腫的人，則可以選擇泡熱水澡，並對腳部做按摩。

營養方面，則要注意鹽分攝取，由於鹽分攝取過多會造成水分在體內的囤積，應多攝取黃綠色蔬菜、水果等富含鉀質的食物，以幫助身體將鹽分（鈉）排出體外。

至於營養補充食品，則應選擇能促進水分及淋巴腺循環機能的成分，以有效改善浮腫，黃香苜蓿（Melilot）具有改善浮腫的效果，建議您應做有效的攝取。

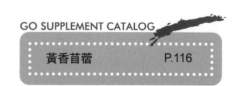

GO SUPPLEMENT CATALOG

黃香苜蓿　　　　　　P.116

解決女性特有的症狀、煩惱

容易便祕

機　制 MECHANISM

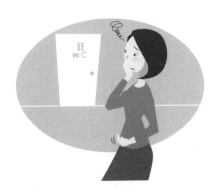

所謂便祕，是指患者與健康時候相比，排便次數及排便量明顯減少，排便後仍有沒有完全排乾淨的感覺，並且有排便困難的情況。但排便量依個人情況不同而有差異，當日進食的內容及量的不同，也會引起差異。一般而言，健康的人一日排便次數約 1 次，但也有許多人約 2 日才做 1 次排便。

通常糞便會緩緩通過大腸，並慢慢吸收水分，而且之後變硬，最後才到達直腸，當糞便到達直腸時，會將此訊息傳送到腦部刺激人體產生便意，但是在這樣的過程中若機能失調，便引起便祕。

造成便祕最主要的原因，是由於飲食生活營養及運動不足，所引起大腸肌肉遲緩，使得原來把糞便推出體外蠕動運動的力量變弱，其中有許多的患者多是不太喜歡吃蔬菜、不太愛運動，或身體有便意時常常忍住便意而未如廁的人。

預防與改善的建議 ADVICE

為了改善便祕，要積極改善飲食生活及培養運動習慣。首先飲食中必須多攝取含有膳食纖維的食品，薯類、青菜類、根莖類等食物也要均衡予以攝取。

運動方面，可以做些輕鬆的伸展操或快走等，腹肌的鍛鍊也可以有效改善便祕問題。

生活習慣改善，包括要吃早餐，並養成排便習慣。當有便意時便要如廁，不要忍住便意，為了要抓住排便的生理節奏，可以養成做排便紀錄。

營養補充食品則推薦青汁、蘑菇萃取物、乳酸菌等，皆具有改變便祕的效果。

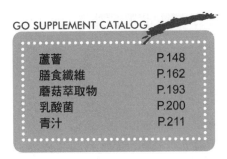

GO SUPPLEMENT CATALOG

蘆薈	P.148
膳食纖維	P.162
蘑菇萃取物	P.193
乳酸菌	P.200
青汁	P.211

Section:02
針對症狀使用營養補充食品

CASE*35 貧血

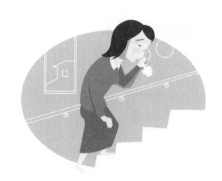

所謂貧血，是指當血液中所含的紅血球及血紅素數量在正常值以下，所產生的症狀。貧血又因造成的原因不同，可以分為以下幾類。

- **鐵缺乏性貧血**：鐵缺乏性貧血，是最多人患的一種症狀。由於身體內需要與血紅素合成造血的鐵不足所引起的，女性也有可能是因為出血、月經、生產、授乳等原因造成，男性及停經後的女性則有可能因為胃潰瘍、惡性腫瘤等慢性出血的症狀，而引起鐵缺乏性貧血。
- **再生不良性貧血**：由於脊髓發生障礙，影響骨髓紅血球生成機能下降。
- **巨母紅血球性貧血（惡性貧血）**：這是由於缺乏脊髓製造紅血球所需的維生素 B_2 及葉酸所造成的。
- **溶血性貧血**：主要是由於紅血球發生異常，功能遭到破壞所引起的貧血。

大致而言，貧血的主要症狀為容易覺得累、心悸、氣喘、倦怠感、耳鳴、食慾不振，指甲也可能變得脆弱、容易斷裂、脫落等。

預防與改善的建議 ADVICE

為了防止貧血的症狀，要從飲食開始著手。首先，是鐵必須充分攝取，這點非常重要。尤其鐵容易吸收，多半富含於動物性食物的肝臟中。若是感覺自己貧血的人，就趕快多補充一點吧！

蛋白質不足也會使人體紅血球的製造能力下降，因此補充鐵的同時，還必須一併補充蛋白質，激烈減肥的人，容易引起蛋白質不足，要特別注意。

當發生貧血時，從食物當中不易充分補充相關營養素，因此可以輔以營養補充食品。幫助鐵吸收的維生素 C 及構成血紅素的蛋白質，紅血球核酸合成中不可或缺的葉酸，及幫助葉酸發揮機能的維生素 B_{12} 等，都是必須予以攝取的成分。

GO SUPPLEMENT CATALOG

維生素 C	P.110
維生素 B_{12}	P.119
葉酸	P.116
鐵	P.132

手腳冰冷 CASE*36

機　　制 MECHANISM

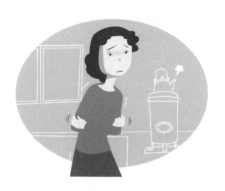

手腳冰冷是由於身體調節體溫機能發生障礙時，所引起的症狀。我們身體內的自律神經，會隨著身體周圍的溫度而調節體溫，但如果這項機能發生問題時，就會發生手腳冰冷。

造成手腳冰冷的原因，其中一項是由於皮膚感覺溫度的神經發生遲鈍，主要可能是因為現代人，都生活在冷暖氣完善的設施中，造成室內與室外溫度驟然差異，而造成身體依季節調整體溫的能力變弱。另外，如果穿著不合腳的鞋子等，也可能會引起手腳冰冷。

第二項引起自律神經失調的原因，是由於日常生活中的壓力所引起的，生產及停經後，非常容易引起自律神經的失調而造成手腳冰冷。

第三項原因，則是起因於血液循環不良。由於血液循環不良，造成末梢神經的血液不足而產生冰冷，如果罹患動脈硬化等疾病，會造成血管變細、下肢肌肉減少等，進而引起靜脈血液循環惡劣，而使得血液無法順利運送至全身。

預防與改善的建議 ADVICE

手腳冰冷症狀難以根治，但可以稍加緩和其症狀，首先必須先從飲食開始著手，可以攝取一些讓身體溫暖的食物，如：青蔥、香辛料、烏龍茶等。

肌肉會釋放熱量，因此適度運動是必要的，尤其是運動後能夠促進血液循環，使溫暖的血液能夠流向末梢神經給予手腳溫暖。

營養補充食品，可以選擇能夠改善手腳冰冷的高麗人蔘，及能夠促進血液循環、調整體內荷爾蒙分泌的維生素E。另外，能幫助血液的鐵吸收，並且維護微血管機能保持正常的維生素C等，也是很好的選擇。

其他如能夠促進靜脈血液循環的碧蘿芷（Pycnogenol）、提高人體免疫力的刺五加，及提升人體自癒能力的馬卡（Maca）等。

GO SUPPLEMENT CATALOG

維生素 C	P.110
維生素 E	P.112
高麗人蔘	P.179
碧蘿芷	P.204
馬卡	P.206
刺五加	P.211

CASE*37

打算懷孕時

機　　制 MECHANISM

　　女性由於懷孕、授乳的關係，會使身體產生很大的變化，尤其生產過後月經雖然也恢復來潮，但身體狀況卻變得很糟糕。

　　無論懷孕前後，女性荷爾蒙失調會引起各種症狀，如：壓力、貧血及睡醒後仍覺得倦怠等。懷孕初期，由於血壓上升所伴隨的頭痛症狀，及皮脂分泌量增加，甚至會引起頭皮屑、搔癢、雀斑、憂鬱、煩躁不安等症狀。

　　懷孕時期最恐怖的事莫過於妊娠中毒症。妊娠中毒症約發生於懷孕 20 週以後，主要有高血壓、尿蛋白、浮腫等症狀。

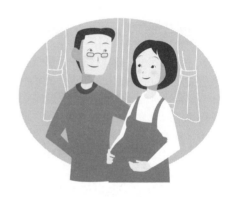

態，並且緩和睏倦、倦怠感及煩躁不安的情緒，鈣也能有效幫助心臟收縮正常，同時，鈣也是胎兒牙齒、骨骼形成的重要營養素，因此應該多加攝取。

　　至於要如何防止妊娠中毒？首先，孕婦要防止自己過胖，做好體重管理。

　　懷孕前應積極攝取葉酸。懷孕1個月起至 3 個月為止，1 日攝取量為0.4mg。葉酸的攝取，可以幫助抑制中樞神經，減低胎兒先天異常症狀發生的可能性。

預防與改善的建議 ADVICE

　　懷孕時期，有許多女性或因為孕吐的關係而完全無法進食，或因為懷孕而引起貧血、頭痛等身體上種種不適的症狀，進而產生食慾不振、營養不良的情形，這時候最好以營養補充食品來幫助身體補充營養。

　　女性一旦懷孕以後，由於身體需要的血液量增加，造成紅血球不足，而引起貧血症狀，因此必須多加攝取鐵質，及幫助紅血球再生的葉酸、維生素 B_{12} 等，便能夠幫助改善貧血症狀。

　　至於維生素 B_6 能有效抑制孕吐的發生，鈣則能抑制大腦及神經的興奮，幫助孕婦保持精神上的安定狀

GO SUPPLEMENT CATALOG

維生素 B	P.118
維生素 B_{12}	P.119
葉酸	P.123
鐵	P.132
鈣	P.130

Section:02
針對症狀使用營養補充食品

解決女性特有的症狀、煩惱

更年期症狀的緩解　CASE*38

機　制 MECHANISM

更年期是指女性由成熟期，邁向老年期的一段時期，平均約從 40 歲開始，到停經期前後數年的時間為主。

最近男性的更年期也漸受到矚目，而男性的更年期，則約從 40 歲後期開始。女性在這段時期的生理上，卵巢開始失去生殖功能，女性荷爾蒙中一種稱為雌激素（Estrogen）的分泌開始減少。男性則是男性荷爾蒙中的睪丸素（Testosterone）開始減少，由於這些生理上的變化，引發身體上種種不適症狀。

女性主要的更年期症狀為：疲勞感、肩膀酸痛、頭昏眼花、身體發熱、記憶力衰退、煩躁不安、月經不順、憂鬱、倦怠感、手腳冰冷、心悸、失睡、便祕等症狀。

男性的更年期症狀幾乎與女性相同，許多男性都是因為性欲減退與勃起障礙產生後，才發覺自己出現更年期症狀，有許多人會呈現什麼事都不想做、煩躁不安的情形。當你發現自己情況不佳時，應儘早就醫，早日接受醫師的診斷與治療。

預防與改善的建議 ADVICE

女性在更年期時，最好能夠有三五好友，每天打扮、愉快過完一天，能有效幫助症狀的減輕，另外，均衡的飲食及適度的運動也很重要。

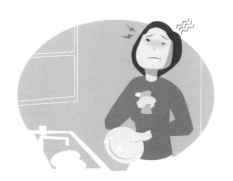

在飲食方面，因為女性荷爾蒙雌激素分泌減少，應該多補充鈣，並且控制膽固醇及鹽分的攝取。

至於營養補充食品，也能有效幫助減輕症狀，如與女性荷爾蒙功能相似的大豆異黃酮，及草藥中的野葛（Pueraria Mirifica）。另外，具有滋養強健功效的馬卡（Maca）也是不錯的選擇。

男性對抗更年期的方法，則有凡事不要太勉強、太鑽牛角尖，重新找到生活的目標等，盡量不要讓自己陷入憂鬱的情緒當中，另外，對周圍人的關心及對一些疾病的認識也是有必要的。

GO SUPPLEMENT CATALOG

鈣	P.130
鋅	P.137
大豆異黃酮	P.164
馬卡	P.206
野葛	P.220

Section:02
針對症狀使用營養補充食品

解決女性特有的症狀、煩惱

預防骨質疏鬆症

機　　制　MECHANISM

骨質疏鬆症是由於骨骼代謝機能失調，使得鈣由骨骼中流失，造成骨骼變脆弱、變輕的症狀。現在全國當中有 1000 萬人都是骨質疏鬆症的患者，其中，更年期 40 歲以上的女性患者有增多的趨勢，而 65 歲的女性人口，每 2 人中有 1 人，以及 80 歲女性人口中，則有 70%皆是骨質疏鬆症的患者。

原來我們平日由食物當中攝取的鈣，會先儲存於骨骼當中。鈣是使全身細胞正常活動的重要礦物質，因此血液中一直有一定量的鈣，但是如果血液將自己所含有的鈣都給了細胞，則人體便會從骨骼中溶出鈣。

更年期以後的女性，易罹患骨質疏鬆症的主要原因，則與荷爾蒙失調的情形有關。由於女性荷爾蒙中的**雌激素**，具有幫助鈣留在骨骼中的功能，但更年期以後，**雌激素**的減少也使得鈣由骨骼中流失。

另外，因為飲食中鈣攝取不足，或由於減肥、運動不足、偏食等原因，所造成的骨質疏鬆年輕患者也不少。

特別用自己的方式胡亂減肥，引發卵巢機能不健全，會使得雌激素減少，造成鈣的流失、骨質的脆弱。運動不足，則會使鈣不容易停留在骨骼中，導致骨骼不健康。

預防與改善的建議　ADVICE

在含有鈣的食品當中，最易於人體吸收的，莫過於牛奶及乳製品了，但是這些食品進入人體當中，也只被吸收一半，因此在我們的飲食當中，除了必須攝取能幫助鈣機能正常的鎂外，對於能幫助人體吸收鈣的維生素D，也是不能遺漏，但維生素 D 可以藉由曬太陽而由人體自行生成。

鈣除了由食物中攝取之外，營養補充食品也確實能夠發揮其功效。另外，幫助形成骨骼的維生素 K、幫助鈣吸收的維生素 D，及維護骨骼健康的膠原蛋白等，都是不可或缺的成分。與女性荷爾蒙雌激素具有同樣功效的大豆異黃酮，最適合停經後的女性，也千萬記得補充。

GO SUPPLEMENT CATALOG

維生素 D	P.114
維生素 K	P.124
鈣	P.130
鎂	P.136
膠原蛋白	P.160
大豆異黃酮	P.164

Section:02
針對症狀使用營養補充食品

讓人擔心的動脈硬化

CASE*40

機　制　MECHANISM

動脈硬化是由於膽固醇等物質附著於血管中，造成動脈變硬、變厚的一種疾病。

引起動脈硬化的原因，是由於膽固醇的攝取過量，當膽固醇攝取過量時，便會附著於血管內側，結果造成血管內側變細，阻礙正常血流的流通。

中性脂肪如果攝取過量也有增加膽固醇的危險，因此也要注意勿攝取過量。當膽固醇攝取過量時，首先，會引發高血壓、糖尿病等疾病。另外，運動量不足也容易引起體內脂肪的堆積，肥胖、壓力也是血液中膽固醇囤積的原因之一，因此平日便要注意適當紓解壓力。

動脈硬化發生於與腦、心臟、腎臟相關的動脈之中，當這些動脈發生硬化時，則有可能進一步引發腦梗塞、心肌梗塞、腎功能衰竭等疾病，必須非常小心。

預防與改善的建議　ADVICE

預防動脈硬化的方法，便是降低血液中的膽固醇，使血管恢復健康的狀態。首先要做的是，必須控制動物性脂肪及甜食的攝取，對於食物中的膽固醇及中性脂肪的攝取也要特別注意。

膽固醇當中又分為壞的膽固醇（LDL）及好的膽固醇（HDL）兩種。LDL 會附著於血管內，並妨礙血流的進行。至於 HDL 則會將血管內附著的膽固醇，送回肝臟內予以代謝。因此，我們的身體必須增加 HDL，減少 LDL 的含量，當然平日應當減少對 LDL 的攝取。

沙丁魚及鯖魚，含有能幫助身體減少 LDL 含量，並增加 HDL 含量的成分，因此應該多攝取。另外，中性脂肪的攝取增加，會消耗體內 HDL 的含量，因此應多注意對於醣類與碳水化合物的攝取勿過量，日常生活中，還要注意必須有適度的運動及勿吸菸過量等。

飲食方面，多攝取能夠幫助降低血液中膽固醇量的營養補充食品，如：紅麴等，能有效幫助身體補充營養素。

芝麻素（Sesamin）能夠有效幫助緩和壓力，DHA 及 EPA 能夠有效幫助抑制中性脂肪，紅酒萃取物能有效抑制膽鹼（Choline）及 LDL 的氧化，此外，納豆激酶能有效溶解血栓，咖啡則能增加 HDL 的含量，因此也可以適量飲用。橄欖葉含有大量的三酸甘油脂，能夠留住體內的 HDL，並減少體內的 LDL。以上這些營養補充食品都可以積極攝取。

GO SUPPLEMENT CATALOG

EPA	P.150
DHA	P.166
橄欖葉	P.177
紅酒萃取物	P.183
芝麻素	P.195
納豆激酶	P.198
咖啡	P.214
紅麴	P.222
膽鹼	P.224

Section:02
針對症狀使用營養補充食品

CASE*41 糖尿病的預防與改善

機　　制 MECHANISM

　　糖尿病是指體內血糖值持續居高不下的一種疾病，原來人體的血液中含有一種稱為胰島素的激素，是人體用來控制血糖值的激素，如果這種激素減少時，血液中的血糖值便會一直居高不下。

　　糖尿病大致分為「第一型糖尿病」與「第二型糖尿病」。第一型糖尿病，為從孩童時期便發病的病症，患者由於病毒的感染等原因，造成胰島素的缺乏，而引發糖尿病。第二型糖尿病患者，則多為中高年患者。患者體內並非缺乏胰島素，而是胰島素功能失調，無法調節血液內的血糖含量，造成體內的高血糖值。日本第一型糖尿病患者，只占了非常少的人數，最嚴重的是第二型糖尿病患者。

　　引起第二型糖尿病發病的原因，主要是由於體質與生活習慣，而引發胰島素功能失調，造成血糖值上升的糖尿病，除了有可能是因為遺傳性體質的關係，也有可能因為日常生活上，卡路里攝取過量、運動不足、壓力等原因所引起。其中飲食方面，是引起血糖值升高的一項重要因素，被認為與中性脂肪及膽固醇的攝取過量有關。

預防與改善的建議 ADVICE

　　平日飲食中應避免以肉類為中心的飲食生活習慣，對於碳水化合物的攝取，也要注意勿過量，應多攝取菇類、蔬菜、海藻等，富含膳食纖維的食物，以抑制血糖值上升。

　　餐後可以食用能夠改善高血糖值的武薛葉（Gymnema）、桑葉、苦瓜、白鳳豆萃取物、舞茸等。至於巴西蘑菇（Agaricus）、肉鹼（Carnitine）、橄欖葉、膳食纖維、靈芝，能有效抑制血糖值上升。

　　蘆薈可以降低中性脂肪值，輔酶Q10（Coenzyme）則能夠預防不好的膽固醇（LDL）的氧化，辣椒素可以伴隨運動，分解體內脂肪，促進熱量的代謝。如果併發糖尿病神經障礙併發症時，則可以攝取含有能夠減少中性脂肪，提升好的膽固醇 HDL 量的γ亞麻酸（Linolen）成分的食品。

GO SUPPLEMENT CATALOG

蘆薈	P.148
輔酶 Q10	P.158
膳食纖維	P.162
橄欖葉	P.177
肉鹼	P.178
巴西蘑菇	P.183
武薛葉	P.189
白鳳豆萃取物	P.194
靈芝	P.209
γ亞麻酸	P.213
桑葉	P.214
苦瓜	P.218
舞茸	P.224

高血壓 CASE*42

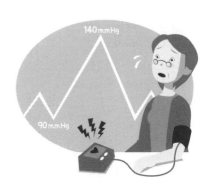

機　制 MECHANISM

由心臟流向動脈的血液，所給予血管管壁的壓力，我們稱為血壓，如果壓力過大，便是高血壓了。

血管變窄是引起高血壓的一項要因，而血管會變窄、變脆弱的原因，則有可能是因為動脈硬化、抽菸、運動不足、肥胖、過勞、壓力等原因。

另外，過量的攝取鹽分，會使得血液量增加，而引起血壓的上升，其他如：冬天由溫暖的室內，突然到寒冷的室外時，因寒冷刺激，而引起高血壓，因此冬天外出時要特別注意身體保暖。

預防與改善的建議 ADVICE

想要預防高血壓，要先從日常生活做起，例如：戒菸、改善飲食、維持適度的運動習慣、預防及改善肥胖症狀等，並要時時提醒自己這些注意事項。

其中飲食方面，首先便是減鹽。鹽分中的鈉，非常容易與水結合，如果鹽分攝取過量時，會造成過多的水分留在體內，結果血液量也跟著增多了，想要排除體內過多的水分，可以攝取鉀，鉀可以幫助身體排除體內的鈉。

鉀雖然也可以由蔬菜水果當中攝取，但其中含鉀量最多的，則是蘋果，因此可以多吃蘋果。另外，鈣是可以避免血管收縮，並使血流順暢不可或缺的營養素，同時必須要有適度的運動，以降低高血壓。

輔以營養補充食品也是有效的做法，例如：能夠維持血管內層細胞機能，以降低血壓的橄欖葉成分，及能夠預防不好的膽固醇 LDL 氧化的輔酶 Q10，或是可以幫助血液清澈不渾濁的黑醋，及能夠預防動脈硬化的田七人蔘，抑制脂肪生成以降低 LDL 含量的大蒜、甲殼素（Chitin Chitosan）等，都是有效的營養補充食品。

靈芝、芝麻素等成分也都非常適合。

GO SUPPLEMENT CATALOG

鈣	P.130
鉀	P.134
輔酶 Q10	P.158
橄欖葉	P.177
甲殼素	P.188
黑醋	P.190
芝麻素	P.195
大蒜	P.201
靈芝	P.209
田七人蔘	P.217

Section:02
針對症狀使用營養補充食品

預防生活習慣病
高脂血症

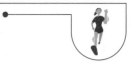

機　制　MECHANISM

　　人體血液中因囤積過多膽固醇、中性脂肪等物質，而造成血液中脂肪過剩的疾病，稱為高脂血症。中性脂肪是血液中的一種脂肪，雖然它也是身體熱量的重要來源，但如果攝取過量，有可能造成血液內脂肪囤積過剩的危險。血液中的膽固醇及脂肪會傷害血管，使血管內側變窄，阻礙血流的順暢，因而引發動脈硬化。

　　造成高脂血症的主要原因，大多是因為不適當的生活習慣。例如：飲食過量、飲酒過量、運動不足等所引起。最近，許多更年期及停經後婦女，也有高脂血症的問題，但不同的是，這是由於女性荷爾蒙雌激素減少所引起的。

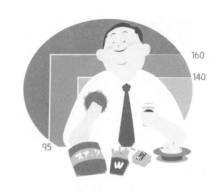

預防與改善的建議　ADVICE

　　醣類、碳水化合物、脂肪攝取過剩，是造成體內中性脂肪升高的原因，因此，要特別注意這一類食物的攝取。過剩的膽固醇，會附著於膳食纖維上，隨著糞便排出，因此應積極攝取含有膳食纖維的食物。

　　具有降低體內膽固醇含量的大豆蛋白成分，也可以多加攝取，鯖魚富含具有預防血栓效果 DHA、EPA，也是很好的選擇，另外，運動不足，也是高脂血症的重要原因，因此，也應該積極培養適度運動的習慣。

　　善用營養補充食品，也可以有效降低體內膽固醇，例如：具有降低膽固醇作用的大蒜及蜂王漿成分，具有抗氧化作用的生育醇（Tocotrienol）、冬蟲夏草，及能夠抑制膽固醇合成、降低中性脂肪含量的紅麴等，都是很好的選擇。

　　DHA及EPA能夠有效抑制中性脂肪，納豆激酶具有能夠溶解血栓的功能，並能夠使血流順暢，大豆異黃酮能夠降低體內膽固醇含量，也能夠改善女性荷爾蒙失調的現象，非常適合更年期及停經後女性使用。

GO SUPPLEMENT CATALOG

EPA	P.150
大豆異黃酮	P.164
DHA	P.158
生育醇	P.181
冬蟲夏草	P.198
納豆激酶	P.198
大蒜	P.201
蜂王漿	P.210
紅麴	P.222

Section:02
針對症狀使用營養補充食品

預防腦中風 CASE*44

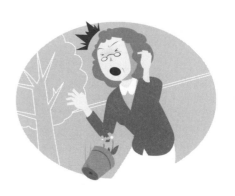

機　制 MECHANISM

　　腦中風是指通過腦動脈的血管發生阻塞，造成流向腦的血流狀況發生障礙的一種疾病。造成腦中風的原因有幾項，其中一項是因為動脈硬化，造成腦血管內側變窄，血液流通困難所引起的，還有因為血液中脂肪或血栓塞，引起腦動脈梗塞。

　　腦中風會引起半身不遂，或顏面神經麻痺等全身性症狀，也有可能出現語言上的障礙或半盲、意識障礙等症狀，至於發病前則有手腳麻木、倦怠感等前兆。

　　許多時候腦中風都是由身體原有的疾病，如：高血壓、糖尿病、高脂血症、吸菸等引起的動脈硬化，進一步惡化為腦中風。血液中的中性脂肪若囤積過多，膽固醇含量太高，使得血管變窄，妨礙血液流通，都會引起腦中風。

預防與改善的建議 ADVICE

　　平日飲食中，要注意避免攝取使血液中膽固醇及中性脂肪過多的食物，尤其要注意勿攝取過多的脂肪。

　　菇類食物具有去除膽固醇的作用，鯖魚富含 DHA 及 EPA，可以預防血栓塞，應多加攝取，至於造成中性脂肪增加的碳水化合物及脂肪的攝取，則要多所節制。

　　善用營養補充食品中，具有血栓塞溶解作用的納豆激酶，也能有效防止腦中風。

　　由於腦中風及腦栓塞等疾病，多發生於夜間睡眠時，因此，為了預防腦中風夜間的發病，於晚飯後使用含有納豆激酶成分的營養補充食品，效果更佳。其他有效成分則有鎂，由於血液中的鈣也會造成血管的阻塞，而礦物質鎂可以有效防止人體對鈣的吸收過量。另外，讓血液流通順暢，預防血栓塞的 DHA 及 EPA 成分，也可以多加攝取。

GO SUPPLEMENT CATALOG

鎂	P.136
EPA	P.150
DHA	P.158
納豆激酶	P.198

Section:02
針對症狀使用營養補充食品

預防心臟病

機　　制 MECHANISM

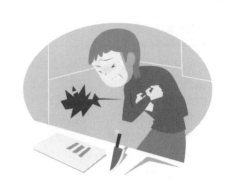

心臟病是指心臟四周將氧氣及養分送往心臟的血管發生障礙，所引起的疾病，代表性的心臟疾病有狹心症及心肌梗塞等。

狹心症是由於流往心臟的血流發生障礙，造成心臟氧氣不足，而使心臟發生巨痛的病症，有時候會因為入浴等刺激，引起劇烈的疼痛。這種疼痛約只會持續數分鐘後結束。但如果是身體安靜時發病，疼痛可能持續 10 分鐘以上，反而是極具危險的狀況。

心肌梗塞對身體所產生的危險性，更高於動脈硬化。心肌梗塞是由於心臟附近的動脈血管梗塞，造成血流嚴重不順暢的疾病，其所造成的疼痛，比狹心症更嚴重，而且發作的時間有可能持續 1 個小時以上。

預防與改善的建議 ADVICE

預防動脈硬化，必須注意飲食上的攝取，不要造成體內膽固醇的增加，尤其要避免動物性脂肪的攝取，及多食用可以抑制血中膽固醇及中性脂肪含量的鯖魚。

膽固醇一旦氧化，會附著於血管壁上，因此為了避免膽固醇氧化，可以補充抗氧化作用的維生素 A、C、E。

除了注意生活習慣的改善，也可以選擇能夠防止壞膽固醇（LDL）氧化的紅酒萃取物、茄紅素成分，及能將體內一部分成分轉換為 EPA 的紫蘇種子油。其他，如可以抑制鈣沉積血管壁中的鎂，也都是有效的成分。

輔酶 Q10 可以預防脂肪等氧化，EPA 及 DHA 可以幫助血流順暢，田七人蔘具有讓心臟附近的血管擴張的效果，以上這些成分也都可以有效幫助預防心臟病。

無論如何，當胸部發生疼痛、心臟病發作時，一定要迅速前往醫院接受治療，以免延誤病情。

GO SUPPLEMENT CATALOG

維生素 A	P.108
維生素 C	P.110
維生素 E	P.112
鎂	P.136
EPA	P.150
輔酶 Q10	P.158
DHA	P.166
茄紅素	P.174
紅酒萃取物	P.183
紫蘇種子油	P.193
田七人蔘	P.217

預防癌症 CASE*46

機　　制 MECHANISM

　　當體內有害的惡性細胞於臟器內繁殖增生，之後又轉往其他臟器內繁殖衍生，而成為危害生命的惡性腫瘤時，我們稱為癌症。

　　癌症發生與生活習慣有很大的關聯。具體的研究結果是因為長期飲食不均衡、吸菸、紫外線過度照射、運動不足等，使得原來正常細胞的遺傳因子，轉換為可怕的癌細胞。另外，體內的氧化作用，也會引起活性氧的活躍，進而促進癌細胞的轉換生成。

　　經常發生在歐美的大腸癌，最近在日本，也變成常見的癌症之一，引起大腸癌的主要原因，是由於體內脂肪攝取過量，而膳食纖維攝取不足所引起的。

預防與改善的建議 ADVICE

　　想要預防癌症的發生，飲食生活的改善是非常重要的。菇類含有有效的抗癌成分及膳食纖維，蔬菜類則含有抗氧化成分，因此應多加攝取這類食物，另外也可以多攝取含有抗氧化成分的營養補充食品，及多吃含有維生素 A、C、E 成分的蔬菜。

　　具有抗癌效果的巴西蘑菇（Agaricus）、金針菇等菇類，可以提高人體對癌細胞的免疫力，並抑制腫瘤的惡化。每天約 30 分鐘的運動，千萬不可少，即使只是邊走路邊甩手，也有很好的防癌效果，另外，菸及酒要多加控制。

　　營養補充食品的選擇，以含有能夠對抗癌細胞活化的巴西蘑菇（Agaricus）、金針菇、鯊魚軟骨、長崎女島杯菇等成分，及被認為具有抗氧化效果的兒茶素、蜂膠（Propolis）等，皆有預防癌症效果。舞茸、靈芝、膽鹼、芝麻素，富含抗氧化效果維生素 A 的紅蘿蔔等，也都可以多加攝取。

GO SUPPLEMENT CATALOG

維生素 A	P.108
維生素 C	P.110
維生素 E	P.112
兒茶素	P.152
蜂膠	P.182
巴西蘑菇	P.183
金針菇	P.186
鯊魚軟骨	P.192
芝麻素	P.195
紅蘿蔔	P.199
長崎女島杯菇	P.207
靈芝	P.209
舞茸	P.217
膽鹼	P.224

Section:02
針對症狀使用營養補充食品

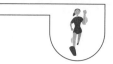

CASE*47 提升肝功能

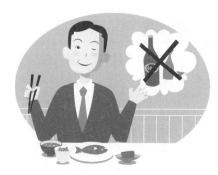

機 制 MECHANISM

造成肝功能的破壞，引發各種肝臟疾病的元兇，不外乎「病毒」及「酒精」兩種。其中，在日本罹患人數最多的，是因病毒引發的肝臟疾病。而因病毒引發的肝臟疾病，又分為 A 型、B 型、C 型等肝炎種類。

另外，依症狀不同，又可以分為急性及慢性肝炎兩種。急性肝炎雖然屬於良性肝炎，但如果一旦惡化，便有危及生命的危險。

至於慢性肝炎，則是指肝炎發病後，症狀仍持續 6 個月以上。有些時候，患者在過了數十年以後，當慢性肝炎漸漸轉變為肝硬化、甚至是肝癌時，才知道自己早已罹患了肝炎。

在肝臟疾病的患者中，有許多患者皆是長期每日飲酒的人，而且每日的飲酒量，大約都是日本酒 4 盅、啤酒 4 大瓶以上。由於肝臟每日能代謝的酒精量有限，因此長期過量的飲酒，終於造成肝臟的損害。

預防與改善的建議 ADVICE

由於肝臟疾病，常常只會呈現出些許症狀，而使患者毫不自覺。因此肝臟又稱為沉默的器官，當它呈現出較嚴重的症狀時，常常已經轉為重症的情況。

預防肝臟疾病，首先便要以高蛋白、低脂肪的食物，作為三餐的飲食重點，可以多吃納豆等大豆製品，及蛋、牡蠣、蚵、蜆、比目魚等食物，但必須控制酒類、脂肪、醣類的攝取量。

保護肝臟的營養補充食品中，最具代表性的有薑黃（Turmeric），薑黃具有幫助肝臟維持正常機能，及預防肝臟疾病的功效，而已經罹患肝臟疾病的人，則適合使用奶薊（Milk Thistle）。

奶薊具有治療及保護肝臟的雙重效果。其他的有效成分，尚有胺基酸、魚肝油萃取物、田七人蔘、蜂膠（Propolis）、膽鹼、卵磷脂等。其中，飲酒後建議使用薑黃。有脂肪肝疾病的人，則建議使用含有膽鹼成分的營養補充食品。

GO SUPPLEMENT CATALOG

胺基酸	P.146
蜂膠	P.182
薑黃	P.112
魚肝油萃取物	P.187
卵磷脂	P.210
田七人蔘	P.217
奶薊	P.223
膽鹼	P.224

難以啟齒的煩惱

前列腺肥大、急性膀胱炎

機　制　MECHANISM

最常見的排尿困難疾病，有前列腺肥大症及急性膀胱炎兩種。

前列腺肥大症患者，多為 50 歲以上的男性，這是一種排尿困難的疾病。通常，症狀為頻尿、且每次排尿量都很少，漸漸發生殘尿現象，而患者本身也會自覺膀胱殘有尿液的感覺，因此不時半夜起來解尿等症狀。

這種疾病的發生，是由於前列腺隨著患者年齡增加而變大所引起的。由於年齡的增加，前列腺內的細胞也跟著增多，因而壓迫尿道，造成前列腺肥大症。

另外，女性所發生的排尿困難障礙，則多為急性膀胱炎，由於大腸菌等腸內細菌侵襲尿道，並於尿道及膀胱內繁殖增生所引起的，症狀為：殘尿感、尿液混濁、下腹部疼痛等，只要排尿便會發生疼痛的狀況，另外，如廁次數增多，也是其中一項主要的症狀。

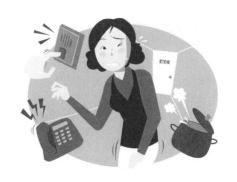

預防與改善的建議　ADVICE

前列腺肥大症，究竟是否真是因為年紀的增加而引起的？至今尚未獲得證實。至於如何預防前列腺的發生，則是：切忌排尿時壓迫尿道，應該盡量輕鬆讓排尿順利進行。

發生便祕時，直腸內堆積的糞便會壓迫尿道，會妨礙排尿，因此也要特別加以注意。

預防急性膀胱炎，首先要注意的

就是，有尿液時，便要有如廁解尿，不要有忍住尿液的習慣，另外，水分是將體內老舊廢物排出體外的重要因子，因此平日便要有大量飲水的習慣，使身體能隨時將老舊廢物排出，才不會產生堆積體內的情況，注意下腹部的溫暖，也能有效預防急性膀胱炎。

前列腺肥大症患者，建議可以攝取鋸櫚（Saw Palmetto），鋸櫚對於膀胱及尿道等泌尿器官疾病，及因患有前列腺肥大症，而有排尿困難、頻尿等症狀，皆有改善的效果，另外還具有調整男性荷爾蒙的作用。

至於急性膀胱炎，則適合攝取含有對尿道感染症有預防效果的蔓越莓（Cranberry），蔓越莓所含有的成分，對於抑制細菌的附著、繁殖都頗具效果，可以預防感染發生。

GO SUPPLEMENT CATALOG

| 蔓越莓 | P.189 |
| 鋸櫚 | P.219 |

CASE*49

難以啟齒的煩惱

預防及改善前列腺癌

機　　制 MECHANISM

前列腺的構造，分為內側與尿道相連接的內腺，及位於外側的外腺。

前列腺癌多發生於中高年，尤其是 60～70 歲男性身上。前列腺癌為位於尿道及膀胱相連的前列腺外側，發生腫瘤的一種疾病。

初期症狀輕微，使得患者不易察覺，隨著癌症的惡化，開始出現排尿困難、尿道線變細、頻尿、血尿、精液中混雜血液等症狀。這種疾病，近年在日本的發生率，有增高的趨勢。

前列腺癌發生的原因不明，但由於北美地區的發生率偏高，因此近年在日本，患者人數有增多的情形，被認為與飲食生活的西化有關。

前列腺肥大症的發生與癌細胞完全無關，前列腺癌並不像前列腺肥大症有壓迫尿道的現象，反而到了前列腺癌症末期，才開始出現與前列腺肥大症相似的症狀。

另一方面，前列腺癌的癌細胞，會有向骨盤、肋骨、脊椎等擴散的現象，很多患者都是到了這時候，才發現自己的癌症病情。

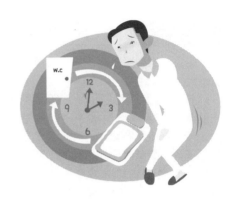

除的切除手術，或接受殺死癌細胞，以使細胞組織正常的放射性治療。另外，還有抑制使前列腺癌細胞繁殖及移轉荷爾蒙的荷爾蒙療法等。

營養補充食品中，以含有能抑制前列腺癌細胞繁殖作用的茄紅素、硒成分為佳，特別是硒還具有可以維持細胞健康的功效，如果與維生素 E 合併使用，對於癌細胞的抑制，能夠發揮更大的效果。

預防與改善的建議 ADVICE

前列腺癌的預防辦法，尚未被明確的了解，由於前列腺癌的發展速度較慢，因此定期的檢查，可以有效做到早期發現、早期治療的預防效果。

至於治療的方法，有接受腫瘤切

GO SUPPLEMENT CATALOG

維生素 E	P.112
硒	P.135
茄紅素	P.174

Section:02

針對症狀使用營養補充食品

機　制　MECHANISM

勃起障礙、勃起不全的症狀，英文稱為 Erectile Dysfunction，簡稱 ED，就醫學的角度而言，是指性交時，勃起不完全，或勃起無法予以維持，以至於無法性交的狀態。

以前這樣的症狀稱為陽萎，意思是指沒有性能力，但現在就病理上的症狀，將更精確稱為 ED。

現在日本 40～70 歲男性中，約有半數以上，確實的原因不了解，但皆是所謂的 ED 患者，憂鬱症及糖尿病等，也都是引起 ED 症狀的原因。

引起 ED 的原因，主要是由於男性勃起時，需要流向陰莖的血液，不知道什麼原因無法流向陰莖，有可能是男性由於壓力、疲勞等因素而提不起勁，或由於陰莖神經受損。

還有一項重要的因素，是對性能力的不安，或對肉體關係的恐懼等，心理層面的因素所造成。另外，神經的損傷、前列腺手術、糖尿病、脊椎病變、用藥的影響等，也都有可能是 ED 的原因。

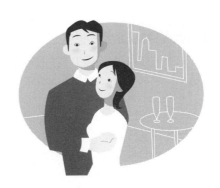

預防與改善的建議　ADVICE

壓力是減低性欲的重要原因，因此患者本身必須放開心胸，很多事情不要拘泥於細節上面，假日時應多休息，不要造成壓力的累積。

如果希望能夠有足夠的血液量流向陰莖，要避免吸菸，吸菸會造成血液的循患不良。

另外，建議您可以以營養補充食品來做補充，鋅能夠使精子產生活力，提升衰退的性能力，因此含有鋅成分的營養補充食品，是最適合的選擇。

其他，如可以維持基本體力及消除疲勞的馬卡（Maca），馬卡具有促進生殖能力的功能，被稱為天然的強精劑。至於服用方法，則要持續至少 1 個月以上，最好能夠持續服用 2 個月，效果會更好。在選擇營養補充食品時，如果覺得不安，可以請教相關醫師後再做決定。

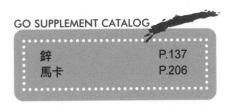

GO SUPPLEMENT CATALOG

| 鋅 | P.137 |
| 馬卡 | P.206 |

Section:02
針對症狀使用營養補充食品

CASE*51

難以啟齒的煩惱
不孕症

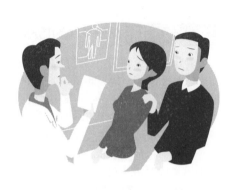

機　　制 MECHANISM

　　新婚夫婦婚後如果沒有採取避孕措施，卻無法懷孕，且時間持續兩年以上，將之定義為不孕症。

　　不孕症被認為主要是因為身體的生殖機能，沒有正常運作所造成的。

　　女性可能是由於子宮或荷爾蒙的異常，及排卵或輸卵管障礙所引起的。35 歲以上的女性，常常會由於卵巢機能的下降而引起不孕，因此現代的晚婚現象，也是不孕的一項重要因素。

　　男性不孕則是由於精子數減少、精子活動力較差等原因造成的。新婚夫婦不孕的主要因素，有可能來自於男性、也有可能來自於女性，機率大約各占一半，因此男女應該分別接受醫師的診斷以做確定。

　　壓力的累積、不規律的生活習慣、抽菸等，被認為是導致不孕症的幾項重要因素。

預防與改善的建議 ADVICE

　　被診斷為不孕症時，首先要先察明其原因，另外要製造容易受孕的環境及生活，好好調養身體，盡量不要累積壓力，維持規律的生活，避免寒冷的環境、禁菸等，必須做好各方面的努力，以準備懷孕。

　　飲食生活方面，可以多攝取能夠維持卵巢功能、增加精子數目的維生素E，會對不孕有所助益。栗子及南瓜

為富含維生素 E 的食物，可以多加攝取。富含維生素 A 的雞肉及豬肝等，能維持生殖機能，也應多加攝取。

　　鋅為性腺正常發育的重要營養素，但如果只補充單一鋅，容易引起攝取過量，因此必須注意鋅的攝取量。

　　營養補充食品中，建議選擇含有能夠調整荷爾蒙失調的馬卡，特別是如果不孕的原因在於男性的話，被認為更具效果。

GO SUPPLEMENT CATALOG

維生素 A	P.108
維生素 E	P.112
鋅	P.137
馬卡	P.206

Section:02
針對症狀使用營養補充食品

腦部退化　CASE*52

機　　制　MECHANISM

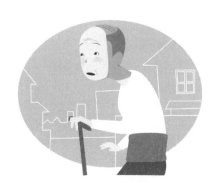

人的腦一旦退化，就容易出現「怎麼想不起那個人的名字」、「老是忘東忘西的」等毛病。人體過了 40 歲之後，大腦便會開始退化。50 歲過後，記憶力便會開始衰退，便是所謂的老化現象。人類的腦細胞約有 140 億個，但 40 歲過後，每天都會有 50 萬個腦細胞死亡，漸漸呈現腦部老化。

「痴呆症」是由於腦的全部、或一部分發生障礙。女性過了更年期以後，常常會引發這種疾病。具體的症狀為，一開始無法操持家事，如果情況仍繼續惡化，有時甚至會在半夜跑到街上徘徊，或完全忘記家人的姓名或長相。其他還有可能引起思考力的遲鈍、記憶的障礙等，進一步，則可能會發生語言機能的障礙、蹣睡症狀等。

造成痴呆症的主要原因不明。但有一種說法是，女性在更年期以後，由於女性荷爾蒙雌激素的減少，而使得腦細胞缺少了一層保護的作用。

預防與改善的建議　ADVICE

痴呆症的早期診斷，是相當重要的，如果覺得擔心的人，應該前往專門的醫療機構，接受診斷治療。就預防對策而言，在精神層面，應該有向新事物挑戰的勇氣，及保持旺盛的好奇心。

對於早期症狀的改善及惡化的抑制，建議您可以善用營養補充食品，例如：對於腦的功能及發達有幫助的膽鹼，可以促進腦等神經再生的維生素 B_6 等成分。其他如能夠促進腦血管血流順暢的銀杏萃取物，促進腦神經傳達功能的卵磷脂等成分。另外，具有抗氧化作用，並能夠抑制腦內活性氧生成的植物多酚（Poliphenol）等，都是具有能夠預防痴呆症的有效成分。此外，DHA 具有能夠促進中樞神經維持正常機能的功用，對痴呆症的改善也能夠發揮功效，應該多加攝取。

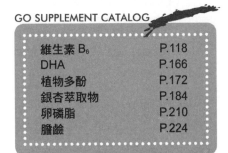

GO SUPPLEMENT CATALOG

維生素 B_6	P.118
DHA	P.166
植物多酚	P.172
銀杏萃取物	P.184
卵磷脂	P.210
膽鹼	P.224

Section:02
針對症狀使用營養補充食品

CASE*53

改善低血壓

機　　制 MECHANISM

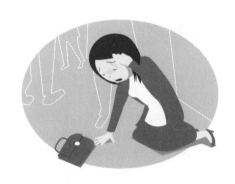

在前幾節中，我們曾提過，由心臟流向動脈的血液，所給予血管管壁的壓力，我們稱為血壓。如果這項壓力處於正常水準以下的狀態，我們稱為低血壓。

低血壓的症狀，有容易疲累、起立時頭暈、倦怠感、困倦、頭痛、肩膀酸痛、失睡、心悸、食慾不振、手腳冰冷等，但與高血壓不同的是，較不會引發更嚴重的疾病。

低血壓又可以分為「本態性低血壓」、「起立性低血壓」、「餐後低血壓」三種。

- **本態性低血壓**：由於體質關係所引起的低血壓。會有倦怠感、起立時頭暈等症狀，但並不會引起太大的問題。
- **起立性低血壓**：突然站起或長時間站立時，會發生倦怠感及起立時頭暈的狀況。
- **餐後低血壓**：餐後血壓突然下降的狀況，由於餐後血液滯留消化器官，較難流回心臟所引起的症狀。

預防與改善的建議 ADVICE

本態性低血壓患者，要從飲食生活的改善開始做起，多吃些高營養價值的食品。

起立性低血壓，則需要由一些如：游泳、走路等有氧運動開始，到蹲踞、伏地挺身等肌肉鍛鍊的無氧運動等，多做運動就能有效改善症狀。

餐後低血壓，則必須增加用餐次數、減少用餐的量。咖啡、綠茶等含咖啡因飲料的飲用，被認為具幫助身體刺激交感神經，可以防止血壓下降。

營養補充食品也有改善的功效，建議您可以善加利用，例如：輔酶Q10（Coenzyme）可以使細胞組織產生活性及能量，對於保持身體活力最有幫助，蜂膠可以提高心肺機能，緩和低血壓症狀（Propolis），及能夠改善虛弱體質的高麗人蔘。

GO SUPPLEMENT CATALOG

輔酶 Q10	P.158
高麗人蔘	P.179
蜂膠	P.183
咖啡因	P.186

嚴重的神經痛　CASE*54

機　制 MECHANISM

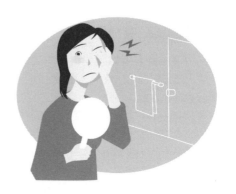

　　由腦開始連接全身各處的神經，共有 1000 億條分支，稱為末梢神經。這些末梢神經引起的疼痛，稱為神經痛。通常神經痛會造成劇烈的疼痛，但持續的時間不會太長，有時會有陣痛的情形發生。

　　神經痛依發生地方的不同，而有不同的稱呼，其中最常見的種類有以下幾項。

- 三叉神經痛：由太陽穴開始，經過眼睛、臉頰、到下巴的 3 條神經的劇烈疼痛。
- 肋骨神經痛：從背骨開始，沿至胸部、腹部的神經痛。
- 坐骨神經痛：由小腿開始，擴及整個小腿肚，縱向寬大延伸的神經痛。引起坐骨神經痛的原因有許多，其中與寒冷引起的血液循環不良有很大的關係。

　　三叉神經痛是由於腦血管壓迫神經，所引起的疼痛。

　　肋骨神經痛則是由於患者咳嗽等原因的衝擊，造成肋骨的骨折或龜裂，所引起的疼痛。

　　而坐骨神經痛所引起的劇烈腰痛，則常由於原有的椎間盤脫出（赫尼亞）疾病所引起的。

預防與改善的建議 ADVICE

　　有手腳冰冷的人要特別注意，平日要記得保持身體良好的血液循環，可以利用洗澡時讓身體加溫，然後慢慢的給予身體按摩等方法，盡量不要讓身體處於寒冷的狀態，並應常常使神經及肌肉柔軟與舒緩，而不要一直處於緊張的狀態而引起神經痛。

　　同時輔以營養補充食品，會更具改善的效果，其中，銀杏葉萃取物成分可以強健血管，維生素 E 可以使血液循環順暢，艾草可以使身體溫暖，而可以使血液清澈不混濁的黑醋等，也都是很好的營養補充食品成分。

　　平時做一些簡單的運動，如走路、慢跑等，也是維持良好血液循環的重要工作。

GO SUPPLEMENT CATALOG

維生素 E	P.112
銀杏葉萃取物	P.184
黑醋	P.190
艾草	P.224

CASE*55 胃潰瘍

機　　制 MECHANISM

胃潰瘍就是胃黏膜受傷所引起的疾病。通常胃潰瘍的疼痛，會發生在空腹及剛進完食或1小時後，疼痛位置大約會偏向心臟下方一邊的疼痛，並且伴有胸悶或帶有嚴重酸味的打嗝等症狀。情況較嚴重時，會變得食慾不振，甚至出現嘔吐不止的情況。如果胃壁的血管受到傷害，則會發生吐血，或自肛門排出血凝塊的瀉血現象。

胃中消化食物的胃液，是由能夠溶解食物的成分，及能夠保護胃黏膜的成分所組成，如果這兩項成分無法保持平衡時，就會產生各種問題。其中胃酸過強，而保護黏膜的成分太弱，造成黏膜的傷害時，便會引起胃潰瘍的症狀。

引起胃潰瘍的原因，最近被認為是由一種稱為胃幽門螺旋桿菌所引起的，至於為何會感染胃幽門螺旋菌，原因還不確定，但這種菌種是一種能夠適應胃酸的強酸，而不會被溶解的頑強菌種，它會分泌出毒素刺激胃黏膜引起發炎，進而引起胃潰瘍的發生。

胃潰瘍的發生還另有一項重要的因素，是由於壓力所造成的。當人體累積壓力時，會引發胃液的分泌，及胃黏膜表面血管的收縮，使得胃部的血液流通不順暢。在這種情況下，胃部的黏膜會變得脆弱、容易損壞，造成胃潰瘍的發生。

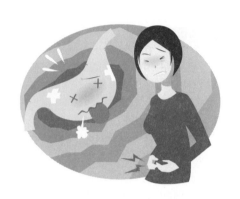

預防與改善的建議 ADVICE

建議您可以飲用可可來幫助胃殺死胃幽門螺旋桿菌。可可中的可可亞FFA，可以侵入胃幽門螺旋桿菌的細胞膜，有效殺死胃幽門螺旋桿菌。

至於要如何預防胃潰瘍的發生呢？首先要能有效排解本身的壓力，完美主義者及常為小事煩惱、擔心的人，要能夠找到有效排解壓力的方法。飲食過量、飲酒過量及抽菸等，持續對胃造成過大負擔的人，也應該及時改善不良的生活習慣。

營養補充食品中，以具有保護胃黏膜作用及預防消化性胃潰瘍的蘆薈，為最佳選擇。

GO SUPPLEMENT CATALOG

蘆薈	P.148
可可	P.215

末梢神經發生異常時

機　制 MECHANISM

末梢神經是指從肩膀及腰開始，向全身擴張的神經，其所擔任的角色為，由手腳向腦部傳達感覺，並由腦部向手腳下達命令的「線路」。

當皮膚碰到沸騰的水時，會將燙的感覺，經由神經傳達給大腦，而大腦會再經由神經傳達命令，告訴肌肉要做什麼樣的反應。

如果這些傳達訊息的末梢神經，因為跌打、受傷、發高燒、嚴重觸電等各種原因發生損害時，便會造成全身性的不良影響。

當末梢神經引起損害時，會引發手腳麻痺、沒有任何感覺，或只要稍微碰觸就會引起劇烈的疼痛，或反射神經的麻痺等種種知覺異常障礙。另外，也有可能因為神經的麻痺，而引發肌肉功能退化的情況，因此當外傷造成神經的斷裂時，必須接受手術才能治療。

含酒精飲料攝取過量，也會引起末梢神經麻痺，尤其空腹時更容易因營養不良而造成身體缺乏維生素，引起末梢神經障礙。

預防與改善的建議 ADVICE

如果是由於跌打及外傷等原因，造成神經的斷裂，必須接受醫師診斷治療。

維生素 B_1、B_6、B_{12}，能夠促成神經的正常運作，而鈣及鉀不足，則容易引起手腳的麻痺，進而影響肌肉的收縮情形。

鉀可以給予肌肉熱量的補充，並強化肌肉的健康，膽固醇則可以有效抑制神經障礙。雖然許多生活習慣病，都是由於膽固醇的攝取過量所引起的，但適量的攝取對身體仍然有幫助。

另外，建議可以適當利用營養補充食品，其中銀杏葉萃取物能幫助血液循環，對末梢神經有良好的幫助。

GO SUPPLEMENT CATALOG

維生素 B_1	P.116
維生素 B_6	P.118
維生素 B_{12}	P.119
鈣	P.130
鉀	P.134
銀杏葉萃取物	P.184

Section:02
針對症狀使用營養補充食品

CASE*57 經常飲酒過量

機　制 MECHANISM

　　當我們飲酒過量的時候，常常會有宿醉、心悸、嘔吐等身體不適。

　　通常身體吸收酒精後，會將酒精送往肝臟經由酵素作用將乙醛（Acetaldehyde）及醋酸加以分解。但是，當酒精攝取過量時，肝臟來不及將酒精中的乙醛加以分解，造成酒精回流全身，因而引起宿醉等症狀。

　　乙醛為引起宿醉的有毒成分，如果有經常性的酒醉情形，或經常性的飲酒過量，都會引發脂肪肝、肝炎等肝臟疾病。

機　制 MECHANISM

　　喜歡大量飲酒，並且習慣每天都要喝酒的人，如果因而引起身體的異常狀況，除了減少酒精的攝取量之外，別無他法。可以為肝臟設定每週有 2 天不喝酒的肝臟休假日，讓肝臟喘口氣、好好休養，切記適度的飲酒才是最重要的。

　　酒精會摧毀維生素C、E、礦物質硒等具抗氧化作用的營養素，因此應盡量積極攝取含有這些成分的食物。

　　如果能夠以控制酒量為前提，然後再輔以營養補充食品的話，則會是一個有效維持健康的方法，其中，具有高效抗氧化作用的薑黃（Turmeric），是值得推薦的食品。

　　同樣具有抗氧化作用，並能預防肝臟受損的有奶薊（Milk Thistle），

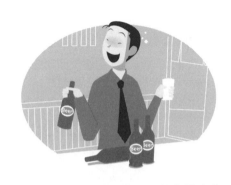

具有能分解醣類、消除疲勞的維生素 B_1，由於非常容易遭酒精破壞，因此也有補充的必要。

　　具緩和壓力功能的泛酸，也是容易因飲酒過量而流失的營養素，因此也應該注意多加補給。

GO SUPPLEMENT CATALOG

維生素 C	P.110
維生素 E	P.112
維生素 B_1	P.116
泛酸	P.121
薑黃	P.185
奶薊	P.223

Section:02
針對症狀使用營養補充食品

只吃肉類 CASE*58

機　　制 MECHANISM

近年來，飲食習慣漸漸受歐美影響的日本人，餐桌上的肉類食物增加了，同時討厭蔬菜、甚至遠離蔬菜的年輕人愈來愈多。

肉類等動物性蛋白質，含有可以調節身體熱量，並保持熱量均衡的胺基酸成分，但如果過量攝取，會引起膽固醇及中性脂肪攝取過剩，反而對身體造成不良的影響。

容易變成易胖體質或造成身體的肥胖，更進一步，還會引起動脈硬化、高脂血症、糖尿病等生活習慣病。

預防與改善的建議 ADVICE

首先，要改善大部分只吃肉的飲食習慣，並改以魚類及蔬菜等含膳食纖維的食物。除了肉類以外，醣類、碳水化合物、脂肪的過量攝取，也都應該加以避免，日常生活中，不要再讓這些中性脂肪繼續囤積。

最有效的改善對策，便是大量攝取能讓多餘膽固醇排出體外的膳食纖維，其他如：大豆蛋白及富含 DHA、EPA 的鯖魚，也都具有能降低膽固醇的作用。

適度運動，可以使體內脂肪緩緩地燃燒，因此每日都要記得做一些運動，如走路、慢跑、有氧舞蹈等簡單的運動，只要養成每日適度運動的習慣，便能夠有效減少體內的脂肪。

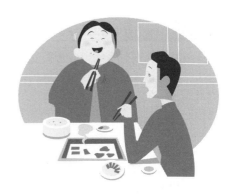

營養補充食品中，以能夠促進蛋白質代謝的維生素 B_6，及脂肪代謝中不可缺少的維生素 B_2 等，來作為補充的成分。

具有減少體內不好的膽固醇 LDL 作用的維生素 E，及能降低膽固醇含量的紅麴，能防止膽固醇為體內吸收的膳食纖維等，都是很好的選擇。

GO SUPPLEMENT CATALOG

維生素 E	P.112
維生素 B_2	P.117
維生素 B_6	P.118
EPA	P.150
膳食纖維	P.162
DHA	P.166
紅麴	P.222

Section:02
針對症狀使用營養補充食品

CASE*59

生活習慣不良的改善

偏好速食

機　　制　MECHANISM

　　由於便利商店中的垃圾食物及速食，正快速蓬勃發展，麵類、麵包或便當等，都是一些偏重碳水化合物及高脂肪的成分，造成蔬菜攝取嚴重不足。

　　料理及加工的過程當中，也會使礦物質及維生素流失，使這些簡易的餐食，只剩下卡路里，而維生素及礦物質，具有將多餘卡路里代謝的功能，攝取不足更容易造成卡路里過多而導致肥胖。

　　另外速食含鹽量都非常高，鹽分攝取過多，會引起高血壓、動脈硬化、腦中風等重大疾病。

　　外食的菜單大多是以滿足顧客填飽肚子為主的主食類食物，即使菜單上的沙拉，也是以淡色蔬菜居多，而黃綠色的蔬菜含量大多不足，因此無法鼓勵您使用這些餐食。

　　經常外食的人口，容易出現皮膚乾裂、疲勞、煩躁不安等症狀。

預防與改善的建議　ADVICE

　　建議您除了食用垃圾食物及簡易餐食之外，別忘了加上一份生菜沙拉、一顆蛋及一瓶蔬果汁，在用餐時，對自己的餐食內容多下一份工夫。

　　外食及食用便當的人，也要避免單點咖哩飯、日式牛肉蓋飯、義大利麵等，而應選用有較多蔬菜的便當或組合套餐，以攝取較多的礦物質及維生素。

　　餐食之外，也應該善用營養補充食品。由於這些飲食狀況，容易產生礦物質不足的現象，因此首先是要補充礦物質，其中鉀可以將攝取過多的鹽分排出體外，鎂能夠促進身體代謝等。當攝取過量鹽分時，可以補充牛磺酸（Taurine），牛磺酸具有可以改善食鹽所造成的高血壓症狀，另外還具有減少體內不好的膽固醇 LDL 的功效。

　　維生素不足，則建議補充綜合維生素。

GO SUPPLEMENT CATALOG

維生素	P.108～124
礦物質	P.130～140
鉀	P.134
鎂	P.136
牛磺酸	P.196

就是不愛吃蔬菜

CASE*60

機　　制 MECHANISM

番茄、高麗菜、紅蘿蔔等蔬菜富含各類營養素，對身體是非常健康天然的食物，相信是眾所皆知的事情。

但是許多人還是覺得料理起來好麻煩、討厭蔬菜的味道等，最後終究不吃蔬菜。

蔬菜中包含維生素、礦物質、膳食纖維等，是維持身體健康活力不可或缺的食物。

其中又以富含維生素C、A的黃綠色蔬菜，是絕對必要的食物，這些營養素具有抗氧化的作用，能夠提升免疫力，預防癌症的發生，另一方面，蔬菜攝取不足，造成膳食纖維缺乏，也常容易引起便祕。

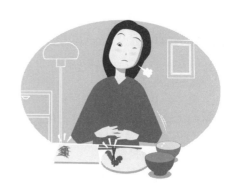

幫助身體擊退可怕的病毒，使身體遠離感冒及流行性感冒等疾病。

另外，能夠幫助身體吸收維生素的礦物質補充，也是不可少的。當然，能夠預防便祕、肥胖、高脂血症及糖尿病等生活習慣病的食物纖維，也是不可忘記補充的營養素成分。

預防與改善的建議 ADVICE

依據厚生勞動省所公布的資料顯示，每人每日的蔬菜攝取量為350g以上。其中黃綠色蔬菜則必須攝取120g以上。

這樣的標準量，是對於蔬菜的味道相當排斥，並且完全不喜歡吃蔬菜的人，至少需要攝取的量。而完全無法料理的人，則至少要補充一瓶100%的蔬菜汁等。

其中富含於蔬菜中，可以預防癌症及老化、抑制白內障發生的維生素A，是最好、最有效的補充。

至於富含於黃綠色蔬菜中的維生素 C，除了可以提高免疫力，還可以

GO SUPPLEMENT CATALOG

維生素 A	P.108
維生素	P.110
礦物質類	P.130～140
膳食纖維	P.162

生活習慣不良的改善

常吃甜食

機　　制 MECHANISM

　　甜食大部分含有大量的糖分，當然不建議您食用過量。

　　維生素 B_1 能夠分解糖分，並將糖分轉換為熱量的營養素，如果維生素 B_1 不足時，糖分會被轉換為乳酸等疲勞物質，而儲存於體內。

　　持續食用大量甜食的人，容易感覺疲勞，並且會為了芝麻小事變得容易動怒，情況嚴重時，只要稍微勞動便引起心悸、呼吸困難、沒有力氣等症狀，另外也容易神經過敏。如果繼續惡化，甚至會引起糖尿病、腦中風等重大疾病。

預防與改善的建議 ADVICE

　　即使再怎麼喜歡吃甜食，也要注意不可以一口氣吃下大量的甜食。在餐與餐之間吃甜食，也必須禁止，大概只能建議您在早餐時裹上厚厚一層果醬，如此而已。

　　此外，建議您選擇不含卡路里的人工甘味調味料，這種人工甘味料有砂糖 200 倍的甜味，卡路里含量 0，對血糖值不造成任何影響，目前常見的人工甘味料有阿斯巴甜（Aspartame）等。

　　平日可以攝取含有維生素 B_1 的食物，如豬肉、海苔、胚芽米等，如果將飯等主食換成胚芽米，也是非常好的做法。

　　營養補充食品中，建議您選擇含

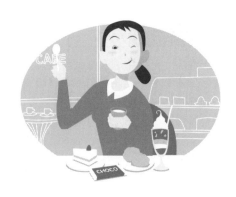

有能夠防止乳酸囤積體內的維生素 B_1，及能夠促進糖分代謝的維生素 B_6 成分為佳。

　　餐前可以食用武薛葉（Gymnema）具有能夠消化糖分，並且抑制身體對糖分吸收，避免血糖值過高的效果，膳食纖維及桑葉萃取物，也具有降低身體吸收糖分速度的功效，苦瓜、巴拿巴（Banaba）則具有降低血糖值的功效。

GO SUPPLEMENT CATALOG

維生素 B_1	P.116
維生素 B_6	P.118
膳食纖維	P.162
武薛葉	P.189
桑葉	P.214
苦瓜	P.218
巴拿巴	P.219

Section:02
針對症狀使用營養補充食品

常喝茶及咖啡 CASE*62

機　制 MECHANISM

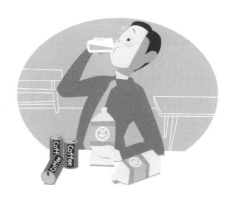

在日本，綠茶被稱為百藥之長，具有能夠降低血液中的膽固醇，及中性脂肪含量的作用，並且還能夠降低血糖值。

綠茶中還含有胡蘿蔔素、兒茶素、維生素等，特別是胡蘿蔔素的含量，是紅蘿蔔及菠菜含量的3、4倍。

這些胡蘿蔔素、兒茶素及維生素，更被認為是預防糖尿病及高脂血症等生活習慣病的重要營養素。

咖啡中含有一種稱為綠原酸（Chlorogenic Acid）的物質，這種物質能夠有效抑制有害活性氧，及致癌物的生成。

咖啡因也具有防止眼睛疲勞、分解脂肪，並將脂肪轉換為熱量的作用。

無論是綠茶或咖啡，都是對健康有益的物質，但是攝取過量，都會對身體造成不良的影響。

預防與改善的建議 ADVICE

咖啡由於含有咖啡因，在餐前及或空腹時飲用，都會刺激胃部，因此應盡量避免餐前的飲用，相反的，若餐後飲用，能夠促進胃酸的分泌，以幫助消化，因此最適合在餐後飲用。

咖啡因攝取過量，會造成睡眠障礙及神經過敏等問題，因此要特別小心。

至於在防止宿醉的方法上，建議可以飲用綠茶，因為綠茶可以分解造成宿醉的乙醛，促進身體的新陳代謝，在喝酒前先飲用一杯綠茶也是很好的做法。

綠茶中含有單寧素（Tannin），會妨礙身體對鐵的吸收，因此必須小心不要過度的飲用，但是如果多補充維生素 C，則可以提高身體對鐵的吸收力。

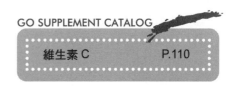

GO SUPPLEMENT CATALOG

維生素 C	P.110

CASE*63

超愛吃油炸物

機　制 MECHANISM

在便當及喝酒的配料當中,最受歡迎的應該就是油炸的食物了。但因為油炸食物高卡路里的原因,帶來許多重大的疾病,因此平日飲食必須加以注意。

油炸食物含有非常高成分的脂肪,雖然脂肪是擔任身體製造熱量的重要來源,但如果攝取過量,會對健康造成不良影響。

如果沒有同時攝取足夠的礦物質及維生素,身體也無法將脂肪有效燃燒代謝,會使體內不好的膽固醇 LDL 不斷增加,且中性脂肪也跟著增加,對健康造成雙重威脅。

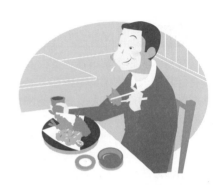

預防與改善的建議 ADVICE

最基本的做法,便是減少脂肪的攝取量,建議多補充能夠促進脂肪代謝的維生素 B 群。沙丁魚及鯖魚等富含好的膽固醇 HDL,可以積極攝取。大量攝取膳食纖維,可以使體內多餘的膽固醇附著其上,並予以排出體外。

飲食過量及飲酒過量,都是促成肥胖的原因,因此也要予以注意。此外,還要避免攝取甜食,飲食當中就算只有油炸食物,也足夠造成過多的卡路里,糖分更是推波助瀾的食物,因此都要加以注意。其他建議包括:每日都應該做有氧運動,或是走路等適度的運動。

營養補充食品中,以富含於蔬菜中的維生素群,及幫助身體吸收維生素、並能將鹽分排出體外的礦物質,為必須補充成分。

植物多酚(Poliphenol)具有非常好的抗氧化作用,並且能抑制壞的膽固醇的 LDL,紅麴、牛磺酸、DHA 等,也都具有能降低體內膽固醇含量的效果。

GO SUPPLEMENT CATALOG

維生素群	P.108～124
維生素 B 群	P.116～119
礦物質	P.130～140
膳食纖維	P.162
DHA	P.166
植物多酚	P.172
牛磺酸	P.196
紅麴	P.222

Section:02
針對症狀使用營養補充食品

常常激烈運動 CASE*64

機 制 MECHANISM

運動分為有氧運動及無氧運動，其中，對於減少脂肪較具效果的是有氧運動，具代表性的有氧運動有：走路、騎腳踏車、有氧舞蹈等運動，這些運動能提高心肺機能，對於血壓也能帶來好的影響。

無氧運動（Resistance運動），則屬於強烈使用肌肉，以達到促進肌力並強化骨骼及關節部位的運動。重力訓練、舉重器（Barbell）、田徑蹲踞（Squat）、腹肌、背肌訓練等都屬於無氧運動，其目的大多是為了鍛鍊肌肉，並強化關節，無論哪一種運動都能使身體健康並預防疾病。

如果運動過分激烈或過量時，反而會因為消耗過多的氧氣，而增加體內有害活性氧的生成，進而造成肌肉痛及肌肉疲勞。

平常沒有運動習慣的人，如果突然很劇烈的運動，則有造成骨折及貧血等危險發生的可能，平常完全不運動的人，也要避免突然的過度運動。

預防與改善的建議 ADVICE

激烈的運動，會消耗大量的熱量，造成熱量代謝中維生素 B_1 的不足，豬肉及柴魚皆是富含維生素 B_1 的食物，可以予以積極的補充。若過度運動會造成蛋白質消耗，因此，如果是以強化肌肉為目的的運動，並應該同時補充大量的蛋白質。

為了達到更好的運動效果，可以善加利用營養補充食品，例如：能夠抑制運動中有害活性氧生成的維生素C、E，輔酶 Q10、胺基酸及肉鹼（Carnitine）等能強化肌肉，刺五加具有提高運動能力的功效，檸檬酸能有效代謝因運動所產生的疲勞物質，葡萄糖胺（Glucosamine）、軟骨素（Chondroitin）、MSM（甲基・硫烯基・甲烷，Methyl・Sulfonyl・Methane）等，則具有保護骨骼關節的功效。

GO SUPPLEMENT CATALOG

維生素 C	P.110
維生素 E	P.112
維生素 B_1	P.116
胺基酸	P.146
檸檬酸	P.156
輔酶 Q10	P.158
肉鹼	P.178
葡萄糖胺	P.190
軟骨素	P.191
刺五加	P.211
MSM	P.224

Section:02
針對症狀使用營養補充食品

CASE*65

生活習慣不良的改善
缺乏運動

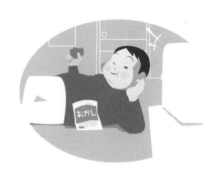

機　　制 MECHANISM

　　工作、家事、照顧小孩等，日常生活被一大堆事情追著跑，想要抽空運動的機會，幾乎是沒有，如此日復一日，無法做運動，身體也不特別活動的情況下，體內的卡路里無法加以消耗代謝，終會造成體內脂肪囤積。

　　脂肪的過多，造成身體肥胖，而身體肥胖，又容易只要身體稍微勞動便疲勞。

　　這樣的疲勞，是由於肌肉功能下降所致，肌肉是由於鍛鍊而增多，完全不用時，便會急速減少，因此如果想要鍛鍊肌肉就必須勤加運動。

　　肌肉的熱量來源是由葡萄糖與脂肪酸所構成，但如果葡萄糖無法被完全分解時，便會轉為疲勞物質乳酸等儲積在體內，因而引起身體的疲勞，及血液循環不良。

預防與改善的建議 ADVICE

　　首先，建議您平日必須要有適度的運動，即使因為工作繁忙，而抽不出時間運動的人，也應該利用很短的時間，從一些簡單的運動開始。

　　走路、伸展運動、有氧運動等，一天 30 分鐘左右的輕度運動，都是很好的做法，但避免突然的劇烈運動，突然的劇烈運動，會引起受傷或貧血，要特別小心。

　　想要消除疲勞，可以攝取含有維生素 C 的水果，維生素 C 能有效消除身體的疲勞，並恢復體力。

　　其他，如富含 DHA 及 EPA 的青魚類，對血液循環會有很好的幫助。維生素 E 能幫助促進新陳代謝，富含維生素 E 的食物，則有南瓜及菠菜，對於這些食物都可以多加攝取。

　　若輔以營養補充食品，維生素 C 可以消除疲勞。另外，維生素 B_1 及泛酸，可以幫助熱量的生成，建議都是可以多加補充的營養素。

GO SUPPLEMENT CATALOG

維生素 C	P.110
維生素 E	P.112
維生素 B_1	P.116
泛酸	P.121
EPA	P.150
DHA	P.166

失眠 CASE*66

機 制 MECHANISM

夜晚到了睡眠時間，明明很想睡卻睡不著，很有可能是因為過勞、壓力或憂鬱症等原因引起，或者有時候，可能只是因為興奮過度，或喝多了咖啡而睡不著覺。

常常日夜顛倒、生活不規律，也容易打亂身體調整生活節奏的生理時鐘，引起失眠。體內有一個專門管理生理時鐘的內分泌，稱為「褪黑激素」，平時如果到了就寢時間，身體就會分泌它來誘發我們的睡意，不過人體過了 40 歲，這種分泌狀況會漸漸變差，也因此容易有睡眠不足的狀況發生。失眠也常被診斷是因憂鬱症所引起的。

如果持續失眠，被稱為身體活力來源的維生素 B_1，便會開始漸漸缺乏。另一方面，疲勞物質及乳酸，卻會開始慢慢堆積在體內，情況稍微嚴重時，則會引起疲勞、眼睛充血、眼睛乾澀等症狀。另外，體內的維生素 B_2，也會跟著減少，因而造成鼻子四周及額頭出油。其他如：維生素 B_6 減少，也會造成注意力不集中的症狀。

預防與改善的建議 ADVICE

從晚上的 10 點鐘開始到午夜的 2 點鐘為止，被認為是生理時鐘的就寢時間，如果能夠讓自己在這段時間內按時就寢，則能夠使生理時鐘維持正常的運作。就寢前，不妨洗一個熱水澡，一方面可以促進血液循環，一方面可以使精神鎮靜下來，做一些簡單的運動活動身體，白天多曬曬太陽，也可以有效改善失眠的狀況。

另外，如果不吃早餐或中餐，會造成體內血糖值的下降，妨礙大腦活動，而引起睡意。白天昏昏沉沉的想睡覺，結果反過來，會造成晚上卻睡不著覺的狀況。

利用營養補充食品，也可以有效幫助晚上安心的睡一個好覺。其中，纈草（Valeriana）可以幫助精神及神經等緩緩沉靜下來。40 歲以後減少分泌的褪黑激素（Melatonin）成分，可以引發睡意，幫助睡眠。另外不要忘記補充能夠有效改善疲勞、注意力不集中等症狀的維生素 B 群，維生素 C 不足，也容易引發睡不著覺的狀況，因此都是必須加以補充的營養素。至於具有鎮靜精神的貫葉連翹（St John's wort），對因憂鬱症引起的失眠也頗具效果。

GO SUPPLEMENT CATALOG

維生素 C	P.110
維生素 B 群	P.116～119
貫葉連翹	P.195
纈草	P.203
褪黑激素	P.166

Section:02
針對症狀使用營養補充食品

老菸槍

機　　　制 MECHANISM

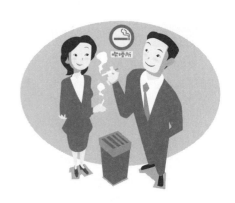

香菸除了對吸菸者有害之外，對同室中吸二手菸的非吸菸者一樣有害。吸菸者與吸二手菸者，如果常同處於有害的吸菸環境中，同樣都會造成癌症及呼吸器官障礙等疾病。

香菸會使人體的微血管收縮，妨礙血流的順暢，更糟的是會產生有害的活性酵素，加速人體老化。

如果情況繼續惡化，則會引發肺癌、咽喉癌、食道癌、胃癌等可怕的疾病，其他還會對肺及腦血管帶來不好的影響，對孕婦則會提高流產及胎兒早產的發生機率。

香菸本身就是由一些發炎性物質，如尼古丁、焦油等所製成，其他成分也多半是對人體有害的物質。抽菸時所吐出來的菸霧，就高達約有4000多種化學物質，其中對人體有害物質約有200多種。

另外，抽菸還會流失大量的維生素 C，一天抽 1 盒（20 根）香菸，約耗損 500mg 維生素 C，而這樣的量，約是一天正常維生素C攝取量的5倍。

由 11 種生物製藥及水果等抽取製成的尼可安，可以促進尼古丁的加速排出體外，並抑制尼古丁生成癌症的物質。

因為抽菸而大量流失的維生素C，也不要忘記多加補充，維生素C可以抑制有害活性酵素的產生，有效抑制癌症發生。

預防與改善的建議 ADVICE

大家都知道戒菸是首要工作，但有許多人一直想戒菸卻總是戒不掉，因此造成許多想藉抽菸紓解壓力的人，反而因為抽菸這件事造成了壓力。但無論如何，還是要時時提醒自己戒菸。

GO SUPPLEMENT CATALOG

| 維生素 C | P.110 |
| 尼可安 | P.166 |

Section:02
針對症狀使用營養補充食品

第3章　營養補充食品成分辭典

　　本章節針對營養補充食品各項成分、功效、對身體產生何種影響、使用上注意事項等逐一說明。

　　關於營養補充食品基本成分，及目前市面上常見的產品，如：大豆異黃酮、茄紅素、玻尿酸等總共 152 種，為您做深入淺出的解說。

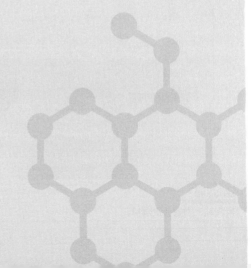

促進病後復元，維護眼睛、皮膚、臟器的健康

維生素 A

標準攝取量→P.128

維生素 A，化學名稱為視網醇，具有保護身體皮膚及黏膜的功能，並具有促進人體自我防衛能力運作的功效，促使免疫力正常運作。β胡蘿蔔素是維生素 A 的前身，因此也被稱為前維生素 A。

維生素 A 多富含於肝臟、蛋及牛奶等動物性食品中。相對於維生素 A，β胡蘿蔔素富含於紅蘿蔔、南瓜等黃綠色蔬菜中。我們常見到許多黃綠色蔬菜的鮮豔顏色，便是β胡蘿蔔素美麗的創作。而最近耳熟能詳的茄紅素、葉黃素等，也都是胡蘿蔔素的一種。

維生素 A 是人體生長及預防疾病中，不可或缺的營養素，但由於它屬於溶於油脂中的脂溶性性質，如果攝取過量，恐會引發中毒。一般餐食的天然食物攝取較不會產生攝取過量的問題，但在營養補充食品的補充上，則要特別注意勿攝取過量。至於β胡蘿蔔素的攝取方面，由於體內只會將我們所攝取的β胡蘿蔔素依身體所需的量加以轉換為維生素 A，其他則仍維持β胡蘿蔔素的型態儲存於體內，因此並不需擔心過量。

功效・用途

以維生素 A 的功效而言，首先它具有維護眼睛健康的重要功能。視網膜中，有一種能夠感覺光線明暗的感光物質，稱為視紫質（Rhodopsin），在這種物質的製造中，維生素 A 是不可或缺的要素。另外，維生素 A 能夠預防眼角膜的角質化，因而可以預防眼睛疲勞、眼睛乾澀等症狀。尤其是現代人，常因使用電腦等，過度使用眼睛，因此，更應多注意攝取維生素 A。其他，維生素 A 尚有保護頭髮、指甲、皮膚黏膜等功效。

至於β胡蘿蔔素，被認為具有去除體內活性氧，也就是抗氧化的功效。活性氧會傷害DNA及細胞膜，而使體內酸化，被認為是造成動脈硬化、心臟病、癌症、老化的原因。為了預防活性氧的攻擊，應多加攝取可以在體內轉換為維生素A的β胡蘿蔔素，及維生素 C、維生素 E 等抗氧化維生素。

攝取過量β胡蘿蔔素，不用擔心有維生素 A 攝取過量的問題，這點我們已在稍早前提過。至於過多的β胡蘿蔔素，會被儲存於肝臟內，並以β胡蘿蔔素原有的型態對抗體內的活性氧，因此，過多的攝取，並不會對身體有害，相反的卻是有益的事。

截至目前為止，在各項對癌症的研究報告中，維生素 A 更明確指出，對於正常細胞轉換為癌細胞，具有抑制的效果。近年有些報告指出，大量食用富含β胡蘿蔔素蔬果的人，相較於

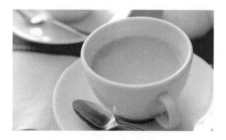

Section:03

營養補充食品成分辭典

108

很少攝食的人，其罹患癌症的發生率相對較低。

另外，想要利用營養補充食品補充胡蘿蔔素成分的人，則要注意不要，只選擇單一β胡蘿蔔素成分的商品，而應該選擇包含其他如葉黃素、茄紅素等成分的商品會有加乘的效果。

攝取不足時

如果嚴重缺乏維生素 A 時，會造成許多健康上的問題。由於維生素 A 可以促進眼睛在夜晚或黑暗時的能見度，因此，不足時會導致夜盲症的發生，及視力下降。另外，維生素 A 的不足，也容易引起角膜及黏膜的發炎，因而造成角膜乾燥及結膜炎等症狀及疾病。

維生素 A 也是人體製造皮膚表層細胞的必要物質，因此維生素 A 不足時，還會引起皮膚的搔癢及乾燥等。其他如：口鼻、咽喉等處的黏膜，會變得乾硬容易受傷，因此而促成細菌的入侵。另外，身體的免疫力也會跟著下降，因而誘使一些慢性疾病的發生。

如果你最近從亮處走向暗處，要花好久的時間才看的清楚，或容易眼睛疲勞、猛長青春痘、常感冒、發生口內炎等疾病，是不是你的身體已經缺乏維生素 A 呢？請多加小心留意。

使用祕訣

有效率攝取維生素 A，建議攝取β胡蘿蔔素，是最好的方法。β胡蘿蔔素如果與油脂類一起攝取，在體內的吸收效果會更佳。因此，炒蔬菜或加了油類、沙拉醬的生菜沙拉等，都是很好的選擇，還能改善蔬菜攝取不足的情況。

如果想要保護眼睛，則與維生素 B_1、B_2、B_6、B_{12} 一起攝取效果更佳。另外，胡蘿蔔素中其他的色素成分，如：茄紅素與α胡蘿蔔素，都具有高效的抗氧化功能，因此，生活習慣不佳或處於容易受活性氧傷害的人，可以攝取含有加倍胡蘿蔔素成分的營養補充食品。另外，建議可以與維生素 C 合併使用。

含量豐富的食物

維生素 A：肝臟、鰻魚、魚肝油、乳酪、奶油、牛乳、蛋等。
β胡蘿蔔素：菠菜等青菜類、紅蘿蔔、南瓜、番茄、青椒、芹菜、柑橘等。

注意事項

屬一般天然食物成分，較無副作用。但如果維生素 A 攝取過量時，會引起頭痛、倦怠感、嘔吐、食慾不振、下痢、皮膚乾燥、毛髮掉落等急性攝取過量的症狀，須小心謹慎。常服用藥物的人，須洽詢主治醫師後再予以使用。

攝取不足的常見症狀

眼睛：夜盲症、角膜乾燥症、結膜炎、視力減退、眼睛疲勞、乾眼症等。
皮膚：肌膚乾燥（搔癢脫皮等）。
黏膜：感冒等傳染病、口內炎等。
內臟：動脈硬化、心臟病、癌症等。

從皮膚問題到改善感冒

維生素 C

標準攝取量→P.128

維生素 C，可以說是最受歡迎的營養素之一了。只要是含有維生素 C 的商品，無論是點心食品、飲料、基礎保養品，無不集結人氣，因為每個人都希望自己的皮膚水噹噹，並且擁有一個健康的身體。

維生素 C 原來被發現是用來預防壞血病的一種水溶性維生素，因此其化學名稱為抗壞血酸。

壞血病是一種因為缺乏維生素 C，而造成全身性易出血的疾病。缺乏維生素 C 時會造成血管的脆弱，會有牙齦出血的情況發生等，因此必須充分予以補充。維生素 C 並有防止色素沉澱、幫助鐵質吸收及維護免疫系統正常等功能，可以被利用的範圍相當廣泛。

功效・用途

維生素 C 最重要的用途是它是生成膠原蛋白的重要因子。膠原蛋白是體內生成蛋白質的成分之一，體內蛋白質約有 30%屬膠原蛋白的成分，而膠原蛋白是連接細胞與細胞的接著劑，幫助血管、骨骼、皮膚等生成。如果能夠促進膠原蛋白生成，強化細胞間結合，能夠使得血管與皮膚組織等更強健。另外，膠原蛋白還能促進傷口的癒合能力。

維生素 C 第二項重要用途是當病毒或細胞侵入體內時，可以給予迎擊的白血球強而有力的支持，這就是為什麼我們會說感冒時要補充維生素 C。不僅只對感冒有效，維生素 C 還可以提高人體對各種傳染病的抵抗能力。

而維生素 C 第三項重要用途，則是它優良的抗氧化功效。當體內有害的活性氧增加時，會引起體內細胞的酸化作用，因而容易引發癌症等各種疾病。由於維生素 C 能夠與這些有害的活性氧結合，使之成為無毒害的物質，因此能夠保護身體免受活性氧的攻擊。加工食品中的氧化防止劑，也是利用維生素 C 的抗氧化效果，來保持食品顏色的新鮮及香味。

另外，維生素 C 的抗癌效果也受到了廣大的矚目，這是由於維生素 C 具抗氧化作用，並且能夠阻止發癌物質亞硝基胺類（Nitrosamine）形成的緣故。

尤其維生素 C 使細胞形成強健的膠原蛋白組織網，而這層組織網能更有效中斷癌細胞的繁殖增生，另一方面，維生素 C 具有能夠促進體內自行合成的抗癌物質干擾素（Interferon）生成的作用。而人工干擾素，已在許多醫療場合中被用來治療病患。

維生素的抗壓效果也是不容忽視的。當我們受到壓力時，身體會分泌一種也被稱為「抗壓激素」的副腎上皮質腺，以對抗壓力，製造這種抗壓激素（腎上腺素）時，便需要大量的維生素 C，因此壓力大時，也應補充大量的維生素 C。

維生素 C 其他功效，眾所皆知，是維持美麗肌膚不可或缺的營養素，而膠原蛋白能夠有效改善皮膚乾燥及粗糙的情形，促使肌膚恢復柔軟與濕

潤。另外，維生素 C 能夠抑制麥拉寧素的生成，因此可以有效預防，皮膚因紫外線傷害所造成的乾燥與粗糙情形。

總之，維生素 C 能有效攻擊病毒等病原菌，保護身體不受慢性疾病及壓力的侵襲，維護肌膚的美麗白皙等，真可謂是一位多方位的選手！

攝取不足時

維生素 C 不足會使膠原蛋白生成能力不足，而使細胞間的結合變得鬆散，因而出現各種如皮膚開始出現斑點、牙齦開始流血、關節開始疼痛、並且身體容易發生骨折等症狀。其他，如：皺紋、褐斑、皮膚乾燥的肌膚問題，也都是由於缺乏膠原蛋白的緣故。

維生素 C 不足還會造成免疫力的下降，使得身體容易罹患感冒等各種傳染病。另外，維生素 C 不足會使身體容易老化，因而有漸漸受到動脈硬化、心臟病、癌症等疾病的威脅，再加上維生素 C 不足使副腎上皮質素的分泌衰退，造成身體容易處於壓力過多的狀態。

使用祕訣

由於水溶性維生素被攝入人體內 2～3 小時之後，便會被排出體外，這也是它的特質。因此，並不太需要擔心攝取過量的問題。相反的，一天必須分開幾次予以攝取，並且還要確定攝取了足夠的量。

另外，感冒、壓力、抽菸、喝酒、劇烈的運動等，都會消耗大量的維生素 C。外食狀況較多的人，也容易引起蔬菜水果的攝取不足，因此應視個人的狀況，適當地予以補充。由於維生素 C 可以提高人體對鐵的吸收率，因此有貧血的人在補充鐵質時也應予以一併補充。

雖然維生素 C 對人體有許多好處，但唯一的缺點是不耐熱，且遇水便會溶解，因此，在加熱烹調時，手腳必須非常快。其中，在烹調過程中較不會被破壞的有青椒、馬鈴薯等。另外，對熱的耐受力較強的綠茶，也是很好的補充品。

含量豐富的食物

鳳梨、葡萄柚、柑橘、油菜、草莓、芹菜、甘藍、豆芽、白蘿蔔、花菜、南瓜等

注意事項

屬一般天然食物成分，較無副作用。正在服用其他藥物的人，須洽詢主治醫師後再予以使用。

攝取不足的常見症狀

壞血病、皮下出血、關節疼痛、風濕症、骨質疏鬆症、感冒等各種傳染病、高血壓、動脈硬化、狹心症、心肌梗塞、癌症、白內障、便祕等。

具抗氧化功能，防止老化，重返年輕

維生素 E

標準攝取量→P.129

維生素 E 為具代表性的抗氧化維生素之一，也被稱為「防止老化、重回年輕的維生素」。人體內的脂肪氧化後，會轉變為對身體有害的物質，稱為脂質過氧化物（LPO）。如果這種脂質過氧化物愈來愈多，就會開始破壞細胞，使人體產生老化的現象，進而引發各種疾病的產生。維生素 E 在人體內，便是扮演抑制脂肪成分被氧化為脂質過氧化物的角色。

維生素 E 是在研究實驗老鼠的不孕症中，由小麥胚芽中所發現。其化學名稱原為生育醇，即有供給生育能力的意思。有些報告指出，將其與排卵誘發劑合併使用，則具有治療不孕症的功效。由此可知，其對一些女性特有的症狀或疾病，也具有一定的效能。

功效·用途

維生素 E 還被稱為血管清道夫，顯見其對血管的功效。血液中的膽固醇，雖然被脂肪膜所包覆著。但若經由活性氧所氧化，也會轉變為有害的脂質過氧化物，如果附著於血管壁中，妨礙血液流通，便會引起動脈硬化。如果情況繼續惡化，則會引發腦中風、心肌梗塞等疾病。由於維生素 E 能夠預防膽固醇脂肪膜的氧化，增加好的膽固醇，因此可以有效預防這些疾病。

維生素 E 也是維持女性美麗的維生素之一。維生素 E 原就被發現具有抗不孕症的功能，其能抗不孕的主要原因，被認為是由於維生素 E 與女性雌激素的代謝作用有關。

另外，維生素 E 能夠促進腦下垂體分泌荷爾蒙，因此具有改善女性生理痛或月事不順等困擾。人體進入更年期後，由於體內維生素 E 濃度急速下降，產生許多不適症狀，因此應該充分的補充。對男性而言，維生素 E 可以增加男性的精子數目，提升男性的活力。

維生素 E 還有一項重要的功能，就是可以幫助末梢微血管擴張的功能，進而促進人體的新陳代謝，因此可以有效改善許多的症狀，如：凍瘡、手腳冰冷、肩膀酸痛、腰痛等，不勝枚舉。另外，其抗氧化功效，可以有效抑制因紫外線照射，而引發的麥拉寧素生成，因此可以同時解決曬斑、皺紋、粗糙等肌膚問題。

現在有許多化妝品的成分，也都加入維生素 E 的配方。

攝取不足時

空氣中的氧，原被人體用於體內產生熱量時的所需物質。但進入人體後的氧，有一部分卻同時會轉變成一種具攻擊性的物質，也就是所謂的活性氧。我們可以在日常生活中看見活性氧的破壞性，如：變黃的蘋果、生鏽的鐵，不幸地，活性氧在人體中，同樣也會產生這種氧化的破壞現象。

人體細胞膜內包含了容易遭到活性氧破壞的不飽和脂肪酸。不飽和脂肪酸，是保持身體彈性的重要物質，

而不飽和脂肪酸的氧化，造成脂質過氧化物的增加，進而使細胞正常的機能失調，而產生如：皺紋、白髮等老化現象，或引發各種疾病。

這些情況的發生，事實上也是由於細胞內的維生素 E 不足所引起的。維生素 E 能夠在細胞膜內待命，防止抗氧化能力不足的不飽和脂肪酸氧化。尤其是 40 歲過後，血液中的脂質過氧化物有增加的傾向，因此中高年紀的人應有意識為自己補充維生素E。

使用祕訣

現代人的生活環境，充滿了容易產生活性氧的因子。如：香菸、酒類、紫外線、大氣汙染、食品添加物、壓力等，無一不是製造活性氧的殺手，因此我們平日必須善用維生素E的功效，以防止活性氧在體內產生的氧化破壞。

維生素 E 為脂溶性維生素，富含於穀類、胚芽、大豆、芝麻、黃綠色蔬菜等。現代人飲食西化，而急需改善的原因之一，也是由於維生素 E 不足的關係。將蔬菜用油拌炒，可以增加身體的吸收率，是一個有效的攝取辦法。

另外，與具抗氧化功效的β胡蘿蔔素及維生素 C 一起攝取，則更能期待他們的效果。在美國一項調查報告中指出，因動脈硬化引發心臟病的高齡患者中，並用維生素 E 與 C 的人，其死亡率較低於單獨使用維生素 E 的患者。

至於人體的需要量，則依時代的不同而略有差別。西元 2004 年厚生勞動省所公布的維生素 E 餐食攝取標準量為，30～49 歲年齡層男女，每日標準攝取量為 8mg。而 1 日攝取量的上限為，男性 800mg，女性則為 700mg。維生素E雖屬脂溶性維生素，但通常不需要太擔心攝取過量的問題，但如果是以營養補充食品加以補充，則需要多注意。

含量豐富的食物

稻米、小麥、胚芽、小麥胚芽油、葵花油等植物油，大豆、芝麻、杏仁果等堅果類。高亞麻酸（linolic）植物性奶油、韭菜、菠菜等黃綠色蔬菜，鰻魚、蝦、蛋黃等。

注意事項

屬一般天然食物成分，較無副作用。由於是脂溶性維生素，使用營養補充食品的話，要注意攝取過量的問題。與其他藥物並用時須洽詢主治醫師後再予以使用。

攝取不足的常見症狀

動脈硬化、狹心症、心肌梗塞、腦中風、糖尿病、肝臟疾病、癌症、不孕症、肌膚問題、凍瘡、手腳冰冷、肩膀酸痛、腰痛、生理痛、月經不順、痔瘡、更年期障礙、白內障、風濕症、痴呆症、老人痴呆症等。

促進人體對鈣的吸收，維護骨骼及牙齒健康

維生素 D

標準攝取量→P.129

維生素 D 化學名稱為鈣化固醇，在人體對鈣的代謝中，扮演了重要的角色，屬脂溶性維生素。我們都知道，鈣與磷為構成人體骨骼及牙齒的礦物質，但如果人體內有足夠的鈣與磷，卻缺乏維生素 D 的話，也無法製造出健康的骨骼及牙齒。

要確保體內擁有足夠的維生素 D，首先便要保持身體的活性，而保持身體活性所需要的東西，便是陽光及膽固醇。

人體的皮膚中，存在一種稱為維生素 D_3 的物質，而維生素 D_3，是維生素 D 的前趨。皮膚經過紫外線的照射後，再加上血液中膽固醇的作用，便會將維生素 D_3 轉變為維生素 D，雖然膽固醇一向被認為對身體造成很大的威脅。但卻也在身體維持正常的機能上，扮演了重要的角色，人類便是利用皮膚將維生素 D 活化。

攝取維生素 D 的方法，除了陽光之外，還可以由食物中攝取。魚類及經由陽光曬乾的乾燥食物、乾燥香菇等，都富含維生素 D，日常飲食生活中，應注意多加攝取。

功效・用途

進入體內的維生素 D，經由肝臟及腎臟的作用，產生了具活性的維生素 D。維生素 D 可以幫助促進腸道對鈣及磷的吸收，並促使鈣沉澱於骨骼中，幫助骨骼的形成及強健。

維生素 D 還參與了身體對鈣的調節代謝機能，並且是非常重要的角色。體內中的鈣有 99%存在於骨骼中，但有 1%存在於血液及肌肉中，幫助細胞維護正常的機能。

當肌肉中的鈣減少時，維生素 D 會與體內如鈣激素或副甲狀腺激素等各種激素通力合作，由骨骼中汲取鈣以為因應。有時候，身體也會為了維持體內一定的鈣量，或因為鈣攝取不足等，而把原來要自尿液中排出體外的鈣由腎臟再吸收利用。

攝取不足時

維生素 D 是從缺乏陽光照射的人，而得到佝僂症的疾病，所發現的一種維生素。

佝僂症是一種因為缺乏維生素 D，而引起骨骼變形的骨骼發育不全症狀，尤其常見於嬰幼兒身上，雖然這種疾病沒有死亡的危險性，但卻會引起腳部或背部彎曲、肌肉或韌帶鬆弛的各種現象，如果發生在大人身上，會引起骨骼變形及疼痛的骨軟化症、骨質疏鬆症或肌肉痙攣等症狀。

另外，除了骨骼之外，缺乏維生素 D 還會對牙齒產生不良的影響。牙齒表面的琺瑯質是由維生素 D 所保護，如果缺乏維生素 D，無論是大人還是小孩，都會造成牙齒表面法瑯質脆弱，而容易產生齲齒。嬰幼兒、發育時期的孩童、孕婦及老年人，都是特別需要補充維生素 D 及鈣的族群。

在我們的日常生活中，有一項特別需要重視的活動，便是日光浴。但我們並不需要像地處高緯度、陽光較

少的歐美人士一般，特別安排日光浴活動，而只要在平日有陽光時，多曬曬太陽，就已足夠，但此時仍要小心紫外線的傷害，如果不容易在白天曬到太陽，就請從食物中補充吧！

維生素 D 富含於許多魚類之中，如：鮭魚等。另外，與人類相同的，一些曬過許多陽光的食品，也都富含了維生素 D，如：曬乾的沙丁魚、香菇、木耳等。即使有些商品是經由機器烘乾的食品，但由於在機器烘乾前，仍需要先經過陽光曬乾的 30 分鐘過程，因此已足夠維生素 D 的生成，推薦您可以從中攝取。維生素 D 屬於脂溶性維生素，因此與油一起攝取，更能提高體內的吸收率。

另外，我們須注意攝取過量的問題。維生素 D 的過度攝取，會使血液中的鈣濃度過高，因而使鈣沉澱於體內，如果沉澱於腎臟中，則有可能引起腎臟方面的疾病，或引起嘔吐、喉嚨乾燥、下痢等症狀。一般餐飲中的攝取，較不構成威脅，但使用營養補充食品時，切記要遵守指示書上的用法及用量。

至於三餐男性與女性的攝取標準量如下：

接受適當日光照射的嬰兒，0～5個月的攝取標準量為 2.5µg，6～11 個月為 4µg。而日照情況較少的嬰兒，0～11 個月的標準攝取量為 5µg，上限的量為 25µg。至於 1～5 歲的幼兒標準量為 3µg，上限為 25µg。6～7 歲標準量為 3µg，上限為 30µg。8～9 歲標準量為 4µg，上限為 30µg。10～11 歲標準量為 4µg，上限為 40µg。12～14 歲青少年標準量則為 4µg，上限為 50µg。15 歲以上青少年標準量為 5µg，上限為 50µg。另外，孕婦及授乳婦女標準量為 5µg，附加量為 2.5µg。

含量豐富的食物

鮭魚、鯖魚、鱒魚、鮪魚等魚類，魚肝油、鰻魚、乾燥香菇、乾燥木耳等。

注意事項

注意攝取過量的問題。但屬一般天然食物成分，較無副作用。與其他營養補充食品的合併使用，截至目前為止，尚沒有任何發生問題的報告。與其他藥物並用時，須洽詢主治醫師後再予以使用。

攝取不足的常見症狀

痀僂症、骨軟化症、骨質疏鬆症、肌肉痙攣、齲齒等。

幫助神經及消除肌肉疲勞

維生素 B₁

標準攝取量→P.126

維生素 B_1 化學名稱為硫胺素，為人體將醣類分解，並轉換為熱量的代謝過程中，一項重要的輔酶。如果以燃燒的火焰來比喻，維生素 B_1 便是扮演著點燃火焰的火柴角色，而體內的醣類，便是被燃燒的木柴，在代謝後轉變為熱量以供身體使用。

當維生素 B_1 不足時，體內醣類轉換為熱量的代謝情況會變差，致使末梢神經發生異常。腳氣病便是維生素 B_1 不足的代表性症狀，其他症狀如：疲勞、倦怠、手足麻痺等。另外，醣類也是腦及神經的熱量來源，如果體內代謝不足，則會引起注意力不集中、煩躁不安等症狀。維生素 B_1 多在人體的十二指腸中被吸收，再經由肝臟，轉送給各臟器吸收利用後，一部分被分解，隨著尿液及糞便排出體外。

功效・用途

醣類在血液中會被轉換為葡萄糖供身體利用。葡萄糖原為腦的動力來源，但在葡萄糖燃燒代謝的過程當中，有一部分會轉化為乳酸的疲勞物質，當維生素 B_1 不足時，體內多餘的乳酸便無法被處理消耗，而這些乳酸會漸漸囤積在體內各個組織裡，引起肌肉及神經障礙。

缺乏維生素 B_1 時，心理上的各種症狀會比身體上的症狀更早發生，因此如果體內有足夠的維生素 B_1 來代謝多餘的乳酸，那麼乳酸就不會囤積在神經等處，阻礙神經順利的傳達，也就不會引起煩躁不安或沮喪的症狀，在代謝掉疲勞物質後，即可消除疲勞、恢復體力。

另外，維生素 B_1 為水溶性維生素，容易被熱所破壞，因此加熱烹煮，會使維生素 B_1 流失約 30%。但是，大蒜、韭菜、洋蔥等蔬菜，則不容易溶於水，也較不懼熱，因此，如果要做體力上的補充，強力推薦可以攝取這類食物。另外，維生素 B_1 攝取過量，會被排出體外，所以用餐時無須擔心其攝取過剩的問題。

▼如果你有下列症狀，可能要注意維生素 B_1 不足的問題。

・喜歡抽菸喝酒
・喜好運動
・容易覺得疲勞
・煩躁不安

含量豐富的食物
胚芽米、玄米、麥等穀類，大豆等豆類，花生、酵母、豬肉、肝臟、蛋黃、魚卵、乳酪、牛乳等。

注意事項
屬一般天然食物成分，較無副作用。維生素 B 群有彼此相互作用的特質。因此，營養補充食品方面，選用含有各種維生素B群的商品，會更具效果。與其他藥物並用時，須洽詢主治醫師後再予以使用。

攝取不足的常見症狀
腳氣病、神經障礙、煩躁不安、注意力不集中、倦怠感、手腳麻木、睏倦、心悸、呼吸困難、食慾不振等。

促進細胞生長，提升美膚效果

維生素 B$_2$

標準攝取量→P.126

維生素 B$_2$ 化學名稱為核黃素，是一種澄黃色的結晶體，具有不懼酸及熱、但有怕光的特質，屬水溶性維生素。維生素 B$_2$ 參與身體對於醣類、脂肪、蛋白質等多種營養素的代謝作用，並在代謝過程中扮演最後階段的輔酶角色，也被稱為黃色氧化還原酶。

我們的身體能夠維持健康的皮膚、頭髮、指甲等，都要感謝維生素 B$_2$。維生素 B$_2$ 具有促進細胞再生及生長的功能，特別是對於促進脂肪的代謝，更具有優秀的能力，因此，能夠幫助身體順利消耗多餘的熱量。另外，還能夠保護皮膚及黏膜，並促進其生長，因此也被稱為美容維生素。其他，尚具有防止身體像鐵一樣生鏽的抗氧化作用。此外，有時候因為食用維生素錠劑，而發現尿液呈現黃色的液體，這是由於身體排出多餘的維生素 B$_2$，因此並不需要擔心攝取過多的問題，但也因為身體會將多餘的維生素 B$_2$ 排泄掉，而不會儲存它們，因此，與其他維生素 B 群相同的，每天都必須予以攝取。

功效・用途

在體內所有能產生熱量的營養素的代謝之中，脂肪代謝最為重要。如果你是愛吃脂肪的人，可能你身體裡維生素 B$_2$ 的量，不足以將脂肪代謝，因此千萬要記得多補充維生素 B$_2$。另外，維生素 B$_2$ 也是保護皮膚及黏膜健康的重要物質，如果缺乏時，會缺乏體力，或是肌膚乾燥、鼻子周圍出油、口內炎、口角炎、眼睛充血等症狀。

另外，維生素 B$_2$ 對於預防體內脂質過氧化物生成的抗氧化功能，也深受矚目。脂質過氧化物是引起動脈硬化及老化、高血壓、心臟病、腦中風等各項重大疾病的元兇，維生素 B$_2$ 具有分解這些脂質過氧化物（LPO）的抗氧化力，因此也是預防這些重大疾病發生的重要營養素。

維生素 B$_2$ 富含於肝臟等肉類食物，及魚類、乳製品等多種蛋白質豐富的食物當中。如果不足時，還會引發成長停滯，對於成長期的兒童及懷孕中的女性而言，是非常重要的營養素，應該積極予以補充。另外，維生素 B$_2$ 不僅對於脂肪代謝較差的人，對於醣類代謝較差的糖尿病患者，也應該加以攝取。

含量豐富的食物
鰻魚、沙丁魚、鯖魚等魚類，肝臟等肉類，蛋、牛乳、乳酪等乳製品，酵母、胚芽、納豆、黃綠色蔬菜、海藻、香菇等。

注意事項
不足時會出現皮膚搔癢、麻木等症狀。屬一般天然食物成分，較無副作用。與其他藥物並用時，須洽詢主治醫師後再予以使用。

攝取不足的常見症狀
口內炎、口角炎、舌炎、眼睛充血、角膜炎、眼睛疲勞、肌膚乾燥、青春痘等。

維生素 B₆

標準攝取量→P.127

維生素 B₆ 化學名稱為吡哆醇，為促進體內蛋白質代謝不可或缺的重要營養素。身體所攝取的蛋白質，一旦進入人體後，會在體內被分解為身體所需的各種胺基酸，以供使用，而維生素 B₆ 便是在這個蛋白質轉換為各種人體必須胺基酸的過程當中，扮演著輔酶的角色。維生素 B₆ 並且與脂肪的代謝及紅血球的製造都有關聯。

維生素 B₆ 能夠幫助促進人體皮膚、頭髮及牙齒健康的生長，因此，特別是發育期的孩童及孕婦們，不可缺少的營養素。維生素 B₆ 不足，會造成肌膚粗糙、皮膚炎、貧血、幼兒痙攣等症狀。維生素 B₆ 對於一些精神方面障礙，也具有改善效果。另外一種因維生素 B₆ 不足所可能引發的症狀是過敏症，這是由於維生素 B₆ 與身體免疫系統機能相互作用。

維生素 B 群具有相輔相成的效果，在攝取維生素 B₆ 時，應該與維生素 B₂ 一併攝取，維生素 B₂ 能夠促進維生素 B₆ 的活性，進一步提升維生素 B₆ 的效果。

功效・用途

缺乏維生素 B₆ 時，除了會引起上述的各種症狀之外，由於維生素 B₆ 能夠促進神經傳達物質的生成，如果維生素 B₆ 不足時，原來能夠使神經順利運作的胺基酸，便會代謝不足，進而對人體造成精神方面的影響，例如：煩躁不安、憂鬱症、失眠等。

另外，維生素 B₆ 原是在研究預防皮膚炎時，所發現的維生素，因此與皮膚有很深的關聯。如果你的臉中央有一些小脂肪，並一點一點的凸起，

或發生脂漏性溼疹、口內炎、結膜炎等症狀，那麼你的身體可能有維生素 B₆ 不足的狀況。

最近，一些如氣喘、異位性皮膚炎的過敏症，被認為與維生素 B₆ 不足有關。有一些病人甚至因為攝取非常足夠的維生素 B₆，而症狀明顯減輕，而且這種案例不少。為了改善過敏體質，建議您可以多加予以利用。

由於維生素 B₆ 可以在人體內自行合成，因此一般較不會發生缺乏症，但是，如果長期服用抗生素的人，由於腸內細菌的狀態較差，或身體激素的狀況不佳等，就比較有可能常常發生維生素 B₆ 不足的情況。另外，女性也較容易發生維生素 B₆ 缺乏的狀況，對於孕吐嚴重的孕婦、一般孕婦、月經來潮前、常有倦怠感、頭痛等症狀的人或常用藥的人等，都應該予以多加補充攝取。

含量豐富的食物
牛肉、雞肉、肝臟等肉類，鰹魚、沙丁魚等魚類，蛋、酵母大豆、花生、香蕉、韭菜、馬鈴薯等。

注意事項
不足時會出現皮膚搔癢、麻木等症狀。屬一般天然食物成分，較無副作用。與其他藥物並用時，須洽詢主治醫師後再予以使用。

攝取不足的常見症狀
脂漏性溼疹、口內炎、結膜炎、皮膚炎、貧血、末梢神經炎、煩躁不安、憂鬱症、失眠等。

具造血作用，預防惡性貧血，緩和神經的各種症狀

維生素 B₁₂

標準攝取量→P.127

維生素 B_{12} 化學名稱為氰鈷素，除了可以幫助體內蛋白質的代謝，與醣類、脂肪在體內轉換為熱量的生成作用，也都有關聯。維生素 B_{12} 還有一項特別重要的功能，即它是身體製造血液中的紅血球，及腸道內的細胞等物質的重要營養素，由於它與血液的特別關係，加上其紅色結晶的外型，因此也被稱做紅色維生素，只要攝取少許的維生素 B_{12}，便能充分發揮它的功效。

一般而言，平日一般的餐食攝取，應該就不會發生維生素 B_{12} 不足的問題。但如果是完全不攝取動物性食品的素食主義者，或是減肥方法較極端，完全不吃動物性食品的人，就有可能會有發生維生素 B_{12} 不足的情況。

維生素 B_{12} 幾乎不存在於植物性食品中，因為它只存在於肉類及牛乳的動物性食品中。如果缺乏時，就會使體內製造紅血球的機能失調，因而引起惡性貧血及發育障礙等問題。

功效・用途

一般女性常見的貧血問題，主要是由於鐵分攝取不足的原因所引起的。惡性貧血則是由於維生素 B_{12} 及葉酸不足，所引起的大型橢圓狀紅血球數量增加，並使得紅血球數量減少的一種疾病。惡性貧血除了有一般貧血常見的症狀之外，還會引起舌頭上發生熱與痛的發炎症狀，及脊髓或末梢神經受到影響的手腳麻痺、知覺遲鈍的症狀等。

維生素 B_{12} 具有與葉酸一起幫助核酸合成的作用。核酸是構成遺傳因子的重要物質，因此維生素 B_{12} 是脊髓中紅血球的形成與生成中，不可或缺的營養素。另外，維生素 B_{12} 還能幫助生成覆蓋神經細胞的脂肪膜，被認為是與大腦及中樞神經的機能，都有關聯的一種維生素。

從前的惡性貧血，被認為是一種難以治癒，並且為人忌諱的疾病。但現在已經被人發現其發生的原因及治療方法，所以早已不再是一種可怕的疾病。補充維生素 B_{12}，還有助於改善肩膀酸痛、腰痛、失眠等症狀，另外，也能提升記憶力、幫助注意力集中。

攝取維生素 B_{12}，還可以有效預防發生動脈硬化及心肌梗塞。胺基酸中有一種稱為同質半胱胺酸（Homocyseine）的成分，如果這種成分在血液中不斷上升，會導致動脈硬化，而維生素 B_{12} 能有效代謝胺基酸，因此對於生活習慣病的預防，可以發揮極大功效。

含量豐富的食物
肝臟、牛肉等肉類，牡蠣、蜆、沙丁魚等魚類，蛋、乳酪等。

注意事項
屬一般天然食物成分，較無副作用。與其他藥物並用時，須洽詢主治醫師後，再予以使用。

攝取不足的常見症狀
惡性貧血所引起的倦怠感、睏倦、心悸、呼吸困難、手腳麻木、舌炎等症狀及食慾不振、肩膀酸痛、腰痛、失眠、發育不良等。

Section:03
營養補充食品成分辭典

分解酒精，預防宿醉

菸鹼酸

標準攝取量→P.126

　　尼古丁酸與菸酸胺統稱為「菸鹼酸」。菸鹼酸於氧化還原反應中扮演著輔酶的角色，它能有效幫助醣類、脂肪類及蛋白質類於細胞中完全燃燒，被認為是「體內最多的維生素」，從穀類乃至於肉類、魚類、蔬菜類的食物，都包含著這種物質。菸鹼酸也可經由蛋白質中必須胺基酸的色胺酸於體內合成轉化而成。

　　大致上，因缺乏菸鹼酸而引發的蜀黍紅斑（Pellagra），較常發生於以玉蜀黍為主食，而對於蛋白質的攝取相對較少的中南美國家。當皮膚一經陽光照射，便會產生搔癢、龜裂，如果病情持續惡化甚至會引發消化系統障礙及精神障礙等疾病。

功效‧用途

　　菸鹼酸能幫助熱量代謝，幫助消除疲勞、促進食慾。另外，由於能分解酒精成分中的乙醛，因此對於爛醉與宿醉的預防也是有效的。但是大量的飲酒也會嚴重消耗菸鹼酸。

　　絕對不可以小看酒對身體的影響，即使只是雞尾酒也不可輕忽。當菸鹼酸處於極端不足的狀態時，極可能併發運動神經麻痺及知覺神經麻痺的神經障礙，及認知症等精神障礙的蜀黍紅斑陪拉格併發症。

　　除此之外，菸鹼酸還活躍於人體中其他部位，例如：在雌激素（卵細胞雌激素）及孕激素（黃體雌激素）的性雌激素合成作用中，是不可或缺的要素。其也能促進神經系統健康的維持及腦部正常機能的運轉。另外，還有擴張末梢血管的作用，能有效改善手腳冰冷及肩膀酸痛等症狀。

　　魚及肝等食物中富含菸鹼酸，建議您在菜單中積極加入這類食物。但過量攝取則可能引發攝取過剩症，必須加以注意。菸酸胺攝取過剩雖然沒有太大的關係，但過量攝取尼古丁酸卻會引發臉潮紅、頭痛、神經過敏、下痢等症狀。

含量豐富的食物

鰹魚、青花魚、鮪魚等魚類，鱈魚子、肝臟等肉類，玄米及小麥胚芽米等穀類，酪梨等綠黃色蔬菜、豆類等。

注意事項

為防止引發攝取過剩應避免大量攝取。屬一般天然食物成分，較無副作用。與其他藥物並用時，須洽詢主治醫師後再予以使用。

攝取不足的常見症狀

蜀黍紅斑引發的神經障礙及認知症、疲勞感、宿醉、胃腸不適、肩膀酸痛、手腳冰冷等。

對壓力具抵抗力的維生素

泛酸

標準攝取量→P.128

在脂肪及醣類轉換為熱量時的輔酶中，有一種稱為「輔酶 A」的物質，泛酸則是這種輔酶 A 的主要成分。

泛酸幫助脂肪、醣類及蛋白質三大營養素的代謝，並促進生長。另外，幫助副腎皮質雌激素的合成，強化對抗壓力的抵抗力。

以泛酸為主要成分的輔酶 A，能幫助分解殺蟲劑及藥劑等有毒的化學物質，在醫療場合則可利用於治療抗生物質所引發的副作用。

泛酸的名稱源於希臘語，有廣泛存在的意思，正如其原意，在所有食品中廣泛存在著，富含於肝、牛奶及納豆中。

功效‧用途

當我們的身體承受壓力時，副腎會製造副腎皮質素上升血糖質以對抗壓力，此時泛酸會活化副腎的作用，促進副腎皮質素的合成。

另外，當病毒及細菌入侵我們的身體時，它可以製造抗體以對感冒等傳染病產生抵抗力等，對免疫力的提升也非常有貢獻。

其他如幫助細胞的形成，幫助消化系統維持良好的狀況，幫助自律神經維持正常的運作，保持毛髮及皮膚的健康，促進良質膽固醇的增加等作用。

當身體中不良膽固醇增加時恐附著於血管壁中，引發腦梗塞及心肌梗塞相關的動脈硬化。為預防血管及心臟的病變，泛酸的補充是非常重要的。

當身體缺乏泛酸時，會引發血液中糖分不足的低血糖症及十二指腸潰瘍等。

但由於泛酸在腸內細菌活動時便能予以合成，因此在日常飲食中即可取得，並不需要過分擔心攝取不足的問題。也就是說，包含於酒中的酒精及包含於咖啡中的咖啡因等，由於會明顯消耗泛酸，因此對酒及咖啡飲用頻繁的人則需要注意對泛酸的攝取。

含量豐富的食物

肝、肉類、魚類，牛乳、脫脂牛乳，納豆、葃梨及番薯等蔬菜類，玄米、蘑菇類，甜瓜、堅果類等。

注意事項

為防止引發過剩症應避免大量攝取。屬一般天然食物成分，較無副作用。與其他藥物並用時，須洽詢主治醫師後再予以使用。

攝取不足的常見症狀

壓力、感冒等傳染病、疲勞、失眠、手腳麻木、劇烈疼痛、自律神經失調、低血壓、消化系統潰瘍、低血糖。

抑制皮膚發炎，預防異位性皮膚炎

生物素

標準攝取量→P.127

生物素在一個世紀以前，被人發現是可以促進酵母生長的一種有機成分。西元 1927 年，德國科學家波爾士在實驗動物身上，投與大量的生蛋白，引起皮膚炎、脫毛症等蛋白障礙的疾病，在此時，同時發現了預防蛋白障礙的物質，而且這種物質可以被儲存於人體肝臟中，是一種天然的預防因子，並將其命名為維生素 H。在波爾士的研究之後，發現生物素與維生素 H，是擁有相同特性的兩種成分，因此也有人將生物素稱為維生素 H。

生物素為一種無色的針狀結晶體，為易溶於水、且不懼熱。除了廣泛存在於各類食品中之外，也可以由人體中的腸內細菌自行合成，所以一般較少發生缺乏的情形。

功效・用途

與其他維生素 B 群相同的，也都是人類維持生命活動不可或缺的輔酶。生物素除了參與體內醣類的熱量代謝之外，其他如：脂肪酸的合成、胺基酸的代謝、遺傳因子核酸生成、維持神經組織機能正常等都有它的蹤影。另外，生物素與皮膚及毛髮健康，也有密切關聯，因此如果生物素不足時，會引起疲勞、食慾不振、失眠、溼疹、毛髮脫落、白頭髮等各種問題。

最近較受人矚目的是它對異位性皮膚炎的效果，由於當人體被過敏原侵入時，會釋放一種引起皮膚發炎的化學物質，稱為組織胺（Histamin）。生物素具有抑制這種物質生成的效果，並且可以將其排出體外，如果能與其他具抗氧化功能的維生素一起攝取，則更值得期待能有效改善過敏的體質。另外，生物素還能夠促進胰島素的分泌，因此可以提高人體對糖分的代謝功能，也因如此，它對糖尿病的改善，更是深受病患的期待。

一般而言，並不需要特別擔心生物素攝取不足的問題，但如果是長期服用抗生素，使體內細菌狀態惡化，或依賴調製奶粉為營養來源的嬰兒，則容易造成不足的情況，因此需要補充。

另外，常生吞蛋的人，也要特別注意，由於生蛋白中含有一種蛋白物質，會與胃裡的生物素結合，而妨礙腸道對生物素的吸收，但只要將蛋加熱，這種蛋白中的蛋白物質就不會妨礙腸道對生物素的吸收。

含量豐富的食物
肝等肉類、沙丁魚、蛋黃、大豆、穀類、玉蜀黍、洋蔥、花生、香蕉、梨、香菇、蜂漿等。

注意事項
屬一般天然食物成分，較無副作用。與其他藥物並用時，須洽詢主治醫師後再予以使用。

攝取不足的常見症狀
溼疹、異位性皮膚炎等皮膚炎，毛髮脫落、白頭髮、疲勞、食慾不振、失眠等。

推薦孕婦使用的「造血維生素」

葉酸

標準攝取量→P.127

葉酸於西元 1930 年，首次被發現於酵母抽取物及肝臟抽取物中，在當時並發現葉酸具有改善惡性貧血的功效，之後更被確認是猴子及猩猩的抗貧血因子，並且是乳酸菌的繁殖因子，最後由於在菠菜中發現這種營養素的存在，因而將之命名為葉酸。葉酸屬於弱鹼性時則不懼熱，但屬於強酸性質時，則對於熱會變的非常脆弱。另外，還具有容易被光、紫外線及氧氣等物質分解的性質。

葉酸在體內被小腸吸收後，會儲存於肝臟中，如果體內葉酸不足時，會由肝臟再釋出分解利用。另外，葉酸還參與體內脂肪的代謝，及構成 DNA 核酸的生成等，是人體不可或缺的營養素，與維生素 B_{12} 同樣具有製造紅血球的功能，如果葉酸要充分發揮功能，則需要維生素 B_{12} 的協助。

功效・用途

葉酸與維生素 B_{12}，同樣具有製造紅血球及腸道細胞等功能，因此葉酸不足則不容易生成正常紅血球，因而引起貧血。葉酸不足還會造成腸道問題，引起胃潰瘍、十二指腸潰瘍、食物中毒等疾病，另外還會引起口內炎或舌頭上發生熱與痛的舌炎等症狀。

葉酸活躍於造血作用中，尤其是懷孕初期的婦女所不可或缺的營養素。另外在DNA的形成及細胞分裂的作用中，扮演重要角色，對細胞分裂作用旺盛的胎兒及嬰幼兒，都是不能缺少的重要營養素。葉酸被確認為，對於胎兒大腦及脊髓的先天性異常及神經管閉鎖障礙都有抑制發生的效果。

葉酸是優先被輸送給胎盤，供胎兒使用的營養素，因此懷孕婦女積極予以補充是非常重要的。厚生勞動省對準備懷孕的婦女提出建議，為將胎兒發生神經管閉鎖障礙的危險降至最低，建議 1 日攝取量為 400μg。

其他美國等國家，並已發現葉酸對正常細胞轉為癌細胞具抑制功效，同時能減少同質半胱胺酸（Homocysyeine）的生成。同質半胱胺酸為儲存血液中引起動脈硬化的物質，也是引起心臟病及腦中風的危險因子。

葉酸富含於豆類及蔬菜中，含量最豐富的是肝臟及菠菜。

含量豐富的食物

肝、蠶豆、白扁豆、大豆等豆類，菠菜、花菜、蘆筍、甘藍、豆芽菜等蔬菜，乾燥香菇等。

注意事項

屬一般天然食物成分，較無副作用。與其他藥物並用時，須洽詢主治醫師後再予以使用。

攝取不足的常見症狀

貧血、胃潰瘍、十二指腸潰瘍、食物中毒、口內炎、舌炎、神經管閉鎖障礙等。

Section:03
營養補充食品成分辭典

參與血液凝固與骨骼生成，預防出血與骨折

維生素 K

標準攝取量→P.129

　　維生素 K 又分為由植物葉綠素生成而來的維生素 K_1，及由細菌生成而來的維生素 K_2，統稱為維生素 K。維生素 K 除了參與肝臟血液凝固因子的合成外，也是鈣沉澱於骨骼所需要的蛋白質合成中的必要物質。

功效・用途

　　當我們身體受點小傷，而傷口上的血液能夠自動凝固，都要感謝維生素 K 的作用。相反的，我們的身體也有抑制血液凝固的作用，除了可以預防身體受傷造成的大量出血外，並可抑制女性月經來潮時的過量出血，及發生頻繁的流鼻血。維生素 K 還能與維生素 D 一起促成骨骼的鈣沉澱，讓骨骼更健壯。由於攝取維生素 K 可以幫助骨骼量的增加，因此也被用於治療骨質疏鬆症。容易造成維生素 K 不足的族群有新生兒、孕婦及授乳中的婦女，另外還有老年人等都特別需要補充維生素 K。

含量豐富的食物

K_1：菠菜、甘藍等綠色蔬菜，海藻類、綠茶等。
K_2：納豆及乳酪等發酵食品。

攝取不足的常見症狀

新生兒的維生素K缺乏性出血症及頭蓋骨內出血，女性生理痛及生理不順等。

維護胃腸黏膜的健康，預防潰瘍

維生素 U

標準攝取量→不需要特別注意

　　維生素 U 在人體裡面除了會自行合成之外，還會與我們攝取的維生素一起作用。維生素 U 是美國在二次世界大戰後，於甘藍菜中發現。因此，也被稱為甘藍素。維生素 U 的作用近似醫藥品，許多人都知道有些胃腸藥便含有維生素 U。

功效・用途

　　維生素 U 具有幫助製造胃腸黏膜組織的功能，並幫助修復遭破壞的身體組織，促進黏膜細胞的血液流通，及抑制胃酸分泌過多等，具有全面性保護胃腸健康的功效。對於黏膜的修復，只需要2小時，便可以看見效果。有報告指出，維生素 U 可以有效抑制40%的潰瘍發生，對於胃潰瘍及十二指腸潰瘍都具有預防的效果。

　　另外，維生素 U 還可以提高肝臟機能，預防脂肪肝的發生，對於抑制活性氧的抗氧化作用，效果也很顯著。由於其為水溶性物質，因此無須擔心攝取過多的問題，但加熱則容易將其破壞。

含量豐富的食物

高麗菜、茼蒿、芹菜、龍須菜、甘藍菜、綠色海苔等。

攝取不足的常見症狀

胃潰瘍、十二指腸潰瘍等。

維生素總結

機能與種類

人類維持生命的必要營養素，包括蛋白質、脂肪、醣類、維生素、礦物質五大營養素，其中維生素是維持身體正常機能，不可或缺的微量營養素。

一般而言，蛋白質、脂肪、醣類，為提供身體熱量的主要來源，是構成身體的重要物質，這些營養素在體內被胃分解，經由化學作用被代謝。

維生素在這樣的代謝過程中，扮演化學作用的酵素及輔酵素兩種角色。另外，維生素除了扮演幫助營養素代謝的角色之外，還具有抗氧化作用及幫助細胞間傳達資訊等作用，能維持身體健康及預防疾病。

有些微量營養素無法在體內自行合成，如果攝取不足時，會引起各種症狀。維生素有 A、B 群（B_1、B_2、B_6、B_{12}、菸鹼酸、葉酸、生物素、泛酸）、C、D、E、K，2003 年更確認第十四項新的維生素 PQQ。各項維生素皆有各自的功效，以性質分類，又有水溶性維生素，及脂溶性維生素兩大類。

■脂溶性維生素（A、D、E、K）

脂溶性維生素如果與油一起攝取，會增加身體對它們的吸收率，因此炒青菜與炸青菜等，都是很好的烹調方式，身體對這些脂溶性維生素，能夠運用自如，對於用不完的脂溶性維生素，身體會暫時將它們儲存，以備隔天使用。但是，如果使用營養補充食品時，須注意攝取過量的問題，以免引發維生素過剩。

■水溶性維生素（B 群、C）

水溶性維生素除了易溶於水，在加熱烹調中也容易大量流失，因此，利用微波爐等較快的處理方式是必要的。對於水溶性維生素，即使攝取再大量，多餘的部分也會被身體排出體外，因此，較不須擔心攝取過多的問題。相反的，由於它們不會被儲存於體內，因此每天都必須多加攝取。

正確的攝取方式

依據厚生勞動省頒布的《日本國人餐食攝取基準》（2005 年版）中，對於 13 種維生素（去除 PQQ）的推薦量、基本量、目標量等，都有詳細規定，對於某些特定維生素，另制定飲食生活攝取量，及預防攝取過剩的上限攝取量。

由於個人對維生素吸收狀況不同，或由於食品組合情況不同，年齡上差異，或是相同的食物也因生產時令不同，營養含量不同等原因，使得維生素攝取狀況有所不同。

因此，在改善飲食時，也許應該同時補充維生素營養補充食品。

維生素三餐攝取標準 ①

年齡（歲）	水溶性維生素			
	維生素 B$_1$	維生素 B$_2$	菸鹼酸 (＊4)	
	推薦量	推薦量	推薦量	攝取量上限 (＊5)
	mg/日	mg/日	mgNE/日	

男性

年齡（歲）	維生素 B$_1$ 推薦量 mg/日	維生素 B$_2$ 推薦量 mg/日	菸鹼酸 推薦量 mgNE/日	菸鹼酸 攝取量上限
0〜5 (月)	－	－	－	－
6〜11 (月)	－	－	－	－
1〜2	0.5	0.6	6	－
3〜5	0.7	0.8	8	－
6〜7	0.9	1.0	10	－
8〜9	1.1	1.2	11	－
10〜11	1.2	1.4	13	－
12〜14	1.4	1.6	15	－
15〜17	1.5	1.7	16	－
18〜29	1.4	1.6	15	300（100）
30〜49	1.4	1.6	15	300（100）
50〜69	1.3	1.4	14	300（100）
70 以上	1.0	1.1	11	300（100）

女性

年齡（歲）	維生素 B$_1$ 推薦量 mg/日	維生素 B$_2$ 推薦量 mg/日	菸鹼酸 推薦量 mgNE/日	菸鹼酸 攝取量上限
0〜5 (月)	－	－	－	－
6〜11 (月)	－	－	－	－
1〜2	0.5	0.5	5	－
3〜5	0.7	0.8	7	－
6〜7	0.8	0.9	9	－
8〜9	1.0	1.1	10	－
10〜11	1.2	1.3	12	－
12〜14	1.2	1.4	13	－
15〜17	1.2	1.3	13	－
18〜29	1.1	1.2	12	300（100）
30〜49	1.1	1.2	12	300（100）
50〜69	1.0	1.2	12	300（100）
70 以上	0.8	0.9	9	300（100）
孕婦（附加量）	－(＊1)	－(＊2)	－(＊3)	－
授乳婦女（附加量）	0.1	0.4	2	－

＊1 懷孕初期為 0mg，中期為 0.1mg，末期為 0.8mg。

＊2 懷孕初期為 0mg，中期為 0.2mg，末期為 0.3mg。

＊3 懷孕初期為 0mg，中期為 1mg，末期為 3mg。

＊4 NE=菸鹼素當量（Niacin Equivalent,NE）。

＊5 上限量=菸醯胺（Nicotinamide）的 mg 量，（ ）內為菸鹼酸（Nicotinic acid）的 mg 量，菸醯胺與菸鹼酸為菸鹼素的總稱。

Section:03

營養補充食品成分辭典

水溶性維生素

維生素 B₆		葉酸 (＊6)		維生素 B₁₂ (＊8)	生物素
推薦量	攝取量上限	推薦量	攝取量上限 (＊7)	推薦量	標準量
mg/日		μg/日		μg/日	μg/日
—	—	—	—	0.2（標準量）	4
—	—	—	—	0.5（標準量）	10
0.5	—	90	—	0.9	20
0.6	—	110	—	1.1	25
0.8	—	140	—	1.4	30
0.9	—	160	—	1.6	35
1.2	—	200	—	2.0	40
1.4	—	240	—	2.4	45
1.5	—	240	—	2.4	45
1.4	60	240	1,000	2.4	45
1.4	60	240	1,000	2.4	45
1.4	60	240	1,000	2.4	45
1.4	60	240	1,000	2.4	45
—	—	—	—	0.2（標準量）	4
—	—	—	—	0.5（標準量）	10
0.5	—	90	—	0.9	20
0.6	—	110	—	1.1	25
0.7	—	140	—	1.4	30
0.9	—	160	—	1.6	35
1.2	—	200	—	2.0	40
1.3	—	240	—	2.4	45
1.2	—	240	—	2.4	45
1.2	60	240	1,000	2.4	45
1.2	60	240	1,000	2.4	45
1.2	60	240	1,000	2.4	45
1.2	60	240	1,000	2.4	45
0.8	—	200	—	0.4	2
0.3	—	100	—	0.4	4

＊6 為了減低嬰兒罹患神經管缺陷的機率，計畫懷孕的婦女或是可能已經懷孕的婦女，每日建議攝取量為 400μg。

＊7 葉酸標準量為經過各個階段轉換為嘌呤麩胺酸（Pteroyl glutamic acid）的量（由一般飲食以外的攝取量）。

＊8 沒有設定上限量，即使攝取過剩胃部細胞會分泌內在因子 intrinsic factor 協助，不致吸收過量。

維生素三餐攝取標準 ②

年齡（歲）	水溶性維生素		脂溶性維生素		
	泛酸	維生素 C	維生素 A（*9）		
	標準量	推薦量	推薦量（*10）	攝取量上限（*11）	
	mg/日	mg/日	μgRE/日		
男性 0～5 (月)	4	40（標準量）	250（標準量）	600	
6～11 (月)	5	40（標準量）	350（標準量）	600	
1～2	4	40	250	600	
3～5	5	45	300	750	
6～7	6	60	400	1,000	
8～9	6	70	450	1,250	
10～11	6	80	550	1,550	
12～14	7	100	700	2,220	
15～17	7	100	700	2,550	
18～29	6	100	750	3,000	
30～49	6	100	750	3,000	
50～69	6	100	700	3,000	
70 以上	6	100	650	3,000	
女性 0～5 (月)	4	40（標準量）	250（標準量）	600	
6～11 (月)	5	40（標準量）	350（標準量）	600	
1～2	3	40	250	600	
3～5	4	45	300	750	
6～7	5	60	350	1,000	
8～9	5	70	400	1,250	
10～11	6	80	500	1,550	
12～14	6	100	550	2,220	
15～17	5	100	600	2,550	
18～29	5	100	600	3,000	
30～49	5	100	600	3,000	
50～69	5	100	600	3,000	
70 以上	5	100	550	3,000	
孕婦（附加量）	1	10	70	—	
授乳婦女（附加量）	4	50	420	—	

＊9　RE＝視網醇（Retinol）（維生素 A 的化學名稱）當量。

＊10 包含維生素原（Provitamin）、類胡蘿蔔素（Carotenoids）（體內轉換維生素 A 的物質）。

＊11 不包含維生素原（Provitamin）、類胡蘿蔔素（Carotenoids）（體內轉換維生素 A 的物質）。

脂溶性維生素				
維生素 E		維生素 D (＊12)		維生素 K
標準量	攝取量上限	標準量	攝取量上限	標準量
mg/日		μg/日		μg/日
3	—	2.5（5）	25	4
3	—	4（5）	25	7
5	150	3	25	25
6	200	3	25	30
7	300	3	30	40
8	400	4	30	45
10	500	4	40	55
10	600	4	50	70
10	700	5	50	80
9	800	5	50	75
8	800	5	50	75
9	800	5	50	75
7	700	5	50	75
3	—	2.5（5）	25	4
3	—	4（5）	25	7
4	150	3	25	25
6	200	3	25	30
6	300	3	30	35
7	300	4	30	45
7	500	4	40	55
8	600	4	50	65
9	600	5	50	60
8	600	5	50	60
8	700	5	50	65
8	700	5	50	65
7	600	5	50	65
0	—	2.5	—	0
3	—	2.5	—	0

＊12 處於適度日照環境幼兒的大約人數，（）內為不太有機會接受日照幼兒的大約人數。

幫助骨骼健康，防止煩躁不安

鈣

標準攝取量→P.142

　　鈣是人體製造健康骨骼及牙齒，所不可或缺的重要營養素。鈣是人體中含量最高的礦物質，約占成人體重量的1.5～2.0%，也就是說，如果體重為50公斤，其中1公斤便是鈣。

　　人體中的鈣約99%存在於骨骼與牙齒當中，剩下的1%則含於血液、肌肉及神經中，如果依其機能運作來看，在小腸中吸收的鈣會被運送至骨骼中儲存起來，當血液中的鈣不足時，骨骼中的鈣便會被分解，並加以釋放，以維持肌肉及神經等生理機能的正常運作。如此，鈣於體內的作用，並不僅止於骨骼的生成，對於神經的鎮定、肌肉興奮的抑制等生理機能，都需要鈣來加以維持正常的運作。

　　根據厚生勞動省「國民營養調查」報告中指出，日本人的鈣攝取量皆在需要量以下，這也是其他國家普遍存在的健康問題。鈣雖然是小朋友們建造健康身體的必需品，也是大人們預防骨質疏鬆症的必要營養素。

功效・用途

　　支撐我們身體架構的骨骼，在我們一生當中，並不是維持原狀不會改變，而是維持一種不斷的舊有骨骼組織壞死，而新的骨骼組織再生成的規則。特別是孩童骨骼組織的再生量，比大人們還多，因此也比大人們需要更多的鈣。

　　骨骼是鈣的儲存庫，身體會依本身的需要，決定要將鈣沉澱於骨骼中，或溶解於血液中循環全身。血液中的鈣，具有調節生命活動機能的重要作用。對於孩童及女性，更是必要的營養素。而成長期孩童的鈣需求量，是成人的1.5倍左右。鈣能夠影響女性荷爾蒙的分泌，幫助緩和生理不順的症狀，及肌膚粗糙等問題。對於更年期以後的骨質疏鬆症，更有預防的效果。

攝取不足時

　　鈣攝取不足時，容易引起煩躁不安、易怒、憂鬱、思考力下降等症狀。另外鈣的不足，也被認為是引起神經傳達紊亂的原因之一，甚至神經傳達異常，也被認為可能是由於鈣不足的原因所引起。鈣還與肌肉的收縮作用有關，像是腳及眼皮抽筋，也被懷疑是由於鈣不足所引起。鈣不足，甚至會影響心臟及血管的收縮，在心臟及血管無法順利維持正常功能的情況下，恐怕有導致高血壓及動脈硬化發生的可能性。

　　由於血液中鈣不足，會引起體內副甲狀腺素及維生素，從儲存鈣的骨骼中釋放，以保持血液中鈣一定的濃度，如果這樣的情況一直持續，便會破壞骨骼組織，造成骨骼的脆弱，並引發肩膀酸痛、骨質疏鬆症等症狀，進而容易引起骨折的情形。成長期孩童，則容易造成牙齒的損壞及影響骨骼的發育。

　　為了維護骨骼的健康及維持身體正常的機能，積極攝取鈣是必要的。鈣

Section:03

營養補充食品成分辭典

還能夠促使神經對腦傳達資訊機能的正常運作，及類似鎮定劑的安定神經作用，對於緩和壓力也具有良好的功效。至於特別容易引起鈣攝取不足的族群，則有孕婦、授乳婦女、老年人等，也必須多加注意補充攝取。

使用祕訣

　　人體的骨骼中，除了鈣以外，尚有鎂、磷、鉀、鋅等礦物質，因此與其他營養素的均衡攝取，是相當重要的。如果只攝取鈣單一營養素，當攝取過量引起骨骼將鈣釋出時，則反而會造成細胞內鈣含量過多的情況。

　　例如：對磷的過量攝取，便會妨礙身體對鈣的吸收。而磷常存在許多加工食品及點心食品當中，因此常吃這些食品的人，有必要修正自己的飲食生活習慣。另外體內的鎂含量，必須與鈣含量維持一定的平衡，不論哪一邊失衡，都會引起肌肉收縮，使得身體無法順利進行各項功能的可能性，因此兩邊的營養素，都必須均衡。

　　另外，維生素 D 也是不能忘記補充的營養素。維生素 D 能夠與小腸中的鈣結合，提升身體的吸收能力，還可以幫助從骨骼中釋出鈣溶於血液中。在美國一項針對 65 歲以上老年人的調查報告中顯示，將鈣與維生素 D 一起攝取，會增加骨骼的密度，使得骨骼代謝作用更活潑。在您的菜單上，除了鈣豐富的牛乳及乳酪外，若能再加上富含維生素 D 的鮭魚及木耳，也是一種有效的攝取方法。

　　鈣的攝取時間也是很重要的。在骨骼生成中，不可或缺的成長荷爾蒙，在夜間的分泌最為活潑，因此鈣的攝取以晚餐時為佳。

　　依據厚生勞動省所公布的攝取標準量如下：15～17 歲男性的標準攝取量為 1100mg，女性為 850mg。18～29 歲男性的標準攝取量 900mg，女性為 700mg。30～49 歲男性標準攝取量為 650mg，女性為 600mg。至於攝取量的上限，尚未有完整的研究報告被提出來。但 17 歲以下沒有訂定，18 歲以上的攝取上限則為 2300mg。

含量豐富的食物

牛乳、乳酪、優酪乳等乳製品，小魚乾、乾燥的魚類、泥鰍、櫻花蝦、羊栖菜、豆腐等大豆類，芝麻、白蘿蔔、蕪菁葉等。

注意事項

屬一般天然食物成分，較無副作用。但如果大量的攝取，會引起腸胃的不適，因此要特別注意。與其他藥物並用時，須洽詢主治醫師後再予以使用。

攝取不足的常見症狀

骨質疏鬆症、神經過敏、情緒不穩定、壓力、高血壓、動脈硬化、肌肉僵硬、痙攣、肩膀酸痛、腰痛、生理痛、生理不順等。

鐵

標準攝取量→P.144

預防貧血中最珍貴的礦物質便是鐵了。鐵在人體內的機能是如何運作的呢？

血液中的紅血球，是一種扁圓形的紅色細胞，含有血紅素蛋白，負責運送體內氧氣及二氧化碳的物質。血紅素能在氧氣濃度高的肺臟中，與氧氣結合，並將氧氣送往氧氣濃度較低的微血管中，予以釋放以供利用的特別能力。

功效・用途

血紅素含有 70%～80%的鐵，平時便以機能鐵的姿態，將氧氣運送至全身細胞供其使用。其餘的鐵，則會被儲存在肝臟或骨髓中作為儲藏鐵，以備使用。另外，肌肉中也存在一種與血紅素相似的蛋白質物質，稱為肌紅素。肌紅素對於將氧氣送至肌肉及對於體內氧化的還原都頗有貢獻。

鐵像是一種氧氣運送公司，藉著血液將氧氣運送至全身，可惜的是，體內的鐵含量只有4～5g，體內也無法予以製造，因此，只能從食物中予以攝取。如果鐵的攝取不足，會造成身體缺乏氧氣，而引起疲勞及倦怠感的貧血症狀。

攝取不足時

引起貧血的原因，多半是由於鐵攝取不足所造成，我們稱為缺鐵性貧血。胃及十二指腸潰瘍、痔瘡、子宮肌瘤等原因所引起的出血，也會造成鐵的不足。由於身體為了補足血液的流失，而於骨髓中利用鐵材料大量製造血，終於造成鐵的不足。

因為鐵是血紅素的主要成分，所以缺乏鐵時，會造成血紅素及紅血球數量的減少，使得血液變薄，運送氧氣的能力跟著下降，因而引起內臟缺氧，且身體的免疫力也會下降。有下列症狀的人，要特別小心。

- ・稍微活動便覺得心悸嚴重及呼吸困難。
- ・臉及手沒有血色，呈現青白色。眼瞼的內側、牙齦及指甲等，也沒有血色，呈現白色。
- ・常發生口內炎、口角炎等症狀。
- ・曾發生倦怠、頭痛、耳鳴等症狀。
- ・身體疲勞、食慾不振、覺得腳很重。
- ・注意力、思考能力、記憶力衰退。

女性有月經、懷孕、授乳等情況，因此比男性容易流失鐵分，造成缺鐵性貧血，而缺鐵性貧血好發於青年至壯年時期，其中，機能鐵不足的潛在性鐵缺乏的人，被認為約有30%。

激烈減肥及過度使用胰島素控制食品，也會導致鐵的不足。許多減肥的人如果自以為沒有發生任何症狀，但也很可能已經患有貧血了，因此充分攝取鐵是必要的。一般而言，男性及停經後的女性較不容易缺鐵。

使用祕訣

紅血球的生命約為 120 天。當 120天過後，紅血球中的鐵，會從紅血球中分離出來，而在身體製造新的紅血

球中，再次被循環利用，因此，鐵會被身體循環再利用，即使為了補充從汗液及尿液中流失的鐵，一天也只需要 1mg 左右的量，但女性在月經中會有 20mg 的鐵被排出體外，因此必須充分的補充。

我們對鐵的攝取中，只有 10% 會被身體吸收，吸收率低，這是它的一大缺點，因此較容易為身體所吸收的亞鐵，便引起了很大的矚目。血紅素原就是鐵的色素亞鐵，及蛋白質色素所構成的色素蛋白，由於亞鐵會與蛋白質結合活動，因此也較容易被身體所吸收利用。

為了提升身體對鐵的吸收率，以預防貧血，可以積極攝取亞鐵含量豐富的肝臟等肉類及鰹魚等魚類。另一方面，鐵雖然也富含於黃綠色蔬菜及穀物中，但由於它們是非亞鐵成分，因此身體對它們的吸收率也較差。如果想要提升身體對它們的吸收效果，建議您可以一併攝取動物性蛋白質及維生素 C。

咖啡及紅茶的咖啡因、綠茶的單寧酸、鈣加工食品中的磷鹽酸等，都會妨礙身體對鐵的吸收，因此如果想要改善身體的貧血狀況，則要注意對這些食物的攝取時間及攝取量。

厚生勞動省對鐵的推薦攝取量為，15～17 歲的男性為 10.5mg，女性為 7.5mg。18～69 歲男性的攝取量為 7.5mg，女性為 6.5mg。至於攝取量的上限為，15 歲以上男性 45～55mg，女性為 40～45mg。

含量豐富的食物

動物性（亞鐵）：肝臟等肉類，鰹魚、文蛤、蜆等魚介類，蛋、鹽、水煮小魚等。
植物性（非亞鐵）：海帶、海苔等海藻類，菠菜等蔬菜類，小麥胚芽、芝麻、納豆、豆腐皮等大豆類。

注意事項

屬一般天然食物成分，較無副作用。但如果大量的攝取，會引起腸胃的不適。鐵過量攝取是不被鼓勵的，宜避免需要量以上的攝取。與其他藥物並用時，須洽詢主治醫師後再予以使用。

攝取不足的常見症狀

心悸、呼吸困難、倦怠、頭痛、耳鳴、食慾不振、口內炎、口角炎、臉、指甲蒼白、注意力、記憶力衰退，嬰幼兒發育不良等。

預防高血壓，消除疲勞，恢復體力

鉀

標準攝取量→P.145

人體維持生命活動所不能缺少的營養素便是鉀。通常體重 1 公斤中，含有 2 公克的鉀，而且幾乎溶於細胞液當中。肌肉細胞中含量最多，骨骼、大腦、心臟、肝臟及腎臟等也都含有鉀。

鉀與鈉都參與身體熱量的生成，並且使體內神經及肌肉維持正常機能，及調節細胞內外礦物質均衡的重要營養素。

鉀還具有能夠幫助身體對鈉的排泄，以安定心跳節拍，並降低血壓的功能。日常飲食中喜歡重口味的人，容易造成鹽分與鈉的攝取過多，因此為了預防高血壓，平日要記得多攝取鉀。當體內的鉀含量不足時，會容易感覺疲倦，這是由於缺乏鉀調整肌肉收縮運動的關係。

功效・用途

人體必須將血液中的鉀維持在正常值的範圍內。如果鉀的濃度極端紊亂時，恐怕會心律不整，甚至引起心臟停止跳動的危險，因此鉀必須與鈉充分得到協調，也就是細胞內液的鉀，必須與細胞外液的鈉互相制衡，以維持細胞內外液的滲透壓平衡，這也是為什麼身體必須維持血液內一定的鉀濃度了。

根據上述的調節機能，身體會自行決定鉀的吸收量及排出量，但如果攝取量不足時，會使這樣的身體調節機能無法正常運作，引發各種如：高血壓、糖尿病、神經障礙、精神障礙、壓力、食慾不振、肌肉無力、倦怠等症狀。另外，鉀大部分會由尿液排除體外，或在消化過程與流汗時流失，所以夏天多汗的時候，也容易因為鉀的大量流失，而引起低鉀血症。

一般鉀會與攝取過多的食鹽鈉，一起排出體外，但慢性下痢、利尿劑的長期服用、壓力、咖啡、酒類、甜食等，也都會造成鉀的減少。另外，由於其性質為水溶性，加熱後即被破壞，因此在烹調上，最好是可以連湯汁一起食用的烹調方式。

含量豐富的食物

羊晒菜、海帶、菠菜、甘藷、芹菜、乾燥沙丁魚、曬乾的白蘿蔔切塊、乾燥柿子、大豆、黃豆粉、納豆、竹筍、香菇、杏仁果、番茄汁等。

注意事項

屬一般天然食物成分，較無副作用。但如果有腎功能障礙者，過量攝取恐造成鉀排泄不良，而引起高鉀血症，因此須洽詢醫師再予以使用。

攝取不足的常見症狀

容易疲勞、高血壓、糖尿病、神經障礙、精神障礙、壓力、食慾不振、肌肉無力、倦怠等。

預防生活習慣病，抗氧化

硒

硒為身體必要微量元素，具有促進抗氧化酵素活性功能，本身並具有與維生素 C 及 E 同等效力的抗氧化作用，可以有效抑制引起生活習慣病的活性氧生成。對於抑制細胞組織的氧化及老化，都具有功效。如果與維生素C、E一起攝取，可以發揮雙倍的效果。另外，硒還可以與體內各種如鎘、銀及硼等毒素結合，以減輕這些毒素在體內毒性的作用。

缺乏硒所引起的疾病，最著名的為中國的克山病，這種疾病被認為主要是由於平日所食用的農作物，皆是在缺硒的土地上所種植的關係。像這樣的缺乏症，在世界上還是算少見，即使在硒攝取量偏少的芬蘭，也幾乎未見過這種病。

功效・用途

目前，活性氧被認為是引起一些如腦中風、心臟病、肝臟病、癌症等生活習慣病的隱形殺手。當我們身體處於健康狀態時，這些活性氧會被體內的酵素加以清除，但如果體內清除機能紊亂，引起活性氧增加時，這些活性氧便會轉而攻擊我們。

例如：細胞膜內的不飽和脂肪酸，一旦氧化變成脂質過氧化物後，便會造成細胞組織的老化，進而帶給身體各種傷害，而硒具有能促進「穀胱甘肽・過氧化酶」（Glutathione Peroxidase）產生活性的作用，「穀胱甘肽・過氧化酶」便是能分解這種脂質過氧化物的抗氧化酵素。

硒還與控制血壓的前列腺素生成有關，因此具有有效預防高血壓、動脈硬化、高膽固醇血症、老化等生活習慣病的發生，可以說是現代人所依賴的一種礦物質。對於風濕性關節炎、男性生殖能力的下降、不孕症等，也都具有改善的效果。

另外，硒還可以有效預防放射線重金屬對身體的毒害。硒可以分解及減少進入體內或土壤中的水銀等毒物的毒性，可惜的是，農作物中的硒含量愈來愈少，雖然如此，我們還是可以從其他食品中予以攝取補充。

含量豐富的食物

海帶、貝柱、螃蟹等魚介類，鰻魚、肝臟等肉類，大蒜、洋蔥、甘藍等蔬菜類，小麥胚芽、米糠等穀類，乳製品等。

注意事項

屬一般天然食物成分，較無副作用。但若是使用營養補充食品，則要注意攝取過量的問題。與其他藥物並用時，須洽詢主治醫師後再予以使用。

攝取不足的常見症狀

高血壓、動脈硬化、高膽固醇血症、腦中風、心臟病、肝臟病、癌症等生活習慣病，關節炎、風濕症、男性生殖能力下降、不孕症等。

Section:03
營養補充食品成分辭典

135

預防心肌梗塞的「肌肉礦物質」

鎂

標準攝取量→P.142

鎂在成人體內含量約是30g，一半存在於骨骼及牙齒當中，剩下的則存在於肌肉、大腦、神經等處。鎂即是維持這些地方正常機能所不可或缺的營養素，又被稱為肌肉的礦物質。

鎂還具有促進肌肉收縮、抑制神經高張、調節細胞內滲透壓、酸鹼平衡等作用的功能。另外，還是許多酵素作用時不可缺少的礦物質。對於代謝熱量、合成蛋白質、調整體溫及血壓等，也都是參與作用的重要物質。

鎂能夠預防肌肉痙攣、心臟病、骨質疏鬆症、酒精中毒等，是體內活動範圍相當廣泛且活躍的一種營養素。孕婦及老年人、體力消耗劇烈的人、酒量大的人等，在補充鈣的同時，應與鎂一起補充攝取。

功效・用途

當鎂攝取不足時，體內為了補足鎂的不足，會由骨骼中釋出鎂，同時也大量釋出鈣。過量釋出的鈣流進細胞內，會造成肌肉的緊張、痙攣、麻木、倦怠等不適症狀。

如果肌肉的收縮機能無法正常進行，容易造成高膽固醇血症、動脈硬化、狹心症、心肌梗塞等心臟疾病、糖尿病、骨質疏鬆症、頭痛、慢性酒精中毒、神經及精神方面的疾病等。鎂為調節鈣進入細胞內的重要營養素。對於鈣沉澱於血管壁及腎臟內，具有重要的預防作用。它與鈣之間保持均衡至為重要，其最佳比例為 1 比 2。有些報告指出，兩者之間的攝取比例越小，對於上述心臟疾病死亡率的發生也就愈低。

鎂容易與汗液及尿液一起排出，造成攝取不足。壓力、飲酒、運動過量、運動不足、脂肪攝取過多的飲食習慣等，也都容易消耗鎂，因此，對於含鎂質豐富的黃綠色蔬菜、花生、海藻等，都應積極攝取。

含量豐富的食物

南瓜種子、堅果類、菠菜、芹菜等蔬菜類，海藻類、玄米、小麥、胚芽等穀類，大豆、豆類等。

注意事項

屬一般天然食物成分，較無副作用。但有腎功能障礙的人，須注意攝取過量的問題。另外，與其他藥物並用時，須洽詢主治醫師後再予以使用。

攝取不足的常見症狀

痙攣、麻木、倦怠、頭痛、煩躁不安、PMS、疲勞、高膽固醇血症、動脈硬化、狹心症、心肌梗塞等心臟疾病，糖尿病、骨質疏鬆症、慢性酒精中毒等。

鋅

標準攝取量→P.144

鋅是人體內與多項代謝相關的營養素，也是體內 200 多種酵素合成的必須成分，例如：DNA 與蛋白質合成之酵素，促進細胞與組織代謝之酵素等，是體內非常活躍的營養素。從促進人體的發育開始，到維持皮膚及味覺的正常、傷口的癒合、免疫機能及生殖機能的提升等，對人體的貢獻不可謂不大。

鋅由體內十二指腸吸收，轉而儲存於骨骼及肝臟內，最後便由汗液及尿液排出。鋅由體內流失的量是鐵的 10 倍之多，隨著年齡增加，身體吸收率會往下降，因此也是非常容易造成攝取不足的營養素之一。

體內鋅不足時，容易使人食慾減退，嬰幼兒及小孩發育遲緩，另外，容易發生頭髮脫落、傷口癒合能力變差、皮膚炎、味覺變遲鈍、容易感冒等各種不適症狀，男性則容易發生生殖機能異常。

功效・用途

鋅較受人矚目是因為能使新生細胞生出，且有利於各組織的代謝作用。鋅在遺傳因子及蛋白質合成反應中，擔任重要的角色。當鋅發生不足，會使細胞分裂無法正常進行，因此是細胞分裂旺盛的胎兒及嬰幼兒，不可或缺的重要營養素。鋅不足也會引起頭髮、皮膚、胃腸等不適症狀。

另外，鋅在男性前列腺及精液中，具有高濃度，和性荷爾蒙也有很密切的關係。在美國甚至稱呼鋅為性的礦物質。因此，鋅不足時，容易造成男性前列腺肥大、勃起不全及體內製造精子能力下降。

鋅還能夠提高免疫力，使感冒恢復效果加快，並能促進調節血糖值胰島素分泌，以降低血糖值。另外也能抑制活性氧，減緩老化與癌症的進行等。

目前，由於鋅不足，造成味覺功能障礙的症狀，發生在許多年輕人身上。有些醫院味覺異常病患的年輕人數，甚至已經急增有 7.8%～22.1% 之多。人體感覺味覺的細胞是位於舌頭味蕾中的細胞，如果鋅充足，則能促進味蕾的新陳代謝，使味覺能保持正常的機能。

含量豐富的食物

牡蠣等魚介類，肝臟等肉類，堅果類，未精製之穀類、蛋黃、牛乳、乾魚、蘿蔔乾、魚卵、芝麻等。

注意事項

1 日 100～300mg 以上持續食用，會引起頭痛、嘔吐、發熱等症狀。有一部分藥劑，會因為鋅而減弱其藥性。因此，因病治療中的人，須洽詢主治醫師後，再予以使用。

攝取不足的常見症狀

嬰幼兒及小孩發育遲緩、食慾不振、味覺功能障礙、皮膚問題、頭髮、指甲生長不良、性機能不全、精子減少、前列腺肥大、免疫不全、糖尿病、精神、神經等障礙。

Section:03
營養補充食品成分辭典

預防糖尿病等生活習慣病

鉻

標準攝取量→P.143

鉻存在於人體的肝臟、腎臟、血液、脾臟中，是參與身體醣類代謝與脂肪代謝所不可或缺的必要微量元素。鉻存於各項食物中，通常飲食中發生鉻不足的情況較少，但對於許多習慣吃加工食品的現代人來說，卻又有鉻不足的潛在危險，因為加工食品被指出鉻含有量下降。

功效・用途

當人體血液中的葡萄糖濃度（血糖值），發生異常高的情形時，這些糖分便會與尿液一起排出體外，就是所謂的糖尿病了。人體中有一種控制血糖值的內分泌，是由腎臟分泌出，稱為胰島素，而鉻可以促進胰島素的作用，因此被認為能有效預防糖尿病發生。

鉻還能幫助脂肪的代謝作用，並能夠促進脂肪酸及膽固醇合成，可以幫助血液中中性脂肪值及膽固醇值，維持正常，有效預防動脈硬化及高血壓，也因而對預防及改善生活習慣病都具有功效。

含量豐富的食物

鱈魚卵、青背魚、貝柱等魚介類，玄米、小麥、胚芽等穀類，羊晒菜、海帶等海藻類，乾燥柿子、玉蜀黍、肝臟等肉類，菠菜等蔬菜類。

製造健康的骨骼，參與身體所有代謝作用

錳

標準攝取量→P.143

錳是與鈣、磷一起參與人體骨骼生成的重要礦物質。錳除了可以促進骨骼的鈣化外，還是體內醣類、脂肪、蛋白質代謝中的必要酵素，對於蛋白質的合成及熱量的生成也都有貢獻。

功效・用途

在人體骨骼與關節的合成中，錳是不可缺少的礦物質，它參與膽固醇生成、新陳代謝旺盛的甲狀腺素生成、控制血糖值的胰島素生成，而胰島素與神經的刺激傳達有關。另外，錳並能預防細胞膜的氧化。

錳攝取不足，會造成骨骼發育不全、動脈硬化、糖尿病、性功能下降、痙攣、倦怠等症狀。錳多存在於植物性食品，如果飲食均衡，則不須擔心會攝取不足，但攝取過量有可能發生中毒，尤其是使用營養補充食品時，要特別注意。

含量豐富的食物

玄米、小麥、胚芽等穀類，杏仁果等堅果類、芝麻、鈉豆、栗子、魚介類、肉類、大豆、柿子、蜆、蓮藕等。

預防貧血的必要微量元素

鉬

標準攝取量→P.143

鉬為人體必要微量元素，對腎臟及肝臟的相關酵素具有輔助效果，能夠促進醣類及脂肪的代謝，另外能提升人體對鐵的利用，預防貧血，及抑制尿酸生成。其他還具有能夠促進血液細胞生成的功效。

功效・用途

鉬除了能夠預防貧血，還具有消除疲勞、恢復體力並促進發育的功效。另外，還能夠抑制血中尿酸值的上升，對預防痛風也具有效果。有資料指出，鉬攝取量較少的地區，癌症發生率相對較高。另外，有些報告則指出，對病人投與鉬的治療，可以改善銅代謝異常的疾病。

一般的飲食較不容易發生鉬攝取不足。鉬攝取過剩，會引發對銅加速排出體外，而引起貧血，如果需要以營養補充食品補充，最好不要選擇單一的補充，而應該選擇多種礦物質成分的商品。

含量豐富的食物

玄米、麥、白米等，肝臟、海藻類、豆類、鈉豆、乳製品、花椰菜、豌豆、菠菜、大蒜等。

富含於海藻類的礦物質，人體活力的來源

碘

標準攝取量→P.145

人體中的碘，多數存在於甲狀腺中。甲狀腺素是人體熱量代謝相關的激素之一，碘便是構成甲狀腺素的一種礦物質，其富含於海藻類及魚介類之中。對於多食海產物的日本人來說，碘缺乏症是相當罕見的疾病，卻是世界性營養問題，因此美國在 1920 年代以後甚至規定，食鹽中必須添加碘成分。

功效・用途

碘可以促進人體對脂肪、醣類、蛋白質的代謝，並刺激交感神經的運作。並能夠使新陳代謝順利、使呼吸加快、提高心跳的次數等，對人體的功用相當多元。另外，也是小朋友發育中不可缺少的營養素。對大人們則有令身心恢復活力的功效。碘不足時，會引起甲狀腺功能障礙，而使體力減退或引起不孕等症狀。

碘攝取過剩與不足，都會引起甲狀腺腫大，即甲狀腺腫。北海道沿岸地區，就常出現攝取過剩的甲狀腺腫疾病，這是由於當地人對碘的攝取量，遠超過 1 日標準量上限的 3mg，有時甚至有 1 日攝取 80mg 的情況。

含量豐富的食物

羊晒菜、海帶、海苔、昆布等海藻類，魚介類、白飯、雞肉、洋菜等。

支援鈣，使人體骨骼與牙齒更健康

磷

標準攝取量→P.142

磷為人體中第二多的礦物質，多數以磷酸鈣與磷酸鎂的型態，存在於骨骼與牙齒中。在肌肉、大腦、神經、肝臟組織當中，也可以發現磷的存在。磷為細胞膜的構成成分之一，參與體內養分的運輸及熱量的儲存。

功效‧用途

磷主要作用有幫助骨骼及牙齒的形成，並且是一種能夠與維生素 B_1 及 B_2 結合，以促進醣類代謝的輔酶，除此之外，還可以提升神經及肌肉的功能，使血液中的酸鹼值保持平衡，也能夠使有氧運動等運動發揮健身效果，預防腎結石。

磷除了可以攝取自天然食材之外，許多加工食品也都將它當作添加物，因此常攝取加工食品的人有必要擔心攝取過剩的問題。磷攝取過量，會引起鈣吸收情況變差，進而引起副甲狀腺肥大、腹痛、下痢、嘔吐、骨質疏鬆症等症狀，因此在提升磷功能的同時，也要記得一併攝取鈣。

含量豐富的食物

蛋黃、肉類、小魚等魚類、胚芽、米糠、乳酪等乳製品，杏仁果、大豆類、海藻類等。

預防貧血及骨質疏鬆症，對女性有益的礦物質

銅

標準攝取量→P.144

鐵是人體骨髓中製造紅血球之血紅素不可或缺的營養素。銅則是使鐵易於被身體所吸收，並促進腸道對鐵吸收的物質，因此不只是鐵不足會引起貧血，銅不足也是引起貧血的原因之一。銅被身體吸收後，多餘的銅則會與蛋白質類結合，並由糞便加以排出。

功效‧用途

鐵在人體血紅素的合成當中，需要一種由銅沉積生成，稱為血漿銅藍蛋白（Ceruloplasmin）的蛋白質參與作用，如果銅不足，血紅素的合成將不完全，因而引起缺鐵性貧血。銅與脂肪代謝，也有相互關係，銅不足，也容易引起高膽固醇血症。

另外，銅也參與麥拉寧素及膠原蛋白生成，如果銅不足，也會造成頭髮及皮膚顏色淡化，骨骼與血管壁脆弱，進而引起骨質疏鬆症及動脈硬化。

含量豐富的食物

牡蠣、花枝、蜆、各種小魚等魚介類，肝臟、可可、芝麻、堅果類、大豆類等。

礦物質 總結

機能與種類

礦物質與蛋白質、脂肪、醣類、維生素，並列為人體所需五大營養素。礦物質與維生素，同為調節並維持人體機能的重要物質，但與維生素不同的是，維生素與蛋白質、脂肪、醣類同屬有機化合物，而礦物質則屬無機物質。

有機化合物是指其構成物中包含氧、二氧化碳、水及氫等元素；而無機質則是指不包含這些元素的物質。無機質約占人體的 5%，而在這些礦物質之中，我們又把人體需要量較多的元素稱為「巨量元素」，需要量較少的元素則稱為「微量元素」。巨量元素包括：鎂、鈣、磷、鈉、鉀等，微量元素則包括：鉻、鉬、錳、鐵、銅、鋅、硒、碘等。

礦物質除了是構成身體組織的必要元素外，並且能與體內各種激素與酵素結合，促進生命活動及各種新陳代謝。維生素與礦物質在人體內能夠互相合作，礦物質攝取過量，常常會阻礙維生素作用，故仍須注意均衡攝取。

正確的攝取方式

礦物質中最容易攝取不足的就是鈣，特別是成長期還有老年期。年輕女性鐵攝取不足，及年輕男性鋅攝取不足，也經常發生。另外，食鹽攝取過量，仍舊是老問題。礦物質充分補充，與飲食均衡，才是生活基本原則。至於13 種礦物質在每天餐飲間的攝取標準量，可以參考厚生勞動省所制定的《日本人餐食攝取基準》（2005 年版）。

我們常希望在飲食中攝取礦物質，但由於食物在烹調過程，或食材在加工過程階段，已流失大部分礦物質，特別是經常食用加工食品的現代人，常發生礦物質不足的問題，為了改善這種狀況，善用營養補充食品，是一個有效的方法。

最簡單的營養補充食品補助方法，便是選擇含有「多種礦物質」成分的商品，如果還要再使用個別單項的營養補充食品加強補充，則要特別注意以免攝取過剩。如：鐵、鋅、錳等微量元素，如果同時攝取，雖然每一種都在建議量及標準量以下，但總合攝取量可能已經超出攝取上限好幾倍，因此，在攝取上要特別小心。通常飲食後，補充綜合性的礦物質商品，較不會引起問題。

礦物質三餐攝取標準 ①

年齡（歲）	鎂（*1）推薦量 mg/日	鈣 標準量 mg/日	鈣 攝取量上限（*5） mg/日	磷 標準量 mg/日	磷 攝取量上限 mg/日
男性					
0〜5（月）	21（標準量）	200〜300(*2)	—	130	—
6〜11（月）	21（標準量）	250〜400(*3)	—	280	—
1〜2	70	450	—	650	—
3〜5	100	600	—	800	—
6〜7	140	600	—	1,000	—
8〜9	170	700	—	1,100	—
10〜11	210	950	—	1,150	—
12〜14	300	1,000	—	1,350	—
15〜17	350	1,100	—	1,250	—
18〜29	340	900	2,300	1,050	3,500
30〜49	370	650	2,300	1,050	3,500
50〜69	350	700	2,300	1,050	3,500
70 以上	310	750	2,300	1,000	3,500
女性					
0〜5（月）	21（標準量）	200〜300(*2)	—	130	—
6〜11（月）	32（標準量）	250〜400(*3)	—	280	—
1〜2	70	400	—	600	—
3〜5	100	550	—	800	—
6〜7	130	650	—	900	—
8〜9	160	800	—	1,000	—
10〜11	210	950	—	1,050	—
12〜14	270	850	—	1,100	—
15〜17	300	850	—	1,000	—
18〜29	270	700	2,300	900	3,500
30〜49	280	600	2,300	900	3,500
50〜69	290	700	2,300	900	3,500
70 以上	270	650	2,300	900	3,500
孕婦（附加量）	40	0（*4）	—	0	—
授乳婦女（附加量）	0	0（*4）	—	0	—

＊1 由一般飲食中攝取，無上限規定。由一般以外的飲食攝取時，上限量為成人是每日 350mg，兒童為每日體重每公斤 5mg。

＊2 母乳哺餵的幼兒：200mg/日，人工牛乳哺餵的幼兒：300mg/日。

＊3 母乳哺餵的幼兒：250mg/日，人工牛乳哺餵的幼兒：400mg/日。

＊4 如果孕婦有妊娠中毒症等胎盤功能衰退的情形，則有必要積極攝取鈣質。

微量元素				
鉻	鉬		錳	
推薦量	推薦量	攝取量上限	標準量	攝取量上限
μg/日	μg/日		mg/日	
–	–	–	0.001	–
–	–	–	1.2	–
–	–	–	1.5	–
–	–	–	1.7	–
–	–	–	2.0	–
–	–	–	2.5	–
–	–	–	3.0	–
–	–	–	4.0	–
–	–	–	4.01	–
40	25	300	4.0	11
40	25	320	4.0	11
35	25	300	4.0	11
30	25	270	4.0	11
–	–	–	0.001	–
–	–	–	1.2	–
–	–	–	1.5	–
–	–	–	1.7	–
–	–	–	2.0	–
–	–	–	2.5	–
–	–	–	3.0	–
–	–	–	3.51	–
–	–	–	3.5	–
30	20	240	3.5	11
30	20	250	3.5	11
30	20	250	3.5	11
25	20	230	3.5	11
–	–	–	0	–
–	–	–	0	–

＊5 因為沒有足夠的研究報告可以支援上限量的說法，所以 17 歲以下沒有確實的規定，但是並不表示可以保證大量攝取是安全的。

年齡（歲）	微量元素					
	鐵 (※6)		銅		鋅	
	推薦量	攝取量上限	推薦量	攝取量上限	推薦量	攝取量上限
	mg/日		mg/日		mg/日	
男性 0～5 (月)	—	—	0.3(標準量)	—	2~3(標準量)	—
6～11 (月)	6.0	—	0.3(標準量)	—	3(標準量)	—
1～2	5.5	25	0.3	—	4	—
3～5	5.0	25	0.4	—	6	—
6～7	6.5	30	0.4	—	6	—
8～9	9.0	35	0.5	—	7	—
10～11	10.5	35	0.6	—	8	—
12～14	11.5	50	0.8	—	9	—
15～17	10.5	45	0.9	—	10	—
18～29	7.5	50	0.8	10	9	30
30～49	7.5	55	0.8	10	9	30
50～69	7.5	50	0.8	10	9	30
70 以上	6.5	45	0.8	10	8	30
女性 0～5 (月)	—（—）	—	0.3(標準量)	—	2~3(標準量)	—
6～11 (月)	5.5（—）	—	0.3(標準量)	—	3(標準量)	—
1～2	5.0（—）	20	0.3	—	4	—
3～5	5.0（—）	25	0.3	—	6	—
6～7	6.0（—）	30	0.4	—	6	—
8～9	8.5（—）	35	0.5	—	6	—
10～11	9.0（13.0）	35	0.6	—	7	—
12～14	9.0（13.5）	40	0.7	—	7	—
15～17	7.5（11.0）	45	0.7	—	7	—
18～29	6.5（10.5）	40	0.7	10	7	30
30～49	6.5（10.5）	40	0.7	10	7	30
50～69	6.5（10.5）	45	0.7	10	7	30
70 以上	6.0（—）	40	0.7	10	7	30
孕婦（附加量）	13.0（—）	—	0.1	—	3	—
授乳婦女（附加量）	2.5（—）	—	0.6	—	3	—

※6 關於女性建議用量，（ ）外表示孕婦以及哺乳婦女使用，（ ）內則為有月經時的用量。

微量元素				電解質	
硒		碘		鈉 (*7)	鉀
推薦量	攝取量上限	推薦量	攝取量上限	標準量	標準量
μg/日		μg/日		mg/日	mg/日
16 (標準量)	—	130 (標準量)	—	100 (0.26)	400
19 (標準量)	—	170 (標準量)	—	600 (1.5)	800
9	100	60	—	—	800
10	100	70	—	—	800
15	150	80	—	—	1,100
15	200	100	—	—	1,200
20	250	120	—	—	1,500
25	350	140	—	—	1,900
30	400	140	—	—	2,200
30	450	150	3,000	—	2,000
35	450	150	3,000	—	2,000
30	450	150	3,000	—	2,000
30	400	150	3,000	—	2,000
16 (標準量)	—	—	—	100 (0.26)	400
19 (標準量)	—	—	—	600 (1.5)	800
8	50	60	—	—	800
10	100	70	—	—	800
15	150	80	—	—	1,000
15	200	100	—	—	1,200
20	250	120	—	—	1,400
25	300	140	—	—	1,700
25	350	140	—	—	1,600
25	350	150	3,000	—	1,600
25	350	150	3,000	—	1,600
25	350	150	3,000	—	1,600
25	350	150	3,000	—	1,600
4	—	110	—	—	0
20	—	190	—	—	370

＊7（ ）為食鹽相當量（g/日）。

提升代謝，維護肝功能

胺基酸

標準攝取量→2～6g

人體 16～20%是由蛋白質所構成，胺基酸是構成蛋白質的主要成分。如果人體的體重有 50kg，則其中的 8～10kg，便是胺基酸，人體的肌肉、消化道、內臟，及血液中的血紅素，頭髮、皮膚等中的膠原蛋白，各項身體組織構成，都不能缺少胺基酸。胺基酸可以說活躍於身體的各項活動，如：飲食、運動、健康、美容等，而能夠讓食物更美味的麩胺酸醯胺（Glutamine），也是胺基酸的一種。

自然界中已經發現的胺基酸，約有 500 多種。構成人體的基本胺基酸，約有 20 種，其中必須經由食物中攝取的必需胺基酸有 9 種，而能由人體內自行合成的則有 11 種，稱為非必需胺基酸，但並不是必需胺基酸一定要由食物中攝取，而非必需胺基酸則完全不需由食物中攝取。

當身體從食物中攝取蛋白質後，體內會將其分解為胺基酸，並且會依身體的需要，轉換為各種不同的胺基酸化合物，以提供身體利用。最近，有許多人根據自己身體的狀況，而使用各種不同的胺基酸，並且得到相當好的效果。胺基酸漸漸有類似藥效的功效，而想要維持各類胺基酸的均衡攝取，利用營養補充食品是最好的辦法。

功效・用途

各類胺基酸擁有不同的功效。絕大多數胺基酸，皆由肝臟代謝，但有一種稱為 BCAA 的支鏈胺基酸，也可以由肌肉中代謝。BCAA 具有維護肌

纈胺酸／白胺酸／異白胺酸 (Valine/Leucine/Isoleucine)	同屬支鏈胺基酸成分。為參與體內蛋白質增加及運動時熱量來源的重要胺基酸。
丙胺酸(Alanine)	為肝臟熱量來源的重要胺基酸。
精胺酸(Arginine)	確保血管等機能正常的必要胺基酸。
麩胺醯胺(Glutamine)	確保胃腸與肌肉等機能正常的必要胺基酸。
離胺酸(Lysine)	代表性的必需胺基酸，以麵食及飯食為主食容易攝取不足。
天門冬酸(Asparagine acid)	為速效性的高熱量來源。
麩胺酸(Glutamine acid)	富含於小麥與大豆，為速效性的高熱量來源。
脯胺酸(Proline)	為構成皮膚「膠原蛋白」的主要成分，為速效性的高熱量來源。
半胱胺酸(Cysteine)	具有抑制皮膚黑色素──麥拉寧素生成的功效。
酥胺酸(Threonine)	為必需胺基酸，具有促進酵素活性等功效。
甲硫胺酸(Methionine)	為必需胺基酸，參與體內各項重要物質的生成。
組胺酸(Histidine)	為必需胺基酸，參與體內組織胺（Histamine）的生成。
苯丙胺酸(Phenylalanine)	為必需胺基酸，參與體內多種有用胺（Amine）的生成。
酪胺酸(Tyrosine)	參與體內多種有用胺（Amine）的生成，與苯丙胺酸及色胺酸又稱為芳香胺基酸。
色胺酸(Tryptophan)	為必需胺基酸，參與體內多種有用胺的生成。
天門冬醯胺(Asparagine)	與天門冬酸同位於 TCA（熱量製造場所）附近。
甘胺酸(Glycine)	為製造穀胱甘肽（Glutathione）及血色素成分－普林（Porphyrin）的重要胺基酸。
絲胺酸(Serine)	為製造磷脂質與甘油（Glycerine）的重要胺基酸。

肉數量，及增加肌肉強度的功效，因此，如果以運動及減肥為目的的人，可以利用 BACC，使用時間最好是在運動前後最為有效。

胺基酸最近在瘦身的功效上，引起廣大的矚目，但尚未有資料顯示，攝取胺基酸可以瘦下來的例子。理想的減肥方式，最好能減少體脂肪，以及肌肉緊實。想要瘦身的人，建議可以使用能夠幫助身體分解，並燃燒脂肪的丙胺酸（Alanine）、組胺酸（Histidine）、天門冬酸（Asparagine acid）、精胺酸（Arginine）及能提升代謝的 BACC、麩胺醯胺（Glutamine）。BACC 對於肝功能不全所引起的症狀，也有預防的效果。

麩胺醯胺還具有消除肌肉疲勞的效果，提升免疫力效果，並能夠保護胃腸黏膜，因此也被當作治療消化性潰瘍的用藥。

攝取不足時

胺基酸攝取不足，會引起許多成長障礙，及各種嚴重的疾病。一般飲食較不容易有胺基酸攝取不足的情況。

使用祕訣

小麥由於缺乏離胺酸（Lysine）、甲硫胺酸（Methionine）、酥胺酸（Threonine）等必需胺基酸，所以平日以小麥為主食的人，需增加含有必需胺基酸的肉類及乳製品等。另外，米飯中較缺乏的離胺酸，可以用富含離胺酸的豆類來加以補足。而豆類中較不足的甲硫胺酸（Methionine），也可以用富含甲硫胺酸的米飯來補足。也就是說，以飯及麵類等為主食，再加上肉類、魚類、蛋、大豆等副食的均衡飲食，是很重要的。

由於外食使得營養不均衡，或激烈運動，使特定的胺基酸持續消耗，在這些情況下，營養補充食品便是最有效的方法。一般我們由食物中攝取的蛋白質，必須先經過小腸的消化分解，但營養補充食品中的胺基酸，可以直接供身體吸收利用。

含量豐富的食物

牛乳、優格、鮪魚、肉類、蛋、海苔、蛤、螃蟹、大豆等。

注意事項

屬一般天然食物成分，較無副作用。其他營養補充食品與藥物的並用，目前為止，尚未有發生問題的報告出現。

攝取需要時間

並無特定期間，但持續的攝取，對健康的維持有顯著效果。

攝取不足的常見症狀

血液循環不良而引起的肩膀酸痛、手腳冰冷、感冒、壓力、肌膚問題等。

幫助腸胃更強健，促進酒精分解

蘆薈

蘆薈為百合科蘆薈屬的多肉植物，種類有 500 種以上。其中，藥用蘆薈較具代表性的有費拉蘆薈（Aloe Vera）及木立蘆薈（Aloe Arborescens）。

費拉蘆薈原產於非洲，沒有樹幹，而是由地面生出葉子的植物。葉子肉厚，並且呈放射狀生長，耐寒性較差，在日本的沖繩島到處可見。另一方面，木立蘆薈則從樹幹發展出踞齒狀的葉子，向四方散開，有時甚至可以長到 4 公尺高。其名稱的原意，即是像樹一樣站立著的意思，對寒冷的忍受性較強，兩種蘆薈皆是日本自古以來就被用於當作草藥的珍貴植物。木立蘆薈（Aloe Arborescens）是

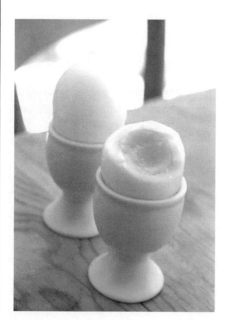

在日本鎌倉時代，經由絲綢之路引進，用於治療燒傷、擦傷等各種疾病，甚至被日本人暱稱為不需要醫生的植物。

最近費拉蘆薈的葉肉，被添加於優格等食品中，可以吃的特色，已被日本人廣為接受。營養補充食品中，費拉蘆薈的葉皮及葉肉，都被拿來使用。至於木立蘆薈，依日本相關法規，則只能食用其葉肉。因品種不同、使用方法不同，製成商品的功能成分也有差異。

功效‧用途

費拉蘆薈其葉皮中的苦味成分，富含蘆薈素（Aloine）與蘆薈大黃素（Aloe Emodin），這些成分具有較輕微的瀉藥作用及健胃作用，因此可以緩和便祕症狀，同時可幫助胃酸分泌。這種苦味成分，還具有解毒作用，因此可以提升肝臟功能，對於解除宿醉也頗具功效。

費拉蘆薈濕潤膠狀的葉肉，富含多醣類，所謂多醣體，是指多種醣分子結合而成的物質總稱，其組合的物質多達數百種以上，全世界對於多醣類的研究，已有明顯的成果，其中，具有特別功效的多醣體，也被一一證實。

當蘆薈多醣體進入胃內會覆蓋於胃部黏膜上，保護胃免受胃酸及食物的刺激，並具有幫助清掃腸內環境的作用。由於它是腸內好菌的誘餌，因此可以幫助腸道體內環保。其他還可

以促進細胞正常的成長，修復受傷害的細胞等，因此對於提升人體免疫力及加強內臟功能的效果，也是被期待的。

蘆薈其他多種功能成分，除了能改善胃潰瘍及十二指腸潰瘍外，還能有效降低血糖值，並能有效預防皺紋、青春痘、肌膚粗糙等問題。蘆薈素並具排泄膽固醇的效果。

實際上，長期服用蘆薈多醣體，具有改善胃潰瘍功效的臨床結果也已被證實。有資料顯示，對糖尿病患者投與蘆薈，可以明顯降低血糖值及中性脂肪值。更進一步，蘆薈中的蘆薈蜜心（Alomicin）成分，尚具有抗氧化作用、抗菌作用、抗癌作用等。

攝取不足時

由於蘆薈具有保護胃黏膜的作用，因此胃腸較弱的人，或是被胃痛所苦惱的人，應積極予以攝取。對預防糖尿病的效果，也是值得期待的。對於有糖尿病傾向的人，建議可以多加攝取。

使用祕訣

一般人較難接受生食蘆薈，所以利用含有蘆薈功能成分的營養補充食品，是很好的選擇。

對於容易消化不良及因為壓力而容易胃不舒服的人，建議可以在飯後使用含蘆薈成分的營養補充食品。胃酸過多等胃較差的人，建議可以飲用只含費拉蘆薈葉肉的果汁等營養補充食品。

含量豐富的食物
使用蘆薈製成的優格、果凍、飲料等。

注意事項
使用上如果出現皮膚症狀、胃腸功能障礙等情況時，須斟酌情況再予以攝取。由於成分接近天然食材，幾乎沒有副作用。與其他營養補充食品或藥物並用，到目前為止，尚未有任何發生問題的報告出現。

攝取需要時間
並無特定期間。但持續的攝取，對健康的維持，有顯著效果。

攝取不足的常見症狀
燒傷、擦傷、胃潰瘍、十二指腸潰瘍、肝臟病、糖尿病、感冒、高血壓、鼻炎、氣喘、肩膀酸痛、瘀傷、挫傷、蛀牙、齒槽漏膿、口內炎等。

使血流順暢，預防血栓

EPA

能夠使大腦活化的 DHA，及能夠使血流順暢的 EPA，都是富含於魚油中的不飽和脂肪酸。

兩者皆屬於 n-3 類脂肪酸系統，劃分於多元不飽和脂肪酸之中。

攝取含有α亞麻酸（Linolen）的植物油等食物，也會於體內依次轉換為 EPA 及 DHA。含量最豐富的供應來源，應屬脂肪多的青背魚等。EPA 及 DHA，皆是無法於體內自行合成的營養素，因此都必須由食物中攝取。

EPA 開始引起世人的矚目，是在 1970 年代。根據一項由丹麥醫師所進行的調查中顯示，丹麥人由於脂肪攝取量高，死亡原因高達 40% 以上，皆是心肌梗塞。相反的，居住於嚴寒地帶格陵蘭島的愛斯基摩人，也都是攝食一些高脂肪食物，卻罕見動脈硬化、腦中風、心肌梗塞等高脂肪食物引發的疾病。分析其原因，丹麥醫師認為，由於愛斯基摩人的主要食物來源，多是魚肉等富含 n-3 類脂肪酸 EPA 的原因。

現在，飲食生活西化的日本人也多食肉類，因此心臟病及腦血管障礙等疾病，占日本人死因的第 2 及第 3 名。以兩者總數計算，已凌駕第 1 名的癌症。為了預防這些疾病的發生，必須確保承載血液行走至各細胞的血管，能經常保持彈性而非硬化的狀態。

功效・用途

喜愛吃肉的人，容易引發動脈硬化，因為肉類所含的飽和脂肪酸，會使血液中的中性脂肪及膽固醇增多，並使血液變得渾濁，多餘的膽固醇，也會傷害動脈內壁，造成動脈硬化，並使血管變窄。

在預防血液凝固、動脈硬化、腦中風、心肌梗塞、高血壓、因動脈硬化引發的血栓疾病中，EPA 是最佳的營養素。

EPA 與 DHA 同樣都具有使血液中壞的膽固醇下降的功效。

以 n-3 類脂肪酸的功效而言，1 天攝取 4g 以下的 EPA 及 DHA，可以降低壞膽固醇值 5～10%，中性脂肪值 25～30%。

根據日本神戶大學研究顯示，對高血壓病患連續投與 1 日 2700mg 的 EPA，8 週後，確認具有降低血壓的效果。

雖然 EPA 與 DHA 具有許多相同的功效，但它們的作用又有微妙的不同。EPA 較具有抑制血液凝固的作用，另外，還能促進肝功能活性、中性脂肪排泄及血液順暢。

另一方面，DHA 則能使肝臟細胞膜柔軟，降低壞膽固醇在體內的含量。

不論如何，餐食之間加入魚的攝取，可以說是預防生活習慣病發生的有效辦法。另外，EPA 對於異位性皮膚炎及花粉症等過敏症狀，及關節炎

等發炎性疾病的預防及改善，也都具有效果。其他報告指出，對於憂鬱症及認知症，也具有改善效果。

但必須注意的是，大量 EPA 攝取，也許可以確保血液不容易凝固。但一方面，卻會造成傷口的容易出血，因此一般餐食間天然食物的攝取較不須擔心，但使用營養補充食品時，則要小心勿攝取過量。

攝取不足時

EPA 攝取不足時，會引起體內膽固醇值的增加，因而引發各種相關疾病，如動脈硬化、腦中風、心肌梗塞等。

另外，EPA 具有預防血栓症的功效，如果攝取不足時，容易造成血液栓塞，進而引發高血壓等疾病。

使用祕訣

EPA 與 DHA 都富含於沙丁魚及鯖魚等青背魚中。在加熱烹調的方法中，建議使用煮湯的方式為最佳。

EPA 及 DHA 在氧化後，就會轉換為脂質過氧化物（LPO）的有害物質，因此魚類除了要選擇新鮮的食材外，料理過後也應該儘早食用完畢。在飲食中如果能夠與含有β胡蘿蔔素、維生素C、E的蔬菜一起食用，也可以減少脂質過氧化物（LPO）。

同屬多元不飽和脂肪酸中，n-6 類脂肪酸的二十碳四烯酸（Arachidon），則與 n-3 類脂肪酸的 EPA 及 DHA，作用完全相反，因此，n-6 類脂肪酸二十碳四烯酸攝取過多，則容易招致生活習慣病，對n-6 類脂肪酸二十碳四烯酸的前身亞油酸的攝取，需要多加注意。

含量豐富的食物
秋刀魚、沙丁魚、鮭魚、鯖魚、鰤魚、竹筴魚等。

注意事項
屬一般天然食物成分，較無副作用。與其他營養補充食品或藥物並用，到目前為止，尚未有任何發生問題的報告出現。但由於其具有容易氧化的特質，因此須慎選值得信賴的商品。

攝取需要時間
對生活習慣病的改善，須持續的攝取，才能呈現效果。

攝取不足的常見症狀
動脈硬化、腦中風、心肌梗塞、高脂血症、高血壓、糖尿病、異位性皮膚炎、花粉症、支氣管氣喘、關節炎、憂鬱症、痴呆症等。

兒茶素

標準攝取量→並無特別標準

近年來，繼膳食纖維後，較令人期待能夠發揮對人體良好功效的營養素，就屬植物化學物。植物化學物是植物性的抗氧化營養素總稱。這些抗氧化營養素引起廣大矚目的原因，是由於它能有效抑制活性氧的生成，因此能預防老化、癌症等生活習慣病發生。

最近在各種研究中顯示，植物包括色素、香味、汁液等皆是植物化學物，也就是皆具有高效的抗氧化作用，代表性成分有：含於紅酒及茶中的多酚，含於番茄中的茄紅素，及含於大豆中的大豆異黃酮等。

綠茶中苦味成分的兒茶素，便是多酚的一種，同樣具有抗氧化功效。

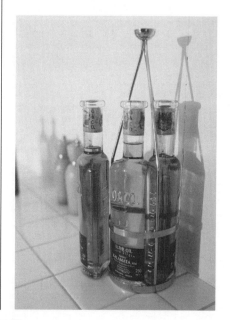

由於具有高效的抗氧化作用，因此能有效預防動脈硬化、癌症等疾病。另外對於肥胖及高脂血症也被確認具有預防及改善效果，所以含兒茶素的幾項特定保健食品，造成了銷售熱潮。

功效・用途

綠茶中的兒茶素功效，具有抗氧化、保護胃黏膜、抑制脂肪氧化、抑制紫外線對皮膚的傷害等，在這裡想要特別介紹給讀者的，是它的抗氧化作用。

兒茶素確實功效機轉，尚不了解，但類兒茶素與類黃酮化合物（Flavonoid）有協同作用，能抑制有害活性氧的增加，有效防止身體機能損壞，因此能發揮其對高血壓、動脈硬化等生活習慣病的預防及改善效果。

類兒茶素又可以分為 EC—Epicatechin、GCG—Gallocatechin gallate、EGC—Epigallocatechin、EGCG—Epigallocatechin gallate 四種，其中EGCG，被確認具有抑制癌細胞繁殖增生的效果。

綠茶的抗癌效果，到目前為止已相繼被發表。經常飲用綠茶的民眾，發生胃癌機率非常低。但也有研究顯示，兒茶素並不具癌症的預防效果，因此，更詳細的情況還有待研究。

另外，最近兒茶素也被指出，對體重及體脂肪量的下降具有功效，成為想改善肥胖情形的特效藥，因而引起廣大的矚目。以肥胖者為對象的臨床實驗顯示，對實驗對象連續投與 1 日

588mg 的兒茶素，12 週後大部分男性的內臟脂肪，與女性的皮下脂肪顯示出減少的情形。

攝取不足時

由於兒茶素具抗癌及抗氧化作用，如果缺乏，高血壓、動脈硬化、癌症等生活習慣病發生的危險機率就會提高。兒茶素可以經由綠茶等攝取，因此是日常生活中非常容易取得的成分，而且就算喝再多，也不太需要擔心攝取過多的問題，有生活習慣病的人應積極攝取。

常喝綠茶就不怕感冒，幾乎眾所皆知，這是由於綠茶中帶有高效的殺菌力。另外，茶類中含有的氟素，可以使牙齒表面更健康，對於預防蛀牙也很有效果。還具有降低體內血糖值的功效，因而能有效預防糖尿病，對於過敏症狀也有抑制效果。

使用祕訣

綠茶 100ml 當中含有 4mg 的維生素 C，及類黃酮化合物成分。由於綠茶中的維生素 C 受到兒茶素等保護，因此受熱力強。尤其維生素 C 也具有抗氧化作用，因此可以發揮雙倍的效果，每日飲用對健康是有益的。

通常一杯綠茶，含有 10～80mg 的咖啡因，因此容易引起胃腸功能障礙及失眠等症狀，這是由於咖啡因會使交感神經亢奮，但如果使用低咖啡因或營養補充食品，就比較不會有這方面的問題。

綠茶中的單寧酸會妨礙身體對鐵的吸收，因此攝食鐵時，不要飲用綠茶，但如果是含鐵的營養補充食品或醫藥品，一般都不受單寧酸的影響，因此使用上較無禁忌。

含量豐富的食物
綠茶、熟茶、粗茶、玄米茶等。

注意事項
屬一般天然食物成分，較無副作用。與其他營養補充食品或藥物並用，到目前為止，尚未有任何發生問題的報告出現。

攝取需要時間
短時間的攝取，較難呈現其效果，應持續的使用。

攝取不足的常見症狀
高血壓、高脂血症、動脈硬化、癌症、糖尿病等生活習慣病、胃潰瘍、食物中毒、感冒、蛀牙、口臭、肥胖等。

辣椒素

辣椒是在豐臣秀吉時代傳入日本。其中的辣味物質，即辣椒素，傳說韓國人因為攝食大量辣椒，因而肌膚細緻，並且非常苗條，而在日本掀起一股辣椒素的風潮。

吃完辣椒後，身體會覺得熱，有時會流汗，都是因為辣椒中辣椒素的關係。其實辣味成分多存在於種子附近，果肉部分只有少量，因為品種不同，辣的程度也會有所差異。像鷹爪一般的小辣椒，通常含有較多的辣味。

辣椒素具有燃燒體脂肪、預防肥胖、提升並持續新陳代謝的作用，對於便祕的改善及肌膚的細緻，也都具有功效，在日常生活中可以善加利用。

從以前，會在醃漬的食物中放入辣椒，便是利用它強力的殺菌效果，至今仍是生活中的一項智慧。

功效・用途

辣椒素具有促進熱量代謝的功能，這項功能已經獲得科學上的實證。攝取入體內的辣椒素，由於能刺激大腦的中樞神經，催促副腎皮質素分泌腎上腺素。更進一步，促進脂肪分解酵素的活性，因此能提高熱量代謝，有效燃燒脂肪。另外，還能促使肝臟及肌肉內的肝精（Glycogen）代謝旺盛。

在英國一項實驗中指出，攝食750kcal 的早餐中，加入各 3g 的辣椒醬及芥末醬，比起另外完全不加入的人，熱量代謝可以提高 30%。因此辣椒素被認為具有減少體脂肪及防止肥胖的效果。

攝取辣椒素不但可以提高新陳代謝，在剛開始運動時由於比較早燃燒脂肪，因此節省醣類的消耗，可以維持較好的體力，這被認為對瘦身深具良好的效果。

辣椒素還具有刺激舌頭及胃黏膜，並增加食慾的效果，可以促進腸胃的蠕動，改善便祕的情況。但是，你也許有疑問，辣椒素能刺激食慾，那不是愈吃愈多愈來愈胖嗎？在對老鼠的實驗中發現，吃了摻有辣椒素誘餌的一組老鼠，比沒有吃的一組老鼠，體重反而沒有增加，因此刺激食

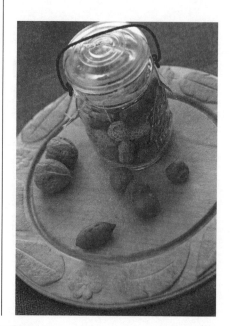

慾並不等於會造成肥胖。

另外，辣椒素還可以使身體溫熱，改善血液循環不良的情況。由於辣椒素刺激神經，促進血液的循環，因而能有效改善一些因血液循環不良而引起的症狀，如：頭痛、肩膀酸痛、手腳冰冷、生理痛、失眠等。

其他如抑制血壓上升、使心臟的運作正常，促進多餘水分的排泄，對浮腫情形也有改善效果。最近更進一步確認，其可以提升白血球的活性，具有提升免疫力的作用。另外，對於感冒等傳染疾病的預防效果，也是可以被期待的。

攝取不足時

辣椒素不足，容易使新陳代謝變差，且造成不易瘦的體質，甚至會使手腳冰冷及浮腫等症狀，更加惡化。

由於辣椒素是包含於辣椒中的成分，因此很困難大量攝取，如果攝取過多，也會引起胃腸黏膜的損壞，因此千萬不可因為想成為易瘦體質而大量攝取，最終導致身體的傷害。

使用祕訣

辣椒等香辛料，可以包住食物的美味，在咖哩飯及義大利麵的料理中，經常使用。另外，在日本拉麵及烏龍麵料理店中，擺在桌上供人自由添加的一味及七味等，也是日本常見的香辛料，有些店並提供豆瓣醬及辣油等。總之，飲食間不妨多加入一道添加辣椒的料理。

另外食用辣椒時，只需要一點鹽分，味道便非常足夠，還有減鹽的效果。建議害怕攝取過多鹽分的人，可以用辣椒來代替。

含量豐富的食物
辣椒、泡菜、塔巴斯辣醬（Tabasco Sauce）、辣椒醬、豆瓣醬、辣油、朝鮮辣、椒豆醬等。

注意事項
屬一般天然食物成分，較無副作用。與其他營養補充食品或藥物並用，到目前為止，尚未有任何發生問題的報告出現。

攝取需要時間
預防生活習慣病上，短時間的攝取，較難呈現效果，應持續使用。

攝取不足的常見症狀
肥胖、高血壓、胃腸虛弱、胃潰瘍、感冒、鼻炎、支氣管氣喘、肩膀酸痛、腰痛、神經痛、風濕、手腳冰冷、生理痛、失眠等

消除疲勞，恢復體力

檸檬酸

檸檬酸為有機酸的一種，富含於柑橘類，是帶有酸味的一種成分。我們身體擁有將攝取的食物轉換為熱量的機制，其中碳水化合物及醣類，會在體內被吸收後，轉換為葡萄糖，再經由體內酵素、維生素 B 群、C 等，將其燃燒並轉換為熱量。

在這樣的過程中，首先需要檸檬酸為首的 8 種有機酸，最後再循環至檸檬酸，形成一個循環的過程，稱為檸檬酸循環。在這樣的循環會產生熱量，及老舊廢物被燃燒這兩項重要作用。其中，檸檬酸更是不可或缺的重要營養素。

檸檬酸循環比喻為水力發電廠，為了製造出能量，因而需要水。水便是營養素，而控制水流設備則有 8 項，即有機酸。其中支援運作的工程師，便是維生素群。

假使身體出現問題，體內原有的機能便無法正常發揮，例如：因運動產生的乳酸疲勞物質，若加以囤積時，會使得熱量產生的能力下降，而檸檬酸便是負責將這些疲勞物質清除乾淨，並使體內葡萄糖能有效燃燒、恢復體力的重大功臣。

功效・用途

存在於食物中的碳水化合物（醣類），由消化器官吸收後，轉換為葡萄糖，並送入血液中，血液把葡萄糖轉送給細胞後，就由細胞的熱量生產工廠線粒體（Mitochondria），將葡萄糖製造轉換為熱量，從這裡開始便是

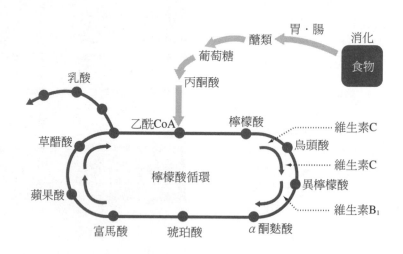

檸檬酸循環。

如果葡萄糖無法被完全燃燒殆盡，剩下一些燃燒不完全，稱為焦化葡萄糖的物質，便會被囤積在肌肉中，其中一部分會被轉化為疲勞物質乳酸。在激烈運動後產生的疲勞感，便是因為這些乳酸的關係。

攝取不足時

檸檬酸具有促進食物中的鈣、鎂等礦物質，被身體吸收的效果。另外，檸檬酸的酸味，還能刺激腮腺分泌腮腺激素（Parotin），因而能夠促進身體代謝，維持身體正常機能。

一般健康人，體液會呈現弱鹼性，但如果體內囤積焦化葡萄糖及乳酸，則會使體液呈現酸性，引起疲勞、肌肉酸痛、肩膀酸痛等症狀，因此為了確保體液能維持弱酸性，攝取檸檬酸，以調整檸檬酸循環的正常運作是有必要的。

使用祕訣

疲勞時，吃點酸的東西吧！這種說法，正是由於檸檬酸的關係。運動前後，攝取檸檬酸，可以使體力恢復的比較快。入浴前攝取，可以促進代謝。另外，在一連串檸檬酸循環中，並不是只需要攝取檸檬酸，各種維生素、礦物質、胺基酸等，也都需要加以補充，最好能補充含有基本維生素及礦物質的營養補充食品。

在運動時，吃些檸檬；出遠門時，常補充酸梅；沒有食慾時，做點

加醋的食物來吃，皆不失為好方法。在日常生活中，可依照自己的狀況來做適當的補充。

含量豐富的食物
檸檬、柑橘、葡萄柚、鳳梨、奇異果、桃子、洋梨、酸梅等。

注意事項
屬一般天然食物成分，較無副作用。與其他營養補充食品或藥物並用，到目前為止，尚未有任何發生問題的報告出現。

攝取需要時間
可視狀況斟酌使用。

攝取不足的常見症狀
疲勞、肩膀酸痛、肌肉痛等。

輔酶 Q10

標準攝取量→90～300mg

輔酶 Q10（Coenzyme）為體內自行合成的脂溶性輔酶，能促進細胞膜中線粒體（Mitochondria）的作用，並參與體內熱量來源三磷酸腺甘（Adenosine）的生成，具有輔助細胞及組織活動功效，大多存在熱量代謝特別旺盛的心臟肌肉及骨骼肌肉中。

人體支援身體活動能量的是，體內 ATP 所製造的熱量，而 ATP 生成中，輔酶 Q10 是不可或缺的重要物質，如果體內缺乏輔酶 Q10，會使熱量生產效率下降，致使全身細胞的機能也跟著衰退，因而使人容易產生疲勞等現象，同時體內的抗氧化能力也跟著下降，並造成免疫力的衰退，容易發生感冒等疾病。

輔酶 Q10 一直被用於心臟病的醫療用藥，至 2001 年厚生勞動省才將其改定為食品藥物，自此受到各方的矚目，現在可以很容易在營養補充食品中看到它們。雖然輔酶 Q10 也可以從食物中攝取到，但人體常因為生活習慣病及年齡增加等原因，因而使得身體對於我們攝取的食物，合成轉換為輔酶 Q10 的能力變差，因此利用營養補充食品直接攝取輔酶 Q10，是有效的方法。

功效・用途

輔酶 Q10 可以促進人體新陳代謝與熱量的生成，對於消除疲勞及恢復體力具有功效，還可以提升心臟機能、促進血液循環，有效預防及改善狹心症、心肌梗塞、心機能不全等心臟病及高血壓的症狀。

在一項針對心肌梗塞患者144 人，所做的研究報告中指出，連續投與患者 1 日 120mg 輔酶 Q10，4 週後確認輔酶 Q10，可以改善患者胸痛及心率不整。

輔酶 Q10 本身具有強力的抗氧化功效，不僅可以保護細胞膜，並能夠改善免疫機能的失調，可以期待其對糖尿病、癌症等生活習慣病做出有效的貢獻。

2003 年，根據日本DHC研究團隊所發表的報告中指出，輔酶 Q10 與抗氧化維生素的連同作用，確實可以減少因活性氧的增加，而損壞身體的氧化障礙情況。輔酶 Q10 可以幫助與活性氧戰役中敗退的維生素群們再重振旗鼓，是維生素群的 Best Partner。

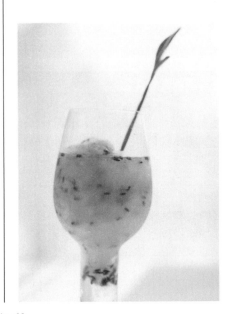

輔酶 Q10 能夠預防壞的膽固醇 LDL 的氧化，抑制脂質過氧化物（LPO）增加的情況。最近輔酶 Q10 被研究證實對帕金森氏症具有功效，持續使用輔酶 Q10，可以提高心肺功能，也可以加速對肌肉的修復作用，對於運動的人來說無疑是一項福音。

服用降膽固醇藥的人，會使體內的輔酶 Q10 減少，因此可以利用營養補充食品來加以補足。

攝取不足時

體內的輔酶 Q10 不足時，容易累積疲勞，引起倦怠感、頭暈、身體不適、食慾不振、心悸、呼吸困難、血壓升高、心脈不整、肩膀酸痛、腰痛等各種症狀。另外，手腳也容易變得冰冷、便祕或下痢、感冒、變胖、感覺肌肉無力、變得忘東忘西等。

使用祕訣

輔酶 Q10 是一種身體原有的物質，但也可以由食物中攝取。富含輔酶 Q10 的食物有青背魚、肉類、甘藍菜等黃綠色蔬菜、豆類等，由於輔酶 Q10 也屬脂溶性物質，因此食用時，加上油分一起料理，可以提高身體的吸收率。

由於從食物中無法充分攝取，加上隨著年齡的增加，體內製造輔酶 Q10 的機能也跟著下降，因此利用營養補充食品，是一個不錯的辦法。與其他營養補充食品或藥物並用，到目前為止，尚未有任何發生問題的報告出現。但正在使用其他藥物的人，則須洽詢主治醫師後再予以使用。

含量豐富的食物
沙丁魚、鯖魚、青背魚、豬肉、牛肉、肝臟、甘藍菜、菠菜、馬鈴薯、大豆、豆腐等大豆製品。

注意事項
屬一般天然食物成分，較無副作用。使用其他藥物的人，則須洽詢主治醫師後，再予以使用。

攝取需要時間
對糖尿病、心臟病、癌症等生活習慣病的預防及改善，建議持續攝取。

攝取不足的常見症狀
倦怠感、頭痛、肩膀酸痛、腰痛、關節疼痛、手腳冰冷、生理不順、浮腫、睏倦、牙周病等。

保濕抗皺，創造返老還童的奇蹟

膠原蛋白

標準攝取量→並無特別標準

膠原蛋白是形成人類與動物身體的一種纖維狀蛋白質，我們常可以在煮熟後冷卻的肉類和魚類中，看見一種狀似果凍的膠狀物質，即是膠原蛋白。

膠原蛋白約占人體全體蛋白質的30%，構成人體皮膚、頭髮、指甲、骨骼、血管等，連結身體所有的細胞。

皮膚的真皮層（新生肌膚的生成部分）約有70%是膠原蛋白成分，膠原蛋白除了把細胞們互相連結在一起，並提供細胞們氧氣與營養，負責去除老廢物質。

膠原蛋白富含於動物的骨骼及軟骨中，具有維護肌膚的細緻及彈性功效，因此被使用於許多和肌膚相關的乳液產品中。

在人體20歲左右，膠原蛋白便開始失去生成的能力，隨著年齡增加，不足的情形也愈來愈嚴重，因而肌膚失去濕潤度，並進入老化。

膠原蛋白在失去生成能力之後，對於骨骼的健康，也有相當程度的損害，為了改善這些情況，平日需積極攝取膠原蛋白。

功效・用途

人體肌膚分為表皮、真皮及皮下組織三層。表皮位於肌膚的最外層，對於外來的刺激具有捍衛的功能，而在下層支援表皮肌膚的，即是充滿膠原蛋白的真皮層，具有維持肌膚濕潤及彈性的功能。

表皮細胞會以約 28 天為一個週期，生出新的細胞。最外層的舊細胞，便會成為皮屑脫落，這種皮膚新陳代謝的循環過程稱為再生。皮膚的循環再生過程，是否能循正常的週期予以進行，以保持肌膚的健康，關鍵便在於膠原蛋白是否足夠。

攝取不足時

膠原蛋白還與關節軟骨部分是否滑順，使骨骼不至於互相摩擦息息相關。膠原蛋白能幫助鈣，沉澱於骨骼組織中，維持骨骼健康，對於關節疼痛、骨質疏鬆症等症狀，也具有良好的改善效果。

在一項針對關節炎患者所做的臨床實驗報告中顯示，連續投與病患膠原蛋白，確實能緩和其膝蓋及股關節的疼痛。

人體眼球的水晶體、角膜也都存在著膠原蛋白，如果膠原蛋白新陳代謝情況佳，可以預防眼睛疲勞及老花眼等。

人體內膠原蛋白的分解與合成，是不斷反覆進行，隨著年齡增加，這樣的機能便漸漸失調，因此新的膠原蛋白生成變得困難，而舊的膠原蛋白缺乏彈性與伸縮性，保水能力也不佳，卻囤積體內。

假如膠原蛋白的新陳代謝功能變差，皮膚的循環再生週期就會紊亂，使得肌膚開始出現皺紋、褐斑、皮膚粗糙等老化現象。為了要預防這些肌膚問題，對抗老化現象，使自己看起

來更年輕，維持膠原蛋白新陳代謝功能的正常非常重要。

根據一項，以 30 歲世代的女性為對象的美容及美膚研究報告顯示，投與這些女性由魚類萃取而來的膠原蛋白，結果顯示膠原蛋白對於肌膚水分的維持，皮膚的柔軟度與彈性，都有明顯的改善效果，並確實能改善肌膚粗糙的問題。

使用祕訣

膠原蛋白富含於魚的頭及尾部、雞爪、豬腳、牛筋等，大多富含於動物的活動部位。由於易溶於水中，如果用水煮式烹調，最好能把湯汁一起喝掉，而煮爛後再予以食用，是最好的攝取方式。另外，單獨攝取膠原蛋白，不如與生成膠原蛋白的必要物質，維生素 C 或鐵質，一起攝取來的有效，並且也能提升身體的吸收率。

由於膠原蛋白所富含的食物，在現實生活中較難以每天攝食，因此利用營養補充食品，是很好的辦法。想要增加肌膚保濕能力，可以與玻尿酸一起攝取。玻尿酸為存在皮膚真皮層中的一種多醣體，具有優秀的保水機能。

至於關節炎的預防與改善，則建議可以並用軟骨素（Chondroitin）與葡萄糖胺（Glucosamin），效果會更好。另外，營養補充食品有各式飲料、粉末、錠劑的製品。如果擔心狂牛症的問題，有許多成分已改用豬、雞、魚等原料製成，可以安心使用。

含量豐富的食物

雞爪、豬腳、豬耳、排骨、牛筋、鰻魚、鮭魚、鰈鰈魚、海參、貝類等。

注意事項

如果出現皮膚疹、胃腸功能障礙等，對膠原蛋白過敏的情形時，須斟酌情況再予以攝取。屬一般天然食物成分，較無副作用。與其他營養補充食品或藥物並用，到目前為止尚未有任何發生問題的報告出現。

攝取需要時間

一般短期間的攝取，較難顯現出效果，須持續使用為佳。

攝取不足的常見症狀

肌膚老化現象——皺紋、褐斑、皮膚粗糙、關節疼痛、腰痛、骨質疏鬆症、眼睛疲勞及老花眼、毛髮脫落、白頭髮、過敏症狀等。

膳食纖維

提到膳食纖維對身體非常好時，一定會讓你覺得真是老掉牙的話題，但不知道你是否注意到，與從前不同的是，由於現代人對膳食纖維的重視，使得許多食品加工廠，也開始紛紛推出加入膳食纖維成分的新商品。在市面上，這些新商品如雨後春筍般一一登場。

但對從前的人來說，膳食纖維只是人類消化酵素無法分解的食物殘渣罷了。

所謂膳食纖維，就是人體的消化酵素所難以消化分解的食物成分總稱及定義。膳食纖維可以分為溶於水的水溶性膳食纖維，與不溶於水的不溶性膳食纖維。

現在膳食纖維突然大受歡迎的原因，是由於人類發現膳食纖維可以增加排便量，有預防便祕的功效。而這也是它最大的好處。因此膳食纖維是預防動脈硬化、糖尿病、大腸癌等生活習慣病的有效物質。

功效・用途

膳食纖維被列為與五大營養素（醣類、蛋白質、脂肪、維生素、礦物質）並列的第六大營養素，並深受世人的重視。它最廣為人知的用途，是可以促進腸內比非德式菌（Bifidus）的活性，能幫助改善腸內環境，並使腸蠕動增加，對於排便順暢相當有幫助。

膳食纖維又分為水溶性與不溶性的兩種，讓我們來看看它們有什麼不同的特性。

水溶性膳食纖維為植物細胞內的儲存物質或分泌物，它可以溶於水，並包住食物中的水分，使食物呈現黏稠的膠狀，能幫助身體抵擋不需要吸收的物質，並使這些物質隨著糞便一起排出體外，具有對人體有效的生理作用。因此，對於肥胖生活習慣病，具有非常大的預防效果。

水溶性膳食纖維在體內的運作機能如下：

- 緩和身體對葡萄糖的吸收速度，預防飲食後體內血糖值突然上升。
- 抑制膽固醇的吸收。
- 吸收膽汁酸，並排出體外。
- 形成腸道內高黏度的黏膠體，預防營養流失，減緩營養素的吸收速度。
- 將食鹽中的鈉排出體外，有助於降低血壓。

不溶性膳食纖維，包括纖維素（Cellulose）、半纖維素（Hemi-Cellulose）、果膠質（Pectin）、木質素（Lignin）等，對於肥胖、便祕、大腸癌的預防與改善，深具效果。

而不溶性膳食纖維在體內的運作機能如下：

- 由於不溶性膳食纖維，需要較久的咀嚼時間，因此可以增加唾液的分泌量；另外，在胃裡有長時間停留的特性，也會讓身體有飽足感。
- 讓糞便變軟、增加殘渣、促進腸蠕動，能增加腸內有用菌種，改善腸內環境。

・促進腸內有害物質（致癌物）排出
體外。

攝取不足時

膳食纖維能夠促進腸內比非德式菌等有益菌種的活性，改善腸內環境，並使腸的蠕動增加，使排便更順暢。如果膳食纖維攝取不足時，首先會使糞便變硬，產生嚴重的便祕現象，甚至有引發大腸癌的危險。

由於膳食纖維能夠促進消化道的作用，使小腸分泌的腸液與膽汁量增加，進而減緩對葡萄糖的吸收，因而能夠預防飲食後，體內血糖的急速上升，如果平日沒有攝取膳食纖維，容易引起糖尿病及低血糖症等疾病。

其他容易引發的疾病，尚有肥胖、高血壓、動脈硬化等。

使用祕訣

許多人都已具備哪些食物富含膳食纖維的知識，但在這裡要提醒您，如果因某一項食物富含膳食纖維，而整天吃同樣一道菜，是會減弱它在身體裡的效果。由於大量攝取同樣一種膳食纖維，會使得同樣一種腸內菌大量繁殖，增加對該種食物的分解能力，被身體所吸收後，會使得原來膳食纖維的功效被破壞。因此，對於膳食纖維的攝取，要記得常常更換各種不同的食物。

含量豐富的食物

紫蘇、芹菜、牛蒡、大蒜、扁豆、甘藍菜、辣椒、南瓜、生香菇、木耳、蒟蒻等。

注意事項

屬一般天然食物成分，較無副作用。與其他營養補充食品或藥物並用，到目前為止，尚未有任何發生問題的報告出現。

攝取不足的常見症狀

便祕、動脈硬化、糖尿病等。

大豆異黃酮

標準攝取量→50mg

大豆含有一種與女性荷爾蒙相同作用的物質，稱為大豆異黃酮。由於它對女性更年期的諸多症狀，及停經後的症狀，都具有預防的效果，因而在最近頗受人矚目。

大豆異黃酮為大豆特有的成分，屬植物性多酚的一種。它最大的特徵，是擁有與女性荷爾蒙雌激素一樣的作用，因此，也被稱為吃的女性荷爾蒙。

從 5 公斤的大豆中，只能萃取出 10 公克的大豆異黃酮。因此，大豆異黃酮是大豆中的珍貴成分。最近，大豆異黃酮成分的營養補充食品也造成熱銷。

女性攝取大豆異黃酮，等於補充荷爾蒙雌激素，可以減緩女性因更年期荷爾蒙失調所引發的各種症狀，或女性月經來潮前的下腹部疼痛、腰痛、乳房腫脹、疼痛等症狀。

功效・用途

女性因更年期障礙所引發的各種不適，如身體發熱、發汗、頭痛等，通常約發生在 45～55 歲的 10 年間，這也正是停經後，身體所產生的各種變化。至於女性停經後，為什麼會產生這些症狀呢？主要是由於卵巢機能衰退，致使雌激素分泌驟減，使得荷爾蒙調節機能失調，最後導致更年期障礙。

由於大豆異黃酮，正好類似女性身體中減少分泌的雌激素，如果攝取大豆異黃酮，便可以取代雌激素，減少因荷爾蒙失調所引發的各種更年期障礙。與歐美女性相較，日本女性的更年期障礙較為緩和，身體的種種不適症狀也較少，身體狀況相對較為穩定，而這樣的情況，可能是由於日本女性，多攝食豆腐等大豆製品的關係。

日本免疫學調查報告中，證實女性多攝食大豆異黃酮，的確可以改善更年期障礙的各種症狀。

另外，大豆異黃酮也能對骨質疏鬆症具改善效果。雌激素為體內控制鈣吸收的物質之一，鈣會因為攝取過量，而由骨骼中釋出，溶解於血液中。而雌激素能改善這種情況，促使骨骼生長，因此攝取大豆異黃酮，對因雌激素減少而引起骨質疏鬆症的更年期女性來說，助益最大。

另外值得一提的是，大豆異黃酮還具有清除有害物質活性氧的抗氧化功能。由於大豆異黃酮中，含有一種有效物質 GENISTIN，具有高效的抗氧化能力，能將體內的活性氧予以中和，抑制脂質過氧化物（LPO）的生成。在對動物的實驗當中也發現，GENISTIN 確實具有提高 SOD（體內的抗氧化酵素）的抗氧化作用。

雌激素攝取過剩，也會引發一些疾病，相對於此，大豆異黃酮除了可以取代雌激素，同時也可以有效改善雌激素分泌過剩狀況，並保持穩定的作用，這也就是為什麼會在大豆異黃酮的相關商品上，讀到這樣的訊息「可以幫助抑制女性荷爾蒙過剩的狀

況，並取代女性荷爾蒙不足」。

優格，可以提升大豆異黃酮的吸收。

攝取不足時

大豆異黃酮攝取不足，與保護女性年輕有活力的雌激素不足，是一樣的，因此未停經的女性，也有可能出現與更年期障礙相同的症狀。

最近，有許多女性在 30 幾歲之後，便發生停經的現象，因此希望女性們都可以從年輕時，便開始攝取大豆異黃酮，以避免提早老化。

使用祕訣

攝取與女性荷爾蒙相同作用的大豆異黃酮的方法，最好能確保其一天之中在血液內保持一定的含量。研究報告指出，攝取大豆異黃酮後 2 小時，其在血液中的濃度，將達到最高，它在體內的作用，也達到顛峰的狀態，之後便呈現下降趨勢，因此一天之中，分幾次攝取，是確保大豆異黃酮在體內維持一定濃度最好的辦法，也會使攝取的大豆異黃酮得到更好的效果。

另外，身體對大豆異黃酮的吸收情況，也因個人體質不同而有差異。腸內的環境如果充滿益菌，會有助於大豆異黃酮的吸收，通常大部分的大豆異黃酮，會與糖分結合，而結合後的物質，分子粗大，因此需要好的菌種分解，才能被身體所吸收，因此如果腸內的有益菌愈多，對大豆異黃酮的吸收效率就會更好。

在富含大豆異黃酮的豆漿中加入

含量豐富的食物

大豆、豆腐、豆漿、豆奶、納豆、黃豆粉、味噌等大豆製品。

注意事項

屬一般天然食物成分，通常不會發生類似荷爾蒙療法的副作用及對健康的危害。由豆腐等大豆製品中攝取即可，再依個人情況，斟酌對營養補充食品使用量的增減。但對大豆過敏的人，或被診斷為前列腺癌或乳癌的人，則須洽詢主治醫師後再予以使用。

攝取需要時間

希望預防及改善生活習慣病的人，短期間的攝取，較難顯現出效果，因此須持續使用為佳。

攝取不足的常見症狀

抗氧化作用、抗動脈硬化作用、抗癌作用、降低膽固醇作用等。

DHA

標準攝取量→1～2g

日本自古以來，原是以魚類為餐桌上的主食，後來由於飲食習慣漸漸西化，而改以雞、豬、牛等為主要肉類食物，最近才又開始修正回來，主要是因為青背魚中富含 EPA（Eicosapentaenoic 酸）及 DHA（Docosahekisaein 酸）成分。

脂肪一般分為飽和脂肪酸、單元不飽和脂肪酸與多元不飽和脂肪酸三種。其中，飽和脂肪酸多富含於動物性油脂中，單元不飽和脂肪酸存在於橄欖油、紅花油等油脂中，而多元不飽和脂肪酸，則多存在於大豆油及葵花油等油脂中。

EPA 及 DHA 兩者，皆屬於「n-3類」不飽和脂肪酸，劃分於多元不飽和脂肪酸中。另外，生存在海底零下45℃低溫魚類的脂肪，還能夠保持在液體狀態，便是由於不飽和脂肪酸可以忍受零下45℃低溫的特性。相對於此，飽和脂肪酸則是在常溫中，便呈現出固體狀態的性質。

DHA 雖然存在於體內的中樞神經系統、網膜、心臟、母乳中，卻無法由體內自行合成，是一種必須由食物中攝取的營養素。

攝取管道皆是在我們身邊唾手可得的魚類，如沙丁魚、鯖魚等，因此最好能經常食用。最近，許多含有EPA 及 DHA 成分的精製魚油健康輔助食品，也紛紛上市，不妨善加利用。

功效・用途

EPA 及 DHA 可以抑制造成動脈硬化的膽固醇值，及中性脂肪值的上升，改善高脂血症，預防生活習慣病的發生，並且使血液中不好的膽固醇LDL 下降，增加好的膽固醇 HDL。另外，DHA 還具有抑制合成脂肪酸酵素活性的功能，使血流順暢，預防心臟病及血栓。

DHA 主要具有增強記憶及學習能力的作用，DHA 多存在於腦及神經組織中，能促進神經細胞對資訊順利的傳送，對於腦細胞機能的維持，扮演重要的角色。

資料顯示DHA除了對痴呆症有改善的效果外，對煩躁不安及攻擊性也有抑制的效果，對於神經過敏的孩童，則有精神安定作用，並可緩解壓

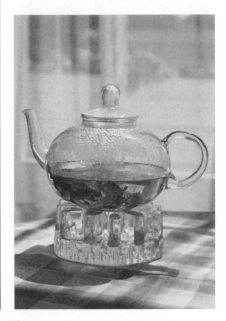

力。

目前在嬰幼兒奶粉中，添加 DHA 以促進嬰幼兒腦神經細胞的增加，是經過 WHO 認可的添加成分。包括日本在內的 50 幾個國家，對於添加 DHA 的嬰幼兒食品，也都予以販售的許可。另外，DHA 還可以提升視力及改善過敏體質。

攝取不足時

由於 DHA 與中樞神經的作用有所關聯，因此 DHA 不足時，會使得人的分析推理及記憶能力衰退，但吃的愈多，也無法保證會愈聰明。

DHA 能夠有效預防高脂血症及生活習慣病，有這方面困擾的人，可以積極攝取。

使用祕訣

魚類如果不新鮮，會使得不飽和脂肪酸變質，轉換為造成動脈硬化的脂質過氧化物（LPO），因此原本為了健康而攝取魚，卻吃到不新鮮的魚，反而會損害身體的健康，故要慎選新鮮的魚材。

EPA 及 DHA 最理想的攝取方法是生食，在加熱烹調時，建議勿使脂肪流出，若要採用燒烤與煎的方式，建議可以將湯一起喝掉的煮湯方式最佳。

由於脂肪是非常容易氧化的物質，因此料理過後，應該儘早食用。另外，也應該與含有β胡蘿蔔素、維生素 C、E 等，抗氧化維生素的蔬菜一起食用，效果會更佳。

含量豐富的食物

秋刀魚、沙丁魚、鮭魚、鯖魚、鰤魚、竹筴魚等。

注意事項

屬一般天然食物成分，較無副作用。與其他營養補充食品或藥物並用，到目前為止，尚未有任何發生問題的報告出現。但由於其具有容易氧化的特質，因此須慎選值得信賴的商品。

攝取需要時間

一般人對 DHA 的平均攝取量並不到必須量的一半，如果無法時常攝食魚類，可以利用營養補充食品，並持續的使用，也是很好的辦法。

攝取不足的常見症狀

高脂血症、高血壓、動脈硬化、狹心症、心肌梗塞、腦中風、異位性皮膚炎、記憶學習能力低落、痴呆症、視力變差等。

保水能力特優的美膚聖品

玻尿酸

許多女性可能早就相當熟悉玻尿酸這項成分，因為它是維持年輕美麗肌膚的重要物質，那麼玻尿酸到底是什麼樣物質呢？

玻尿酸其實是存在於身體皮膚、軟骨、關節液等各個組織中的一種黏多醣體。玻尿酸擁有優秀的保水性質，是保持肌膚組織水分，使肌膚滋潤柔軟的重要物質。

1g玻尿酸，可以擁有 80ml（理論上 1g 可以保水 500～1000ml）的高度保水能力，但隨著年齡的增加，玻尿酸開始從體內減少。

不過，玻尿酸可以由體外攝取，為了提高肌膚的保濕能力，維持肌膚水嫩，並且保持肌膚年輕美麗的狀態，可以多攝取玻尿酸。

功效・用途

隨著年齡增加而減少的玻尿酸，在以美容為目的的抗老營養食品方面，也頗受矚目。

玻尿酸是連結細胞間的潤滑劑，並使得細胞間的各項機能得以順利完成。玻尿酸不足，會使肌膚失去原有的彈性。

皮膚表皮層中的玻尿酸，多數存在於角質層中。玻尿酸是親水性（容易保持水分）與疏水性（容易流失水分）兩種性質並存的物質。因此，必須與表皮層中的脂肪一起作用，才能保住肌膚的水分，並共同維持肌膚正常的機能。

人體中的玻尿酸，約有 50% 都存在於皮膚中，並擁有良好的保水能力，但人體的玻尿酸含量以胎兒時期最多，30 歲以後開始減少，到了 40 歲便開始急速下降。在這種情況下，以營養補充食品來補充是有效的。

對於玻尿酸的利用，在不久前，仍然只是被用於美容或外傷時的用藥，或關節炎的治療用藥上，用法上則或塗、或抹、或注射等方式，一直到最近，有許多製造商，將其製成營養補充食品予以販售。

在一項臨床實驗中，將食用玻尿酸投與 24～68 歲女性 32 人，結果顯

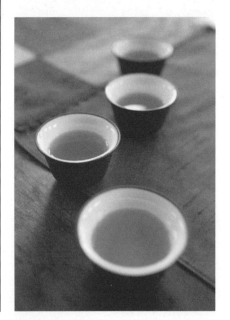

示，其中 27 人的臉與手腳肌膚粗糙的狀況，有了明顯的改善效果，肌膚並呈現濕潤及彈性。

雖然在美容方面，膠原蛋白與維生素 C，同樣受到廣大的矚目。但如果缺少玻尿酸，肌膚的保濕及彈性幾乎是無法恢復的。

玻尿酸除了美容效果外，也是關節軟骨及關節液中的潤滑液成分，對於預防關節疼痛、腰痛，都具有功效。

攝取不足時

玻尿酸攝取不足時，會使肌膚失去彈性及水嫩的狀態，因而出現皺紋、褐斑、鬆弛等情形。

至於膝蓋疼痛、腰痛、眼睛疲勞及老花眼等老化現象，也會出現，而這些地方，原來都是玻尿酸存在最多的地方，因此隨著年齡增加，多補充是有必要的。

使用祕訣

富含玻尿酸的食物，為動物的表皮及關節，例如雞皮富含大量的玻尿酸，牛皮及豬皮也都是富含玻尿酸的食物，並且卡路里很低，所以可以放心且多攝取。

對於這類食物較無法接受的人，建議可以使用營養補充食品來加以補充，也會有很好的效果。

另外，攝取玻尿酸時，可以並用軟骨素硫酸（Chondroitin）與硫酸皮膚素（Dermatan sulfate）兩種黏多醣，效果會更好。

含量豐富的食物

雞皮、豬腳、鯊魚、軟骨魚眼睛、海藻（黏稠部分）等。

注意事項

在手術中也會投與玻尿酸，是一種安全性相對較高的成分。一般使用，並無較特別的副作用。與其他營養補充食品或藥物並用，到目前為止，尚未有任何發生問題的報告出現。

攝取需要時間

並無特別的標準攝取量。一般短期間的攝取，較難顯現出效果。因此，須持續的使用為佳。

攝取不足的常見症狀

美容等抗肌膚老化效果、眼睛疲勞、體力回復、減輕生理疼痛現象、改善手腳冰冷、防止老化、關節疼痛、更年期障礙、貧血、糖尿病、性功能減退等。

啤酒酵母

標準攝取量→並無特別標準

曾經有一段時間，啤酒酵母因為據說有減肥效用而聲名大噪。

啤酒酵母為啤酒在發酵過程中，所使用的酵母。

啤酒酵母含多種營養素，如：胺基酸、維生素 B 群、各種礦物質及食物纖維等，無論是做為營養補充或滋補保養身體，都具有很好的效果。

大家都知道，啤酒是將麥芽熬煮後的麥汁，加以發酵後所製成的酒。而在發酵過程中所使用的酵母，即為啤酒酵母。將啤酒去除啤酒、苦味及酒精成分後，再加以乾燥後的粉末，便是營養補充食品中的啤酒酵母。啤酒酵母中的成分，有 50%為蛋白質及胺基酸，30%為膳食纖維。

其他成分則有：維生素 B 群、各種礦物質、穀胱甘肽（Glutathione）、麥角甾醇（Ergosterol）等。

功效・用途

啤酒酵母是指麥汁在發酵過程中，所使用的酵母。而麥汁發酵後，即為啤酒，因此啤酒酵母含有麥汁全部的營養。

由於啤酒的製造過程中，禁用任何的化學添加物，啤酒酵母中所含有的營養成分，也完全來自天然食材。

啤酒酵母含有蛋白質、食物纖維、鉀及鎂等礦物質、維生素 B 群等豐富的營養成分，蛋白質中包含所有的必須胺基酸。

由於啤酒酵母具有豐富的營養素，因此對於消除疲勞、提升免疫力、降低血壓等，都具有功效。啤酒酵母中的穀胱甘肽（Glutathione），更具有可以清除有害物質活性氧的抗氧化功能，因此對於預防老化也有一定功效。

富含於香菇類中的β葡聚糖（Glucan），也存在啤酒酵母中，對於提升免疫力及整腸等作用，都值得期待。

在日本擁有多種功效及用途的啤酒酵母，在很久以前就被當作是醫藥類，加以開發研究。

另外，依厚生勞動省制定的醫藥品規格基準書中記載，乾燥酵母即啤酒酵母，具有滋補、保養身體的效果。

數年前，啤酒酵母因為減肥的名聲，而匯集不少人氣。而其具有減肥效果的原因，是啤酒酵母的細胞壁中，含有食物纖維，可以有效發揮整腸功能。

其實啤酒酵母並不具有直接減肥的效用，反倒是可以當作在減肥過程當中，預防營養不良的營養補充食品。

有報告指出，啤酒酵母與其他胺基酸並用，可以提升運動選手的運動能力。

豐富的維生素、必須礦物質、胺基酸、膳食纖維等，都是現代人容易攝取不足的營養素，而啤酒酵母以最天然營養的形式提供人們補充營養。

攝取不足時

富含維生素 B 群的啤酒酵母，若攝取不足時容易引起腳氣病、胃腸功能障礙等症狀。

使用祕訣

大部分人對啤酒酵母的攝取，多來自市面上為數眾多的營養補充食品。此外，有一種可以用於一般料理中，已經去除苦味的料理用啤酒酵母，也具有同樣的效果，不妨多加利用。

啤酒酵母本身並不含酒精成分，而是將酵母加入麥汁，並加以發酵後，才有酒精及碳酸氣成分的生成。

此時的啤酒含有酒精，而啤酒酵母則吸取麥汁全部的營養。

這時再將具有酒精成分的啤酒酵母洗淨乾燥，讓一些不需要的成分予以蒸發，而成為啤酒酵母，也因為這種特性，啤酒酵母對於那些無法接受酒精成分的人，是可以接受的食物。

含量豐富的食物

啤酒酵母為啤酒的酒精在發酵過程中，所使用的酵母。啤酒酵母的攝取，多來自市面上的營養補充食品。短期間的攝取，較難顯現出效果，因此須持續的使用為佳。

注意事項

屬一般天然食物成分，較無副作用。與其他營養補充食品或藥物並用，到目前為止，尚未有任何發生問題的報告出現。

攝取不足的常見症狀

營養補給、滋補養身、預防胃腸功能障礙等。

促進血液循環

多酚

最近，在市場掀起一陣多酚熱潮。所謂的多酚，主要來自於植物的色素成分。更詳細說，其實是植物光合作用中，所產生的色素及苦味成分。

多酚最有名的，是它的抗氧化功效，多酚在營養補充食品上，排名僅次於五大營養素（醣類、脂肪、蛋白質、維生素、礦物質），及第六大營養素（膳食纖維）。

多酚種類繁多，可達4000多種，例如著名的兒茶素，蕎麥中的紫槲皮素（Rutin），咖啡中的綠原酸（Chlorogenic Acid），洋蔥中的櫟精（Quercetin），紫薯中的花青甘（Anthocyanin）等，皆屬植物多酚。

兒茶素具殺菌作用蕎麥中的紫槲皮素，能強化微血管，並能提升記憶力；咖啡中的綠原酸，能清除致癌物質；紫薯中的花青甘，能提升肝功能。

功效・用途

多酚最重要的功效，是能夠清除活性氧的抗氧化能力，又稱為植物化學物。

活性氧是非常活潑的高濃度氧氣，這樣的氧氣如果適量，能夠對身體產生良性且良好的作用，但如果活性氧過量時，卻會變成毒性極強的有害物質。

每年持續增加的成人病成因，被認為與活性氧作用有關，而這些成人病患者，卻有逐漸年輕化的現象。自1996年起，遂被改稱為生活習慣病，由此也能看出活性氧恐怖的破壞能力。

人類只要有心跳、有呼吸，活性氧便不會停止發生。活性氧是體內免疫細胞擊退病原體，所不能或缺的彈藥，但隨著身體活性氧的增加，卻產生負面的影響，竟有高達200多種疾病是起因於活性氧。

多酚其他較引人矚目的功效，為促進血液循環，也就是使血流順暢。從多項科學實驗中證明，多攝取含多酚食物，能夠幫助血液循環，預防動脈硬化的發生。

具抗氧化作用的多酚，在美容方面也非常適合，因為活性氧的增加，會促進麥拉寧素的活性，因而引起褐斑的產生。

除此之外，皺紋也是由於活性氧的作用，而妨礙皮膚彈性的結果，因此為了預防褐斑、皺紋及黑眼圈、肌肉浮腫等，多酚都是抗老化成分中不可或缺的項目。

有研究報告指出，巧克力及可可中，所含有可可群多酚，對於抑制壓力的連鎖反應，也具有良好功效。

攝取不足時

多酚主要作用，是要將身體內的有害活性氧清除，即抗氧化作用，以

維護身體的健康，如果沒有充分攝取多酚，會造成體內活性氧的增加，因而引發各種疾病。

活性氧對遺傳因子的傷害，會引發癌症；對血管的傷害，會引發動脈硬化；對心臟的傷害，會引發心肌梗塞；對腦的傷害，則會引發腦中風等。

使用祕訣

在同一個時間內，無論攝取再大量的多酚，在體內的效果，都只能維持 2～3 小時，而活性氧在體內卻不斷的產生。

尤其在現實生活中，其實很難非常有效率攝取多酚。

因此，在利用各種食材攝取多酚時，則稍微需要多一點技巧。

攝取兒茶素、多酚時，最好是在早餐時，因為根據一項報告顯示，攝取兒茶素 30 分鐘～1 個小時後，血液中的兒茶素濃度會達到頂峰。而兒茶素多酚與其他類別的多酚相較，有較易被身體吸收的特性，因此，早餐時喝茶，是攝取兒茶素多酚最有效的做法。

另外，檸檬中的維生素 C，具有修補在體內活性氧戰役中，因為戰敗而酸化的多酚功能，因此喝紅茶時，不妨加上一片檸檬。

含量豐富的食物

紅酒、巧克力、可可豆、香蕉、蓮藕、甘藷、甘藍菜、蕎麥、麵、納豆、藍莓、芒果等。

注意事項

屬一般天然食物成分，較無特別的副作用。與其他營養補充食品或藥物並用，到目前為止，尚未有任何發生問題的報告出現。

攝取需要時間

生活習慣病的預防上，須持續的使用為佳。

攝取不足的常見症狀

高血壓、動脈硬化、糖尿病、癌症等生活習慣病，胃腸功能障礙、更年期障礙、皮膚問題等。

茄紅素

標準攝取量→6～30mg

茄紅素為植物化學物中的類胡蘿蔔素，目前番茄為茄紅素含量最多的食物。茄紅素被發現於 50 年前，而最近受人矚目的原因，是它的抗氧化作用，這是在 50 年前未被發現到的。

茄紅素可以發揮優秀的抗氧化能力，而在黃綠色的蔬菜中，只有番茄有茄紅素的成分，其抗氧化能力，是β胡蘿蔔素的 2 倍，是維生素 E 的 100 倍之多。

在經常食用番茄的義大利，消化器官的癌症發生率非常低，在義大利甚至有吃番茄就不需要看醫生的諺語。也許說的，正是番茄的抗氧化能力。

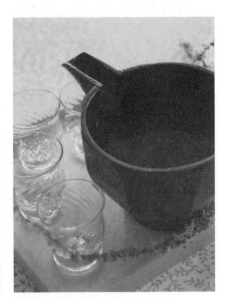

功效・用途

茄紅素為類胡蘿蔔素的一種，具有優秀的抗氧化能力。在最近的研究中，認為活性氧是致癌的一大殺手，因為活性氧會破壞遺傳因子，使正常細胞變質為癌細胞，因此多攝食茄紅素，可以降低癌症的發生機率。

還有一種說法是，血液中茄紅素濃度高的人，癌症的發生機率低，特別是對於肺癌、乳癌、前列腺癌等癌細胞的繁殖增生，更可以發揮抑制效果。

在日本防疫學調查中指出，平日三餐中，合計 1 天攝取 6mg 以上茄紅素的人，其前列腺癌的發生機率較低。男性攝取 12mg、女性攝取 6.5mg，也同樣能夠發揮抑制肺癌的效果。另外，也有報告指出，茄紅素攝取愈多的人，其心肌梗塞發生的機率相對愈低。

茄紅素不僅具有抗癌作用，對於能夠促進麥拉寧素活性生成的活性氧，也具有抑制的作用，並具有抑制酪胺酸酶（Tryrosinase）的作用，因此多攝食富含茄紅素的番茄，可以使肌膚白皙美麗。

這是由於番茄中的茄紅素能將造成褐斑、雀斑等原因的活性氧，加以清除，並且抑制生成麥拉寧素所需要的酪胺酸酶（Tryrosinase）。

最近有許多將番茄直接切片敷在臉上，或將番茄汁直接當作入浴劑使

用等方法，皮膚其實難以將脂溶性的茄紅素，直接加以吸收利用，因此必須利用番茄製品或營養補充食品，才比較能夠確定茄紅素被身體所吸收，並轉而儲存於肌膚，供肌膚使用。

攝取不足時

茄紅素為類胡蘿蔔素的一種，具有優秀的抗氧化能力。

茄紅素攝取不足時，會造成體內活性氧的增加，因而引發各種如癌症等生活習慣病。茄紅素對前列腺癌，具有預防與改善效果，攝取不足時，引起前列腺的機率相對較高。

使用祕訣

如果是為了預防生活習慣病的發生，一般短期間的攝取，較難顯現出效果，因此持續的使用是必要的。

1 日標準攝取量為，預防前列腺癌時 6mg，預防肺癌 6～12mg。另外，根據報告指出，若使用於治療前列腺癌，則 1 日攝取量需為 30mg 的茄紅素成分營養補充食品。

一般飲食中，對於茄紅素的攝取，以食用番茄為最普遍的做法。例如：240mg 番茄汁中，茄紅素含有量為 23mg。但如果要提高身體對茄紅素的吸收率，加熱烹調，反而比生食更有效。

含量豐富的食物
番茄及番茄製品（番茄汁、番茄醬）、橘紅色的葡萄柚等。

注意事項
屬一般天然食物成分，較無特別的副作用。與其他營養補充食品或藥物並用，到目前為止，尚未有任何發生問題的報告出現。

攝取需要時間
對於癌症等生活習慣病的預防，一般短期間的攝取，較難顯現出效果，因此需持續的使用為佳。

攝取不足的常見症狀
前列腺癌、肺癌、虛血性心臟病、生活習慣病、運動誘發性氣喘等。

整理腸內環境，維護健康，防止老化

Oligo 寡糖

標準攝取量→並無特別標準

在我們的腸子裡面，住了超過100種以上，且總數超過 100 兆個以上的細菌，不要小看它們是細菌，這些細菌可幫助人體合成維生素，及分泌酵素分解腸道裡的食物，促進身體對食物消化與吸收的重要功臣。而其中最具代表性的菌種，為乳酸菌種的比非德式菌（Bifidus）。

在人體的腸道中，除了比非德式菌之外，還有大腸桿菌等壞菌，以及時而居於好菌、時而居於壞菌的中間菌。

我們攝取 Oligo 寡糖，並非是為了讓身體吸收，而是因為它是比非德式菌的營養來源，比非德式菌吸收寡糖後，能夠增加活動及繁殖能力，幫助身體整理腸內環境。

寡糖是數個單糖結合而成的糖類物質，Oligo 原意即為少的意思，它的甜味是砂糖的 10 分之 1，常與葡萄糖、果糖、麥芽糖等混合，供加工食品使用。

功效・用途

Oligo 寡糖是一種只提供有益菌營養的糖類物質，它可以促進比非德式菌在分解糖類物質的過程中，釋放出壞菌討厭的醋酸物質。

攝取 Oligo 寡糖，除了能夠製造腸內有利於益菌生存的環境，還能夠促進中間菌變成有益菌，對於腸內均衡的環境，提供很大的幫助。

腸內環境淨化後，對於食物消化吸收就能更有效率，腸蠕動就會更活潑，因而能改善便祕、下痢等症狀，並能夠抑制腸內物質的腐敗，預防腸內致癌物的滯留，幫助人體對抗病毒及細菌，以及提升免疫力等效果。

Oligo 寡糖依其原料的不同，又可以分為幾種，例如：由蔗糖中數個果糖結合而成的果（Oligofructose）寡糖，也富含於洋蔥及牛蒡中，常被做為低卡甘味料使用。

異麥芽（Isomalto） Oligo 寡糖則是添加於蜂蜜、味噌、醬油中的一種 Oligo 寡糖，其目的是為了提高食品的保存性。

含量豐富的食物

洋蔥及牛蒡之外，加工食品中添加 Oligo 寡糖成分的糖包、清涼飲料、餅乾、糖果、優格等。

注意事項

屬安全性較高的成分，一般的使用上較無特別的副作用。與其他營養補充食品或藥物並用，到目前為止，尚未有任何發生問題的報告出現。

攝取需要時間

無特別的時間限定，但為維護健康，持續使用較有效果。

攝取不足的常見症狀

食物中毒、腸炎、動脈硬化、癌症、肌膚粗糙等。

橄欖葉

標準攝取量→並無特別標準

橄欖葉是地中海沿岸國家常利用的食材及藥用物品，橄欖的果實對健康有益，從橄欖果實中萃取的油，常被用來當作調味料或基礎保養品的成分，利用的範圍相當廣泛。

橄欖葉遠從西元前的希波克拉底時代，便被用於製成療傷藥品、消炎藥品，或治療皮膚炎、膿腫的濕布藥，及治療動脈硬化、高血壓、糖尿病等民間藥品，這些功能今日都已得到科學上的驗證。

橄欖葉具有特殊的高效抗菌作用及抗氧化作用，被認為對於生活習慣病有預防功效。在法國及德國，被當作降血壓及利尿作用的成分。在美國則將其製成具提升免疫力功效的草藥營養補充食品，不僅得到很高的評價，也匯集許多的人氣。

功效・用途

橄欖葉的成分，包括有萜烯（Terpen）及類胡蘿蔔素等，其中，最特別的成分為類萜烯「油橄欖苦」（Oleuropein）。

油橄欖苦為存在於橄欖葉、果實、樹皮、樹根等苦味成分，具有高效殺菌作用，能有效抑制病毒及細菌的繁殖增生，是天然的抗生素。

由於它具有抗氧化作用，因此，可以防止體內酸化作用，對於預防及改善生活習慣病，具有很好的功效。1992 年西班牙的研究中發現，橄欖葉對糖尿病也具有效果，在糖尿病實驗動物身上投與橄欖葉後發現，它確實能夠使血糖值下降，因此有改善糖尿病的功效，特別是 2 月份所採收的橄欖葉，功效更顯著。

橄欖葉對於高血壓及高脂血症的改善效果，也從動物實驗中得到證明。2002 年埃及的報告資料中，證明其具有預防高血壓。另外，根據日本愛媛大學的研究，證實其能抑制中性脂肪。

橄欖葉還能促進白血球作用，促使體內免疫系統功能正常，提升免疫力。

注意事項

對於橄欖葉的使用，有時會出現過敏症狀，當發生過敏症狀時，應立即停止使用。但一般的使用上，較無特別的副作用。

攝取需要時間

無特別的時間限定，但為預防及改善生活習慣病，持續使用較具效果。

攝取不足的常見症狀

感冒、疲勞等。

有效燃燒體脂肪

肉鹼

標準攝取量→3g

肉鹼為肌肉燃燒脂肪時，不可或缺的營養素。食物中含量最高的是甲硫胺酸（Methionine）及離胺酸（Lysine）等胺基酸成分。

人體內的肉鹼，有 98%存在於骨骼肌肉及心臟肌肉中，而肉鹼於體內的合成能力，會隨著年齡增加而衰退。

體內肉鹼含量，在 20 歲左右達到巔峰，之後便愈來愈少，到了 80 歲便幾乎消失殆盡。

我們由食物中攝取的脂肪，會在細胞內的線粒體（Mitochondria）轉換為熱量，這時體內的肉鹼，會與脂肪結合，並將脂肪搬進線粒體，讓體脂肪有效地被轉換為熱量加以代謝，因此肉鹼是身體減少體脂肪不可或缺的營養素。

功效・用途

如果體內的肉鹼含量足夠，或是我們攝取足夠量的肉鹼時，肌肉除了會有效的燃燒脂肪外，身體的基礎代謝量，也能因而提升。所謂基礎代謝量，是指身體平時必須運作的代謝作用，以維持生命生存所需要的熱量。而這樣的代謝量，如果能夠提高，連睡眠時身體都能代謝脂肪。

有許多營養補充食品，便是以這樣的觀點為基礎，積極研究希望含有肉鹼成分的商品，可以具有減肥瘦身的效果。有研究報告指出，在減少體脂肪效果的研究中，以 10 個肥胖的人為對象，連續投與 40 天的肉鹼，結果顯示，10 位實驗對象的體重及體脂肪率確實減少許多，且體內總膽固醇含量及中性脂肪含量，皆得到改善。國內大型肉類生產製造商的研究資料也顯示，肉鹼確實具有減肥瘦身的效果。

肉鹼除了減肥效果，目前的臨床實驗中，也證實對於慢性心機能不全、狹心症、心肌梗塞等疾病，具有改善效果。

另外，肉鹼的乙醯（Acetyl）誘導體，是合成神經傳達物質乙醯膽鹼（Acetylcolin）的重要物質，因此其對於改善痴呆症也頗受期待。

含量豐富的食物

肉鹼富含於動物性食物中，可以由牛肉的生肉片，及魚肉中獲得。

注意事項

以減肥為目的時，運動前的攝取，是有效的。1 天以 3g 內的攝取，較無大礙。

攝取不足的常見症狀

肥胖、狹心症、心肌梗塞、大腦認知功能障礙（痴呆症）。

珍貴的中藥之王

高麗人蔘

高麗人蔘又稱為朝鮮蘿蔔，本草綱目中記載，高麗人蔘「具有使內臟機能保持正常，安定精神狀態，並增進眼睛、心臟、腦細胞的活性」等功能。

在歐洲稱它為醫治百病的天然藥，自古即有漢和藥之王、不老長生靈丹等名稱，備受推崇。

高麗人蔘特有的代表性成分為人蔘皂甙（Ginsenosides），屬多醣體的一種。除此之外，高麗人蔘富含維生素、礦物質與胺基酸等，因此能發揮複合式的功效。

功效・用途

高麗人蔘一直以來，皆被用於補充體力及消除疲勞等用途，另外能改善手腳冰冷、腰痛、防止老化、增進食慾等。

高麗人蔘中所富含的人蔘皂甙，能降低體內中性脂肪值及膽固醇值。如果持續攝取，還能夠預防動脈硬化及心臟病等。

最近研究證實，高麗人蔘對大腦活性，具有良好功效。在一項針對40歲以上，112位中老年人的臨床實驗結果顯示，連續2個月攝取高麗人蔘，對於思考能力的提升及對事物反應的改善，都有明顯的效果。

最近，高麗人蔘被發現具有Adaptgen（活力養生來源）成分，有抗癌功效，因而再次受到矚目。有報告指出，人蔘中的 Adaptgen，可以發揮抗氧化作用，對於愛滋病毒，也具有抑制繁殖生長的功效。

高麗人蔘具有相當多的功效，但目前為止幾乎都只被使用於中藥方面，不過在使用高麗人蔘時，如果有腎臟疾病及高血壓的人，需洽詢醫師服用。

含量豐富的食物

高麗人蔘有直接販賣的情形，一般則添加於營養補充食品或茶之中。

注意事項

高麗人蔘品質參差不齊，在與專業醫師洽詢後，選擇較能信賴的製造商所製造的商品是有必要的。依成分不同，有時會有口渴、心悸、失眠等情況。除了特殊情況或濫用商品的現象外，並沒有健康受損或副作用的情形發生。

攝取需要時間

短時間的攝取，較難看見效果。如果為了改善虛弱體質、消除疲勞或活力不足等症狀，則必須持續使用。

攝取不足的常見症狀

推薦給想要改善食慾不振、減輕體重的人。另外，對於不孕症及勃起功能障礙，也具有功效。

螺旋藻

螺旋藻為食用藻的一種，它全體含量的 60～70%為蛋白質。

一些高蛋白質食物的蛋白質含量，例如精製乳酪 23%、牛肉 18%、豆腐 5%、牛奶 3%，由此可知螺旋藻的蛋白質含量非常高。

由於螺旋藻不可能被當作主食來使用，它的供給量也有限，因此如果食用含有其成分的營養補充食品，是有效攝取蛋白質的方法。

100g 螺旋藻約含有 100mg 的鐵，其他尚有鉀、鈣、鎂、錳、鋅、鈷、硒等微量元素。一般海藻常有的碘成分，則從未在螺旋藻中檢驗出，因此對於限制碘攝取量的人，螺旋藻是最好的選擇。

功效・用途

螺旋藻最早廣為世人所知，是在 1963 年，由一名法國植物學家，於非洲乍得（非洲中部內陸國家）一種稱為大耶的綠色乾麵包中所發現，而這種麵包便是由螺旋藻所製成。現在美國食品藥物管理局，已正式將其認定為營養食品。

螺旋藻為一種鹼性食品，含有葉綠素，對胃潰瘍、慢性胃炎、十二指腸潰瘍等，皆具有效用。另外，比肝臟具有更高的鐵含量，對於改善貧血也具有效果。

螺旋藻含有維生素 B_1、B_2、B_6，能預防及改善糖尿病，由於這些豐富的維生素及蛋白質含量，因此對於肝功能的提升也具有效果。

螺旋藻細胞壁，具有柔軟的特質，因此，比一般食品較易為身體所消化吸收，這也是它的特徵之一。對於被限制卡路里攝取量的糖尿病患者、想減肥的人及肝病患者等，都是效率高的營養補充食品。不過，螺旋藻大部分都必須透過營養補充食品才能攝取到。

含量豐富的食物

螺旋藻為蛋白質及維生素等含量高的一種食用藻。

注意事項

屬一般天然食物成分，較無特別的副作用。與其他營養補充食品或藥物並用，到目前為止，尚未有任何發生問題的報告出現。

攝取需要時間

短時間的攝取，較難看見效果，需持續使用。

攝取不足的常見症狀

抗潰瘍作用、抗氧化作用、增強免疫賦活性作用、口腔舌苔的改善等。

生育醇

維生素 E 為存在植物中的脂溶性成分，具有抗氧化作用，又可以分為 Tocopherol 與 Tocotrienol。

生育醇（Tocotrienol），富含於棕櫚油中，其他如米、麥類、堅果類的油脂中，也都含有生育醇。平日較常使用的橄欖油、花生油、大豆沙拉油等植物性食用油，幾乎不含生育醇。

生育醇比原維生素 E，多了數十倍的高效抗氧化能力，因此也被稱為超級維生素 E。最近已成功由棕櫚油中，抽取精製的高純度生育醇，因此，其漸漸成為食品、化妝品等產品的有效成分。

功效・用途

生育醇具有降低血液中膽固醇含量，並預防動脈硬化的作用。

在許多以動物或人為實驗對象的研究中，皆證實生育醇具有降低體內膽固醇的作用。以 1995 年美國的研究報告為例，連續攝取 1 日 200～220mg 的生育醇，4 週後顯示，體內總膽固醇值減少 10～13%，好的膽固醇含量也上升。

在對乳癌細胞的實驗中證明，生育醇具有抑制乳癌細胞繁殖增生的效果。

對女性而言，最不能忽略的，是它的美膚效果。生育醇的高效抗氧化能力，使得美國著名的化妝品製造商，也推出以生育醇為主要成分的化妝品，並廣獲好評。

維生素 E 中的生育醇含量，其實是非常少的，因此，使用營養補充食品或化妝品，盡量選擇含有生育醇的產品。

含量豐富的食物

大豆油類或蔬菜種子油類中，含量極少。使用營養補充食品，較具效果。

注意事項

有時會出現皮膚疹等皮膚症狀，或胃腸功能障礙等過敏情形。但一般的使用上，較無特別的副作用。另外，與其他藥物並用時，須洽詢主治醫師後，再予以使用。

攝取需要時間

短時間的攝取，較難看見效果，須持續的使用。

攝取不足的常見症狀

動脈硬化等生活習慣病。

蜂膠

蜂膠原為蜜蜂從尤加利樹、白洋樹等樹木採集而來的植物成分，再加上蜜蜂的分泌物，結合而成的物質。蜂膠原文為希臘語「PROPOLIS」，PRO原意為「防禦」，POLIS 原意為「都市」（巢）。

蜂膠包括類胡蘿蔔素、胺基酸、礦物質等多種營養素成分。

蜂膠具有強烈的殺菌作用，及高效抗氧化作用。而蜂膠的產生，則是由於蜜蜂具有採集尤加利樹、白洋樹等植物成分，並將其塗抹於蜂巢巢壁的縫隙之間，防止巢外腐敗物質及微生物入侵及破壞的本能。

在東歐及希臘地區，自古便將蜂膠當作是治療割傷及傳染病的天然抗生素。

功效・用途

在此要特別提到，蜂膠中的類胡蘿蔔素植物化學物質。

類胡蘿蔔素可以保護人體的微血管，提升微血管自癒能力，具有抗癌的效果。

在日本，針對蜂膠所做的研究結果顯示，蜂膠確實具有抗腫瘤及抗潰瘍功效，並具有保護肝臟及胃黏膜作用，防禦放射線傷害，及抗病毒及抗菌功效等。蜂膠並含有槲皮素（Quercetin）、芳香酸、芳香脂類及類萜烯等成分，這些成分都具有抗氧化、抗癌及抗菌等多重功效。

但在選擇蜂膠成分的營養補充食品時，必須注意因產地的不同，植物成分也各有所異，其中有來自日本、中國、澳洲、歐洲等地採集製成的蜂膠。一般而言，巴西產的蜂膠品質最優良，其中的差異，來自於蜜蜂們所採集的樹脂品質，因地域不同而有差別。

有時候，蜂膠與其他營養補充食品並用，可以得到很好的效果。

含量豐富的食物

蜂膠為植物成分，加上蜜蜂的分泌物所結合而成的物質，以此成分製成的營養補充食品種類很多。

注意事項

有時會出現皮膚疹等皮膚症狀，或胃腸功能障礙等對蜂膠成分產生的過敏情形。但一般的使用上，無特別的健康傷害或副作用的情況發生。

攝取需要時間

無一定的攝取量。但短時間的攝取，較難看見效果，須持續使用。

攝取不足的常見症狀

癌症、糖尿病等生活習慣病、胃腸疾病、皮膚病等。

巴西蘑菇

擊退癌症的巴西原產香菇

標準攝取量→並無特別標準

巴西蘑菇在日本稱為姬松茸，是一種巴西原產地香菇。

功效・用途

巴西蘑菇最受人矚目的功效，就是它的β葡聚糖（Glucan）成分，能預防及擊退癌症。

除了具有預防及擊退癌症的功效，巴西蘑菇還可以減輕癌症治療中所產生的副作用。

β葡聚糖到目前為止，已經有許多報告證實它具有抗癌作用，並且能預防及改善糖尿病、高脂血症、高血壓等疾病。

巴西蘑菇的其他成分，還有甘露聚糖（Mannan）維生素、礦物質等維持健康的必要成分。一般生蘑菇較易腐壞，不容易保存。因此，市面上流通的巴西蘑菇多被製成乾燥品、粉末、顆粒、錠劑、膠囊等。

含量豐富的食物

巴西蘑菇有被製成乾燥品的商品，但一般多是顆粒、錠劑等營養補充食品。

注意事項

屬於一般天然食物成分，就目前所知，並無特別健康損害或副作用的情況發生。但要注意商品的品質，有參差不齊的情況。

紅酒萃取物

清除活性氧，使血流順暢

標準攝取量→並無特別標準

紅酒萃取物，因具有促進血液循環的功效而著名。

在紅酒大量消費的法國，除了西式餐飲的原因外，加上吸菸率較高，本來應該是非常容易罹患心臟疾病的地區。但實際上，在歐美國家中，法國罹患心臟疾病的人口，比率非常低。

德國的研究報告中指出，法國紅酒具有使血管擴張的因子由血管中釋出的功效，使血管不容易阻塞。

功效・用途

紅酒中的葡萄植物化學物，具有抑制活性氧及不好的脂肪酸酸化的功效，並能夠促進血液循環、預防動脈硬化、心肌梗塞、腦血栓等疾病。

含量豐富的食物

紅酒萃取物多含於紅酒中，與白酒相較，具有更高的抗氧化能力。

注意事項

屬於一般天然食物成分，就目前所知，並無特別健康損害或副作用的情況發生。

使腦部產生活性，預防痴呆症

銀杏葉萃取物

標準攝取量→120～240mg

銀杏葉萃取物就如其名所示，是由植物銀杏的葉子中，抽取出功能成分的萃取物質。在美國及日本，將其成分歸納於營養補充食品中，但在德國，於1960年代，將它歸類為醫藥成分，並進行開發研究。現在，銀杏萃取物在歐洲，使用於預防老年痴呆症的預防醫藥用品，及改善血液循環的藥劑用途上，並引發購買熱潮。

功效・用途

銀杏葉萃取物並非由銀杏果部分萃取，而是由葉子所萃取而來的成分，其包含的有效成分為，類胡蘿蔔素及類萜烯等。

銀杏葉萃取物的使用上，以餐後攝取最有效。

銀杏具高效的抗氧化能力，能使血流順暢，預防血栓塞，提升記憶力及注意力，改善失眠及痴呆症。

含量豐富的食物

市面上有銀杏萃取物的茶飲料製品，但一般使用營養補充食品的情況較多。

注意事項

商品品質不一，有些劣質品甚至未將銀杏葉中的過敏成分（Gincol）抽出。

印度自古以來的強精草藥

印度人蔘

標準攝取量→並無特別標準

印度人蔘為印度自古以來的強精草藥，原文 ASUWAGADA，意思是指馬放出的臭味物質，即馬給予的活力與精力的意思。

印度人蔘除了被用於滋補養身的用途上，對於精力的增加及重返年輕力壯的作用上，特別具有效果，因此非常受到重視。根據了解，在古印度醫療法中，曾經被當作草藥來使用。

功效・用途

滋補養身、增加精力、改善性功能是其主要的功效。另外，具有使血液中膽固醇下降、抗癌、抗氧化、抗菌等作用，對於減輕壓力，也能發揮效果。

對女性則具有改善懷孕虛弱體質的效果，並且有安胎功效。

含量豐富的食物

印度人蔘直接購買較為困難，一般需購買營養補充食品的相關產品。

注意事項

屬於一般天然食物成分，就目前所知，並無特別損害健康或副作用的情況發生。但大量攝取，恐怕會引發胃腸功能障礙。

咖哩香辛料，提振食慾

薑黃

標準攝取量→並無特別標準

薑黃為原產於印度的薑科植物，常用於咖哩料理的香辛料或食用色素中。

薑黃在日本是常見的食品，被稱為肝臟的藥。薑黃又可以分為春薑黃、秋薑黃、紫薑黃等不同種類。

功效・用途

薑黃主要成分薑黃素（Curcumin，為一種黃色色素），具有高效的抗氧化作用及解毒作用，對於各種生活習慣病，具有預防的效果。

薑黃對於食慾不振，也具有改善的效果。

另外，還可以促進肝功能，避免酒精造成肝臟的負擔。薑黃具有高效抗氧化能力，對於癌症等生活習慣疾病的預防，也具有效果。

含量豐富的食物

薑黃一般皆被製成粉末，作為香辛料的使用。

注意事項

有時會出現皮膚過敏等症狀。屬於一般天然食物成分，就目前所知並無特別健康傷害或副作用的情況發生。

預防感冒的草藥

紫錐花

標準攝取量→並無特別標準

紫錐花（Echinacea）為原產北美的一種草藥，具有提高免疫力、預防傳染病的效果，在歐美是廣為使用的草藥之一，感冒初期時使用，特別具有效果。

功效・用途

由於紫錐花具有預防及治療傳染病的功效，因此被認為具有強化免疫力的功效。紫錐花的成分，有烷胺基化合物（Alkyl Amido）多醣體、醣類、蛋白質等。

紫錐花還具有抗菌、抗病毒、抗癌等功效，在德國被以醫藥品來分類的紫錐花，除了有預防感冒的相關製品，尚有緩解頭痛、喉嚨痛、鼻炎、支氣管炎、咳嗽、發燒等症狀的製品。

含量豐富的食物

紫錐花的草藥較難取得，一般皆被製成營養補充食品，也較具功效。

注意事項

屬於安全性較高的草藥，一般使用，並無特別副作用的情況發生。

具抗癌功效的菇類
金針菇

標準攝取量→並無特別標準

在日本最廣為人知的菇類，就是金針菇。最近在市面上，有許多以金針菇為材料的營養補充食品。金針菇除了β葡聚糖（Glucan）成分，還含有蛋白質結合多醣體成分，對於提高免疫力具有良好的功效。

功效‧用途

金針菇除了具有強力的抗癌作用，與提高免疫力功效外，還能預防肝功能障礙。

在日本長野縣，針對 17 人所做的免疫學實驗報告中顯示，在多食用金針菇的家庭中，因癌症所引發的死亡率極低。另外，日本田中茂男博士，也發表對於癌症患者投與金針菇，確實具有抗癌效果的報告。

含量豐富的食物

主要由食材中攝取即可，但在市面上，也有販賣各種金針菇萃取物製成的營養補充食品。

注意事項

屬於一般天然食物成分，就目前所知，並無特別損害健康或副作用的情況發生。與其他營養補充食品或藥物並用，到目前為止，也尚未有任何發生問題的報告出現。

讓大腦清新活暢，趕走睡眠
咖啡因

標準攝取量→並無特別標準

咖啡因是指咖啡等食品中，所含有的一種生物鹼物質（主要存在植物中，含有氫元素的天然有機化合物），與尼古丁、嗎啡等，同樣是具有使身體興奮、強心、利尿等作用的天然成分。

功效‧用途

咖啡因具有能夠刺激大腦皮質，提高大腦思考及感覺能力，並可以幫助大腦趕走睡意的功效，在攝取後數小時，也有刺激腎臟排尿的功效。另外，常聽人建議餐後一杯咖啡，即是因為咖啡中的咖啡因，能夠刺激胃酸分泌，幫助胃消化食物。

咖啡因攝取過量，會引起急性咖啡因中毒症狀，如神經過敏、興奮、胃腸不適等症狀，但一天少數幾杯，不會發生前述的症狀，故不用擔心，且適度的咖啡因可以趕走睡意，具有提神效果。

含量豐富的食物

咖啡、紅茶、可可、巧克力等。

注意事項

屬於一般天然食物成分，就目前所知，並無特別傷害健康或副作用的情況發生。但由於咖啡因會刺激胃酸分泌，因此胃酸過多的人，空腹時不宜攝取。另外，它也有引起胃功能障礙的可能性，要多加注意。

清除脂肪的營養物

藤黃果

藤黃果為南亞自生的乾橘類植物，原來是使用於咖哩的香辛料、魚類的保存、民間的用藥等。近年，由於果實中含有 HCA 檸檬酸，具瘦身效果，而廣受矚目。

功效・用途

藤黃果具有預防從食物中攝取的脂肪，囤積在體內的效果，因此對於肥胖具有改善效果，並且還能抑制空腹的飢餓感，對於減肥瘦身亦具功效。

在我們攝取的食物中，多餘的養分會被轉換為中性脂肪，儲存於脂肪細胞及肝臟中，但藤黃果中的 HCA 檸檬酸成分，能夠抑制脂肪的合成，預防多餘脂肪堆積於體內。

在以 50 位肥胖者為實驗對象的研究報告中顯示，實驗者食用含藤黃果成分的營養補充食品後，確實具有減輕體重的效果。

含量豐富的食物

藤黃果果實直接購買較為困難，一般需購買營養補充食品相關產品。

注意事項

屬於一般天然食物成分，就目前所知，並無特別傷害健康或副作用的情況發生。

取自深海鯊魚肝臟的營養補充食品

魚肝油萃取物

標準攝取量→並無特別標準

魚肝油萃取物為取自深海鯊魚肝臟的營養補充食品。

功效・用途

魚肝油萃取物的成分為角鯊烯（Squalene）、烷氧基甘油（Alkoxy Glycerol）、維生素 A、D 及各種脂肪酸等。

烷氧基甘油具有增加體內白血球及血小板數目，及提升白血球及血小板功能的效果，因此魚肝油萃取物，被用於與癌症放射線治療。

魚肝油萃取物另一項成分角鯊烯，具有保濕等保護肌膚的功效，因此不僅被用於營養補充食品的成分，也用於化妝品成分中。

含量豐富的食物

魚肝油萃取物為取自深海鯊魚肝臟的物質，一般需購買營養補充食品相關產品。

注意事項

屬於一般天然食物成分，就目前所知，並無特別損害健康或副作用的情況發生。正在治療癌症等生活習慣疾病的病人，須洽詢主治醫師後再予以使用。

預防蛀牙的口香糖

木糖醇

標準攝取量→並無特別標準

木糖醇（Xylitol）為使用葡萄糖、麥芽糖等，加入氫素所還原而成的糖精。工業上則由白樺樹等樹木中，提取木聚糖（Xylan）成分，加以還原製成。木糖醇甜度很高，糖精幾乎與砂糖甜度相等。

功效・用途

在芬蘭等北歐國家，很早以前便將木糖醇加入口香糖中，以預防蛀牙的發生。在日本最近也有許多以木糖醇為成分的口香糖紛紛上市，已成為非常受歡迎的的成分之一，但是它的功能，只有預防齲齒一項而已。

木糖醇並不會像砂糖一樣，被口腔內的蛀牙細菌——牙斑菌所分解。相反的，牙斑菌在企圖分解吸收木糖醇成分時，會消耗掉許多無用的熱量，而漸行枯萎。

木糖醇具有預防牙斑菌繁殖增生的效果，並具有促進牙齒再鈣化的作用。

含量豐富的食物

一般需要由含木糖醇的相關產品攝取。

注意事項

屬於一般天然食物成分，就目前所知，並無特別損害健康或副作用情況發生。

改善各種生活習慣病

甲殼素

標準攝取量→並無特別標準

甲殼素（Chitin Chitosan）為抽取自螃蟹、蝦類等甲殼類外殼的成分。首先將甲殼類外殼去除碳酸鈣及蛋白質後，所得到的物質稱為幾丁質（Chitin），是甲殼類外殼中主要成分。再將幾丁質去除乙烯基（Acetyl），才是幾丁酸（Chitosan）成分，即甲殼素。這種成分不易為人體吸收，因此可以將它想像成是一種膳食纖維。

功效・用途

幾丁酸是一種能夠吸附有害物質的胺基酸，例如：將體內造成血中膽固醇含量升高的膽汁酸排出體外。

甲殼素還具有使體內不好的膽固醇 LDL 下降的功能，對於預防動脈硬化，也能發揮功效。對於想改善肥胖、高血壓、高脂血症、糖尿病等生活習慣病的人，是值得推薦的營養補充食品。

含量豐富的食物

一般需要攝取自含甲殼素的相關營養補充食品。

注意事項

有時會發生對甲殼類過敏的皮膚過敏症狀。但屬於一般天然食物成分，就目前所知，並無特別損害健康或副作用的情況發生。

改善肥胖與糖尿病的印度草藥

武薛葉

標準攝取量→並無特別標準

　　武薛葉為印度原產多年生草，大多分布於南印度到東南亞一帶。

　　在印度的傳統醫療中，武薛葉是一種用於醫治糖尿病與肥胖等症狀的草藥，並且具有良好的功效。

功效・用途

　　武薛葉含有武薛葉酸，具有抑制體內醣類消化吸收的效果，並能減緩胰島素分泌速度，具有抑制餐後體內血糖值突然升高的效果。而在日本LOTTO食品製造商的實驗結果中，也證實武薛葉，能夠抑制餐後體內血糖值升高的功效。

含量豐富的食物

除了可以直接使用武薛葉之外，市面上也有許多武薛葉的相關營養補充食品。

注意事項

屬於一般天然食物成分，就目前所知，並無特別損害健康或副作用的情況發生。與其他營養補充食品或藥物並用，到目前為止，尚未有任何發生問題的報告出現。

預防尿路感染

蔓越莓

標準攝取量→並無特別標準

　　蔓越莓屬杜鵑科植物的一種。在北美，蔓越莓的栽種雖然簡單，但要使其開花結果，卻非常困難。最近，蔓越莓成分的營養補充食品，受到各界的矚目。

功效・用途

　　蔓越莓中的花青素（Proanthocyanidins），為一種植物化學物成分，具有抗氧化、抗菌、抗病毒等作用。蔓越莓的其他功能，則具有使尿液PH值下降，保持尿液酸性，以抑制細菌滋生的效果，因此，被指出具有防止尿路感染的效果。

　　在2001年，一項針對150位女性所做的實驗結果，證實攝取蔓越莓汁，確實具有預防膀胱炎、尿道炎等尿道感染疾病。

含量豐富的食物

不加糖的蔓越莓果汁或蔓越莓抽取物所製成的相關營養補充食品等，為一般攝取的方法，每日攝取較具效果。

注意事項

屬於一般天然食物成分，就目前所知，並無特別損害健康或副作用的情況發生。與其他營養補充食品或藥物並用，到目前為止，尚未有任何發生問題的報告出現。

關節的緩衝器，保護軟骨免受傷害

葡萄糖胺

標準攝取量→1000～1500mg

葡萄糖胺（Glucosamin）為構成軟骨的成分，屬多醣體的一種。對於變形性關節炎等關節炎症狀，具有改善的效果。在使用上，多與軟骨素（Chondroitin）一起搭配使用的情況較多。

葡萄糖胺在日本，被認定為健康食品的成分，但在歐洲，則多被認定為醫藥品，而在美國，葡萄糖胺療法還曾經刮起一陣旋風。

功效‧用途

葡萄糖胺為許多動物體內能夠自行合成的一種成分，具有保護軟骨的功效，而軟骨正是位於膝蓋、手肘、腰等關節部分的物質，具有緩衝器的功效。但由於激烈運動、肥胖所造成的壓力，及隨著年齡的增加等，使得葡萄糖胺的分泌愈來愈少。

葡萄糖胺具有保護因長年使用，所造成的軟骨磨損。對於骨骼與骨骼間的摩擦，所產生的關節炎等，皆具有預防的功效。

含量豐富的食物

葡萄糖胺是由螃蟹、蝦類等甲殼類外殼的幾丁質成分，分解製成的成分。因此，需從營養補充食品中予以攝取。

注意事項

有胸悶燒或下痢等胃腸功能障礙的案例出現，但非常少見。

效果比一般醋更好

黑醋

標準攝取量→並無特別標準

黑醋指的是比一般醋高級的醋，因為它比一般醋需要更長時間，超過1年來釀製。

由於它需要長時期的釀製，故它的顏色較濃、較黑，這也就是為什麼它被稱為黑醋。黑醋的製成原料為米、玄米等多種物質。

功效‧用途

黑醋具有殺菌及增加食慾的效果，還具有保護維生素 C 的作用。除了這些效果外，並具有抑制血糖值升高，保持血壓值正常，及減少體內膽固醇及中性脂肪的效果，對於皮膚炎也具有改善的效果。另外，對於肝功能恢復、消除肌肉痛等，都頗具功效。

黑醋中較特別的成分，是含有人體無法自行合成的必需胺基酸，具有代謝人體膽固醇及中性脂肪的效果。另外，黑醋也具有安定神經的功效。

含量豐富的食物

黑醋可由市面上購得。

注意事項

屬於一般天然食物成分，就目前所知，並無特別損害健康或副作用的情況發生。

維生素、礦物質等營養素的寶庫

綠藻

標準攝取量→並無特別標準

綠藻屬淡水產的一種藻類，富含各種蛋白質、胺基酸、維生素、礦物質等營養素，現在有培養專門食用的綠藻。

功效・用途

綠藻是非常適合作為營養補給來源的一種產品，但對特定的症狀或疾病是否具有預防或改善效果，則尚未有充分的臨床實驗證明。

綠藻目前尚處於基礎性的研究階段，但基本上，綠藻被認為具有抗病毒、抗癌及對免疫力賦與活性作用等功效。一般特定的症狀與疾病，若與其他營養補充食品並用，則能發揮很好的效果。例如與DHA組合，能改善高脂血症；與γ胺基酪酸組合，能改善高血壓等。

含量豐富的食物

綠藻為藻類的一種，直接購買來作為餐桌上的食物較為困難，一般需購買營養補充食品相關產品。

注意事項

有些人會有胸悶燒、下痢、便祕等症狀。但一般人，就目前所知，並無特別損害健康或副作用的情況發生。

保護關節，緩和膝蓋疼痛

軟骨素

標準攝取量→800~1500mg

軟骨素原文 Chondoitin，為希臘語，是軟骨元素的意思。

軟骨素是一種黏稠的物質，屬多醣體的一種，是構成關節、軟骨等的重要物質。

功效・用途

體內軟骨素若充足的話，可以使關節、肌腱、心臟瓣膜、眼角膜等組織細胞產生活性，因此能夠不斷再生，防止損傷與老化。但隨著年齡增加，體內軟骨素的合成能力下降，因此以營養補充食品來加以補充，是不能忽略的。

軟骨素可以有效改善膝蓋疼痛、關節炎、變形性關節炎等症狀，有些報告指出，軟骨素對肌膚具有保濕效果，能夠緩和更年期各種不適症狀，及預防生活習慣病等。

含量豐富的食物

由食物中較難獲得，因此須從各種營養補充食品攝取，與葡萄糖胺並用效果更好。

注意事項

少數會有皮膚過敏等症狀發生。

具抗癌及美膚效果

鯊魚軟骨

標準攝取量→3g

鯊魚軟骨中的魚翅,為中華料理三大高級食材之一。自古以來,是中國的長壽料理,是上流階層至為珍貴的一種食材。鯊魚軟骨是由 40%蛋白質、5～20%葡萄糖胺葡聚糖(Glucosamin Glucan,如軟骨素等成分)所構成。

功效・用途

鯊魚軟骨富含軟骨素(Chondroitin),我們喝魚翅湯時,所看到的黏稠湯底,即是軟骨素成分,是軟骨周圍富有彈性的一種物質。

鯊魚軟骨的這種軟骨素,同時含有其他成分,如蛋白質等。目前已知,具有抑制癌細胞形成的功效,對於癌細胞的繁殖轉移等,也具有預防的效果。

軟骨素還富含在美容界享有盛名的膠原蛋白,可以保持肌膚水分與彈性。

含量豐富的食物

可以由食物中攝取,由營養補充食品中攝取,效率較高。

注意事項

一般的使用,就目前所知,並無特別損害健康或副作用的情況發生。但製品的品質參差不齊,最好能夠選擇值得信賴的品牌。

具美容效果的胺基酸成分

半胱胺酸

標準攝取量→並無特別標準

半胱胺酸原是存在人體內的一種胺基酸,具有抑制麥拉寧素形成、促進排泄、淡化色素的功能。主要存在於人體皮膚中的角蛋白(Keratin),是構成指甲、肌膚、頭髮的主要物質。

功效・用途

半胱胺酸是美容界中,相當重要的成分,主要是由於半胱胺酸,可以協助肌膚生成膠原蛋白,保持肌膚彈性細緻。

這種作用,是由於半胱胺酸賦予細胞活性,還原氧化,提升細胞新陳代謝,並抑制造成褐斑、雀斑的麥拉寧素生成,半胱胺酸亦能促進肌膚新陳代謝機能正常,具有抗肌膚過敏,因此,也被廣泛使用於治療各種肌膚疾病的醫療用途上。半胱胺酸還具提高肝功能的功效,對於促進身體的排毒作用,也是值得期待的。

含量豐富的食物

富含半胱胺酸的食物有鰹魚、沙丁魚、鮭魚、蝦類、雞蛋等,但由營養補充食品中攝取效率較高。

注意事項

屬於一般天然食物成分,就目前所知,並無特別損害健康或副作用情況發生。

緩解花粉症與過敏性鼻炎

紫蘇種子油

標準攝取量→並無特別標準

紫蘇種子油為抽取自紫蘇科植物種子的一種脂質成分,目前被製成各種營養補充食品。紫蘇種子油主要成分為γ亞麻酸(Linolen),屬多元不飽和酸的一種,具有抑制身體各種過敏現象的功效。

功效‧用途

紫蘇種子油具有可以緩和花粉症及過敏性鼻炎的效果,能夠改善過敏性皮膚炎及支氣管氣喘所引發的各種症狀。另外有研究顯示,紫蘇種子油對於乳癌、腎臟癌、大腸癌等,也具有預防的功效。

紫蘇種子油並被廣泛使用在緩和花粉症,及過敏性鼻炎等症狀的營養補充食品中,對於抑制不好的膽固醇 LDL 值,降低體內膽固醇總含量,也具有功效。

含量豐富的食物

紫蘇種子油為抽取自紫蘇科植物種子的一種脂質成分。一般由營養補充食品中攝取效率較高。

注意事項

屬於一般天然食材成分,就目前所知,並無特別損害健康或副作用的情況發生。

消臭、緩和慢性腎機能不全

蘑菇萃取物

標準攝取量→並無特別標準

蘑菇英文名稱 Mushroom,屬黑傘科的一種。蘑菇萃取物便是由這種菇類萃取而來。

功效‧用途

蘑菇富含麩胺酸醯胺(Glutamine)等各種胺基酸,及類胡蘿蔔素、維生素、礦物質等營養素。

在體內因為這些功能成分的作用,除了能增加腸內有益菌生成,並能消滅有害菌。另外,其具有中和體內阿摩尼亞(Almonia)及硫化氫等有害物質的功能,因此能有效改善口臭、體臭、便臭等臭味,也因為如此,蘑菇萃取物也被廣泛使用在消臭目的的用途上。

最近有資料顯示,蘑菇萃取物亦具有緩和慢性腎機能不全的功效。

含量豐富的食物

一般可以由食物中取得,但由營養補充食品中攝取效率較高。

注意事項

屬於一般天然食材成分,就目前所知,並無特別損害健康或副作用的情況發生。與其他營養補充食品或藥物並用,也尚未有任何發生問題的報告出現。

吸收膽固醇並將其排出體外

植物固醇（植醇）

植物固醇（Phyto Sterol）又稱植醇，為包含於水果類、蔬菜類、植物油、堅果類、穀物中的固醇類成分總稱。主要又分為豆甾醇（Stigmasterol）、菜子甾醇（Campesterol）及二氫β谷甾醇（βsitosterol）等類別。

功效·用途

植醇具有使食物中的膽固醇，不易被身體吸收的效果。食物中的膽固醇，會與體內的膽汁酸結合，使小腸得以吸收，而植醇具有代替食物中膽固醇，與膽汁酸結合的效果。因為植醇的構造與膽固醇類似，所以植醇具有阻礙膽固醇被體內吸收的效果，而未被吸收的膽固醇，便會隨著糞便排出體外，進而促進血液中膽固醇含量下降，預防各種疾病產生。

含量豐富的食物

由一般食物中攝取。1日攝取量為100~300mg左右，但以營養補充食品補充效率較高。

注意事項

有時會有下痢、便祕、腹部脹氣等胃腸不適症狀產生。屬於一般天然食材成分，就目前所知，並無特別損害健康或副作用的情況發生。

預防糖尿病、肥胖的絕佳營養素

白鳳豆抽取物

白鳳豆在日本又稱為大福豆、白花豆，常被用來做成水煮或甜味式的白色扁豆。

白鳳豆主要成分為碳水化合物與蛋白質，鈣、鐵、鉀等成分的含量，也相當豐富，而外層的種子皮，則富含膳食纖維。

功效·用途

白鳳豆含有一種能夠阻礙α澱粉酶（Amylase）作用的物質，可以阻礙身體對澱粉等吸收的作用，具有減肥瘦身的功效。

由於能夠抑制食物中的糖分、碳水化合物，被身體吸收的功效，因此對於糖尿病及肥胖也具有效果。值得一提的是，這種阻礙α澱粉酶作用的阻礙物質，可以忍受110℃、連續8小時加熱，仍不會破壞其原有功效的特質。白鳳豆富含鉀，而鉀可以將鈉排出體外，保持血壓正常，故對高血壓患者也是一項福音。

含量豐富的食物

也可以食用含有白鳳豆抽出物成分的營養補充食品。

注意事項

屬一般天然食材成分，就目前所知，並無特別損害健康或副作用的情況發生。但如果已經使用治療糖尿病藥物時，則須特別注意。

由芝麻抽取而來的抗氧化成分

芝麻素

標準攝取量→並無特別標準

芝麻素（Sesamin）為存在於芝麻中的一種木質酚（lignans）。

功效・用途

芝麻素具有高效的抗氧化作用，芝麻素進入人體後，會被輸送至肝臟，因而能提高肝功能。芝麻素亦能幫助肝臟分解酒精，因此飲酒過後，建議可以攝取。

韓國女性肌膚美麗的原因之一，一般認為是由於常攝食芝麻，因此為了使肌膚美麗細緻，攝取美膚效果優的芝麻素，是最適合的。芝麻素其他較受矚目的功效，尚有預防貧血、減少體內中性脂肪含量等。

攝取芝麻素時，若與維生素 E 搭配使用，效果相得益彰。

含量豐富的食物

芝麻中的芝麻素成分，含量極低，只有的 0.5%。因此，使用營養補充食品會更具效果。

注意事項

屬一般天然食材成分，就目前所知，並無特別損害健康或副作用的情況發生。

具改善憂鬱症效果

貫葉連翹

標準攝取量→500～900mg

貫葉連翹（St John's wort）又稱金絲桃，為一種藥用植物。在美國與日本，被劃分並認定為營養補充食品。在德國及澳洲，則被認定為醫藥用品。

功效・用途

貫葉連翹對於輕度的憂鬱疾病或憂鬱症狀，具有與醫藥品同等的效用，但副作用比醫藥品低。

憂鬱症原因尚不清楚，但發現負責向大腦傳達資訊的血清素（serotonin）、副甲腎上腺素（Noradrenaline），分泌量減少。貫葉連翹含有某些成分，可以相互作用，減輕憂鬱病症。在德國一項針對 3250 名憂鬱病患的醫師訪問調查中，證實病患在連續 4 週使用貫葉連翹後，有 80%的患者，症狀有減輕或得到改善。

含量豐富的食物

請利用成分規格標準化的營養補充食品較佳。

注意事項

並不具即效性，2～3 週連續使用，才能看見效果。單獨使用的安全性高，但與其他醫藥品並用，則有注意的必要。

預防生活習慣病，有益人體健康

牛磺酸

標準攝取量→並無特別標準

牛磺酸（Taurino）為構成蛋白質的一種胺基酸，化學名稱為胺基乙磺酸（Amino Ethyl Sulfone）。牛磺酸約占體重的 0.1%，具有能夠幫助心臟、肝臟、血液等活動的作用，是維持生命活動不可或缺的物質，主要富含於貝類、花枝、章魚、魚背肉等食物中。

功效・用途

牛磺酸具有促進肝臟與膽固醇合成的膽汁酸分泌的作用，對於肝細胞再生，也有促進的效果。由於能夠減少血液中膽固醇與中性脂肪的含量，因此能夠促進血流順暢，預防動脈硬化的發生。

另外，牛磺酸並具有強化心肌收縮的能力，抑制交感神經，使血壓保持正常的作用，其他還具有能夠促進胰島素分泌，降低體內血糖值的作用，對於心臟病、高血壓、糖尿病等，都能發揮預防功效。

含量豐富的食物

蠑螺、貝類、蛤、牡蠣、章魚、花枝、螃蟹、鮪魚、鯖魚、魚背肉等。

注意事項

牛磺酸極易由尿液中排出體外，因此積極的攝取是必要的。

對月經不順，具良好改善效果

純潔樹

標準攝取量→30～40mg

純潔樹（Chaste Tree）在歐洲，為被用於治療月經不順與經前症候群的一種草藥，在日本稱為西洋人蔘或義大利人蔘。

功效・用途

在古希臘羅馬時代，純潔樹被當作男女的「治淫藥」。現在則被德國使用於治療月經前緊張症，或緩和女性荷爾蒙失調症狀的各種醫療用途上。

在有關純潔樹的 18 項臨床實驗（8336 人次）報告中顯示，純潔樹確實具有改善經前症候群、月經不順的效果，並能促進黃體素（女性雌激素）分泌。

含量豐富的食物

從中草藥取得較為困難，須由營養補充食品中攝取。

注意事項

屬於安全性較高的草藥，就目前所知，並無特別損害健康或副作用的情況發生。但與具有女性雌激素類似作用的營養補充食品並用時，則要注意各種症狀的變化。有異常現象發生時，要洽詢主治醫師後，再予以使用。另外，孕婦及授乳中婦女，在使用上會有影響荷爾蒙失調的可能性，為了謹慎起見，最好不要使用。

Section:03
營養補充食品成分辭典

β葡聚糖含量最多的一種菇類
白樺茸

標準攝取量→並無特別標準

白樺茸為主要生長在俄羅斯寒冷地帶的一種菇類。在日本北海道附近，也可以看見它們的蹤跡。

功效・用途

白樺茸含有豐富的β葡聚糖（Glucan），具有抵抗疾病的能力，能夠提高身體的免疫力，並具有高效抗氧化作用、抗癌作用與抗腫瘤、潰瘍作用。

白樺茸的β葡聚糖含量豐富，甚至凌駕巴西蘑菇與靈芝，可以說是菇類中β葡聚糖含量最高的一種，其他成分，如麥角甾醇（Ergosterol）等脂溶性成分，則能夠發揮抗癌作用。另外，其抗氧化能力與其他菇類相比，也都有較高度的活性成分。

最近，白樺茸更被指出具有抗組織胺（Histamin）及抗病毒的功效。

含量豐富的食物

須由含白樺茸的營養補充食品中攝取，但製品的品質參差不齊，最好能夠洽詢醫師，並選擇值得信賴的品牌。

注意事項

屬於安全性較高的食材，就目前所知，並無特別損害健康或副作用的情況發生。與其他營養補充食品或藥物並用，到目前為止，也尚未有任何發生問題的報告出現。

綠茶中的甜味成分
丁寧酸

標準攝取量→並無特別標準

丁寧酸（Teanin）為綠茶特有的成分，是一種類似麩胺酸醯胺（Glutamin），並具有甜味的胺基酸。丁寧酸原於茶樹根部中製造，然後移動至樹葉部分，經過陽光照射後，轉換為帶苦澀味的兒茶素（植物多酚的一種），而一些未經陽光照射的抹茶原料，則因為富含丁寧酸而帶有甜味。

功效・用途

人體攝取丁寧酸之後，具有放鬆指標的α波（腦波的一種），會呈現增加的情況；而代表緊張、煩躁不安的β波，則會呈現減少的情況，因此丁寧酸具有使人放鬆心情的功效，並且具有改善睡眠品質，集中注意力，提升工作效率等作用。

除了這些效果之外，丁寧酸還能夠促進血液循環，緩和高血壓症狀及預防手腳冰冷。

含量豐富的食物

由於直接由綠茶中攝取，會因為茶中咖啡因的影響，而妨礙睡眠。因此，最好由營養補充食品中攝取。

注意事項

屬一般天然食材成分，就目前所知，並無特別損害健康或副作用的情況發生。

中國傳統滋補養身中草藥

冬蟲夏草

標準攝取量→並無特別標準

冬蟲夏草為麥角菌科植物的冬蟲夏草菌，與其寄生蟲複合體的總稱，是中國傳統醫學自古以來所使用的一種中草藥。

功效・用途

冬蟲夏草的有效成分為各種多糖體，對免疫系統、內分泌系統、心臟循環系統、神經系統、腎臟泌尿科系統，都有幫助。

冬蟲夏草具有賦予人體免疫活性，並使淋巴細胞活性增強的作用，能提升人體免疫能力。除此之外，亦展現擊退肺癌細胞的效果。

冬蟲夏草自古即是中國滋補養身的補品，除了滋補養身的功效外，還具有降低膽固醇、預防糖尿病等功效，對於運動能力的提升也具有效果。

含量豐富的食物

冬蟲夏草的取得上，在日本較為困難。一般皆由營養補充食品中攝取。

注意事項

通常被使用於中醫及歐美的替代醫療中。一般的使用，就目前所知，並無特別損害健康或副作用的情況發生。

使血流順暢的納豆成分

納豆激酶

標準攝取量→並無特別標準

納豆激酶為納豆中的一種成分，在 1980 年代被發現，一直到最近，才被製成營養補充食品，並被廣泛應用在各個領域。

功效・用途

納豆激酶是由納豆中黏稠的納豆菌所製造出的酵素，是其他大豆製品所沒有的特殊產品。

納豆菌在活著的時候，被我們吞下肚，並到達腸道中央，能促進腸內有益菌的活性，具有整腸與將有害物質排出的作用，對於改善便祕及保護肝臟都具有功效。

納豆激酶具有溶解血栓，使血流順暢的作用，對於心肌梗塞、腦中風、痴呆症、降低血壓也具有功效。

含量豐富的食物

納豆激酶為納豆特有的成分，但由於不耐熱，因此加熱將使功效完全喪失。

注意事項

屬一般天然食材成分，就目前所知，並無特別損害健康或副作用的情況發生。但與華法令（Warfarin）等抗凝血藥並用時，必須特別注意。

濃縮海水而成的天然營養品

鹽滷

標準攝取量→並無特別標準

鹽滷是海水在製成食鹽的過程中，所產生的一種苦味物質。在製造食鹽的過程中，必須先將海水蒸煮之後，才會凝結成固體的食鹽。而將食鹽去除後，留下來苦味的黏稠成分，便是鹽滷。鹽滷最廣為人知的是，它是豆腐的凝固劑。

功效・用途

鹽滷中富含鈣、鎂、鋅等各種礦物質，這些都是維持身體機能所不可或缺的成分，也是人體內無法自行合成的營養素。

攝取鹽滷能夠緩和高血壓症狀，有些研究顯示，鹽滷對於花粉症、過敏性皮膚炎、氣喘等過敏症狀，也都具有改善效果。

含量豐富的食物

在日本到處都可以買到鹽滷，將鹽滷加數滴水再予以使用。

注意事項

屬一般天然食材成分，就目前所知，並無特別損害健康或副作用的情況發生。但如果一次大量攝取，恐怕會引起胃腸功能障礙。

強化黏膜不可缺少的胡蘿蔔素

紅蘿蔔

標準攝取量→120g

紅蘿蔔原產於西亞，約在16世紀左右傳入日本，在品種上可以分為東洋紅蘿蔔與西洋紅蘿蔔。在日本餐桌上常見的紅蘿蔔，大多為西洋紅蘿蔔品種。紅蘿蔔是黃綠色蔬菜的代表性蔬菜，富含β胡蘿蔔素，並具有各種療效。

功效・用途

紅蘿蔔由於富含β胡蘿蔔素，可以促進血液循環，並具有清除造成老化及癌症源頭的活性氧能力，β胡蘿蔔素在體內，會依身體的需要量，轉換為身體所需的維生素A。維生素A是保護黏膜及皮膚健康的重要營養素，並使身體具有抵抗力，提高視力功能、預防老花眼、眼睛疲勞等效果。

紅蘿蔔還含有膳食纖維、鈉、鉀、維生素B群、C、鐵、鈣等多種營養素。

含量豐富的食物

紅蘿蔔、紅蘿蔔汁、紅蘿蔔湯等

注意事項

β胡蘿蔔素富含於紅蘿蔔皮下部位，烹飪時建議連皮一起食用。

將尼古丁排出體外
尼古安

尼古安原就是為了將吸入體內的香菸成分尼古丁，排出體外所製造的一種功能性物質。尼古安由 11 種生技藥品及水果抽取製造而成，在日本也有數家廠商製造。

尼古安（NICO-N），原為製造廠商對此產品的稱呼，意思就是終結尼古丁（NICOTINE END）。

功效‧用途

尼古安能將吸入體內的尼古丁成分排出體外，因此能抑制因尼古丁產生的致癌物質。

尼古安來自於蔬菜、水果、生技藥品等，製造而成的植物性機能成分。尼古安的原料有蘋果、檸檬、花梨、銀杏、芹菜、綠茶、枸杞、桔梗、甘草、桑葉、陳皮梅等 11 種。

含量豐富的食物

在日本有 2 家公司販賣以尼古安為主要成分的商品，其一為 DHC，另外一家為 KANEBO 食品。

注意事項

屬一般天然食材成分，就目前所知，並無損害健康的情況或副作用。

腸內有益菌的巨星
乳酸菌

乳酸菌是指利用乳酸或葡萄糖繁殖增生，並分解糖分、釋出乳酸的有益菌總稱，代表性的菌種為比非德菌與嗜乳酸桿菌。通常人體腸內細菌有 20%為乳酸菌，但隨年齡增加，腸內細菌分布的情況也會發生變化，有害的菌種容易增加。

功效‧用途

我們的腸道有超過 100 種以上，總數超過 100 兆個以上的細菌。對人體有益的菌種，我們稱它們為好的有益菌；而有害的菌種，我們稱為壞菌。

乳酸菌的攝取能夠使腸內細菌得到良好的平衡，並且具有整腸作用。為了預防下痢或便祕，對乳酸菌的攝取是不可少的。

另外，攝取乳酸菌還能改善過敏性皮膚炎，並抑制念珠球菌發炎。

含量豐富的食物

優格、乳酪等富含代表性的菌種，比非德式菌與嗜乳酸桿菌。

注意事項

屬安全性高的成分，嬰幼兒及老年人也可以使用，就目前所知，並無特別損害健康的副作用。

Section:03

營養補充食品成分辭典

自古以來的滋補養身妙方

大蒜

標準攝取量→並無特別標準

能夠增強體力的大蒜，是一種再普遍不過的食材，自古以來，便被認為具有滋補強壯的功效，在全世界被廣泛使用，在歐美則將其製品歸類營養補充食品。

功效・用途

大蒜的功能成分包括：艾林（Allin）及艾力辛蒜素（Allicin），蒜素是大蒜中帶有臭味的異白胺酸雙硫化合物（Isoleusine），是由它的前驅物艾林變化而來。艾力辛蒜素具有抗氧化作用，並有強烈的抗菌作用。

大蒜對於高脂血症的效果，根據相關研究報告顯示，連續投與實驗對象 4～25 週的大蒜，實驗對象體內總膽固醇含量，確實減少 4～12%。因此，大蒜對壞膽固醇 LDL 的效果，是顯而易見的。日本免疫學調查也指出大量攝取大蒜，可降低消化系統癌症的發生率。

含量豐富的食物

為攝取大蒜的有效成分，使用營養補充食品效果較佳。

注意事項

屬一般天然食材成分，就目前所知，並無特別損害健康的副作用。

波利尼西亞的傳統萬能水果

諾麗

標準攝取量→並無特別標準

諾麗（Noni）為東南亞原產植物，果實為可食部分，在日本沖繩島八重山諸島等地也有原生種。

功效・用途

諾麗為波利尼西亞諸島（中太平洋諸島統稱）各國的傳統醫療藥品，被認為是一種具有消炎鎮痛功效，並能提高免疫力的萬能藥。最近由於被用於製造營養補充食品及果汁，能預防生活習慣病，因而廣受矚目。另外，富含維生素 C 及鉀，是諾麗的一項特徵。

諾麗的人體臨床實驗較少，但有人認為諾麗具有抗癌功效，且對預防及改善糖尿病也頗具效果。

含量豐富的食物

諾麗果實取得較困難，須購買含諾麗萃取物的營養補充食品。

注意事項

屬一般天然食材成分，就目前所知，並無損害健康的副作用。與其他營養補充食品或藥物並用，也尚未有任何發生問題的報告出現。

預防生活習慣病與過敏
發芽玄米

標準攝取量→並無特別標準

　　所謂的發芽玄米，就如其名，是將玄米置於水中浸泡 1～2 日，讓其發出一點芽的米。與白米及普通玄米相較，含有較高的礦物質等營養成分。這也是它的一大特徵。

功效・用途

　　發芽玄米的胺基酪酸含量，是白米及普通玄米的數倍。胺基酪酸具有緩和高血壓，及安定精神的作用。發芽玄米也比一般白米及普通玄米中，引發過敏的米過敏原（過敏原蛋白質）含量要少。

　　在某家藥品製造商的實驗中發現，在持續攝取發芽玄米之後，即使未曾改善生活習慣，體脂肪率與肥胖情況都得到改善，也就是具有減肥瘦身的效果。

含量豐富的食物

　　將玄米置於水中浸泡，使其發芽的發芽玄米。最近，廣泛在市面上銷售。

注意事項

　　屬一般天然食材成分。就目前所知，並無損害健康的副作用。與其他營養補充食品或藥物並用，到目前為止，也尚未有任何發生問題的報告。

改善花粉症及過敏性鼻炎
玫瑰花萃取物

標準攝取量→400～800mg

　　所謂的玫瑰花萃取物，是由野生玫瑰花瓣加熱後所萃取的成分。玫瑰花萃取物屬單寧類（Tannin），為植物多酚的一種，還含有丁子香酚（Augenin）等其他成分。

功效・用途

　　玫瑰花萃取物的最大功效，在於緩和花粉症及過敏性鼻炎。

　　過敏性鼻炎會引發打噴嚏、流鼻水、鼻塞等症狀，這是身體為排除侵入體內的異物，而發生的免疫過度反應。

　　玫瑰花萃取物中的植物多酚丁子香酚（Augenin），具有抑制身體這種抗過敏過度反應的效果，因此可以抑制鼻炎等症狀，另外，並具有抑制血小板凝結的作用及抗病毒功效。

含量豐富的食物

　　玫瑰花萃取物在市面上可以購得。與甜茶、紫蘇種子油並用則效果加倍。

注意事項

　　屬一般天然食材成分，就目前所知，並無損害健康的副作用。與其他營養補充食品或藥物並用，並不會交互作用，因此也不會有任何問題發生。

治療睡眠障礙與失眠

纈草

標準攝取量→50~100mg

纈草（Valerian）為一種西洋草藥，在歐美常被用來治療失眠。

功效・用途

纈草最大且唯一的功效，便是治療睡眠障礙與失眠。

事實上，其詳細作用與機能尚未被完全了解，但部分研究結果顯示，纈草的功能成分類萜烯（Terpen）及生物鹼（Alkaloid）的協同作用，促使中樞神經機能運作，因而使得體內γ胺基酪酸發揮安定神經的作用。

在以 100 人以上為實驗對象的臨床實驗中，證實投與實驗對象纈草，確實能改善失眠，另外，對於長期使用藥物而引起的失眠，也有改善效果。

含量豐富的食物

纈草的直接取得較為困難，一般須由營養補充食品中攝取。

注意事項

屬一般天然食材成分，就目前所知，並無損害健康的副作用。與其他營養補充食品或藥物並用，並不會造成交互作用，因此也不會有任何問題發生。

富含於天然水中，且能改善血糖值

釩

標準攝取量→並無特別標準

釩（Vanadium）發現於 1830 年的金屬元素，週期表為 23，與鈣、鎂等同為身體所必須的礦物質，目前是在研究中被持續追蹤的一種超微量元素。

功效・用途

釩具有降低血糖值及中性脂肪值的效果，被指出可能具有治療糖尿病。

1985 年加拿大麥克奈爾博士發表的研究報告指出，釩具有降低血糖值、膽固醇值、中性脂肪值的功效，並且效果明顯。

在日本，於富士山取得的礦泉水，因為含有釩而著名，許多相關商品也都紛紛上市，雖然礦泉水中的釩含量低，但實驗結果，證明確實具有降低血糖的效果。

含量豐富的食物

釩為天然礦物質，特定地區的礦泉水中含有釩。

注意事項

屬一般天然成分，低濃度釩的攝取，並無損害健康的副作用。但有動物實驗報告指出，攝取過多的釩，會引起胃腸功能障礙、神經障礙等。

抗氧化作用為維生素 E 的 50 倍

碧蘿芷

標準攝取量→並無特別標準

碧蘿芷（Pycnogenol）為採自法國西南部，自生法國海岸松松樹皮的成分之一，即松樹皮類黃酮。

線傷害。

功效・用途

碧蘿芷所含的類黃酮，由於具抗氧化效果，而深受矚目。類黃酮的抗氧化作用，已經廣為人知，但碧蘿芷引起矚目的黃酮成分為花青素（Proanthocyanidins）。花青素具抗氧化作用，效果是維生素 E 的 50 倍，及維生素 C 的 20 倍。

在最近的研究報告中顯示，花青素能夠改善月經困難症、生理痛、子宮內膜症、更年期障礙等女性特有的症狀，並且還可以保護皮膚免受紫外

含量豐富的食物
日本市場上有相關營養補充食品的販賣。

注意事項
有些人會對碧蘿芷，產生皮膚過敏症狀。但對一般人，並無損害健康的副作用。

從海藻抽取而來的免疫成分

褐藻糖膠

標準攝取量→並無特別標準

海藻表面有一層特殊的黏稠濕滑成分，褐藻糖膠（Fucoidan）為其中的一種。褐藻糖膠屬膳食纖維的一種，存在於褐藻類如海帶、裙帶菜、羊栖菜之中。

功效・用途

褐藻糖膠最大的功效，是能夠幫助身體對抗疾病，也就是能夠提升人體免疫力。但隨著年紀的增加，或活性氧、壓力的攻擊等，身體的免疫力漸漸衰退，因而容易造成病毒等細菌入侵。

而褐藻糖膠是一種能夠消滅受細菌感染細胞的天然殺手（Natural Killer），同時具有增加細胞活性的功

能。褐藻糖膠尚具有降低血液中膽固醇及中性脂肪含量的功能。

褐藻糖膠的黏稠特質，也具有保護胃黏膜的功能，並且能夠吸附螺旋菌等不好的細菌，將之排出體外。

含量豐富的食物
海帶、裙帶菜、羊栖菜等褐藻類，是海藻表面黏稠成分的一種。

注意事項
屬一般天然食材成分，就目前所知，並無損害健康的副作用。

法國海岸松抽取物
法藍棓

法藍棓（Flavangenol）為採取自法國西南部自生法國海岸松松樹皮的另一項有效成分，即植物多酚成分（Oligomeric Proanthocyanidines，OPC）。法藍棓為法國人愛用的營養素，已沿用 30 年以上。

功效．用途

歐美各國早已在醫療上廣泛運用法藍培，舉凡癌症患者、心臟病患者、腦疾病患者的治療，為使患者的危險機率降到最低，都會使用法藍棓。其他如：褐斑、雀斑等皮膚老化問題，關節炎、痛風、過敏性皮膚炎的預防，花粉症等過敏體質的改善等，也都具有很好的效果。

另外，對於保護肌膚免受紫外線、活性氧傷害，也頗具功效。因為法藍棓能夠提升形成肌膚膠原蛋白的功能，因而可以有效改善肌膚的褐斑、雀斑等問題，並使肌膚更具彈性。

含量豐富的食物

由食材的直接攝取，較為困難。最近以法藍棓為成分的茶類及營養補充食品，已在日本市場上銷售，且為數不少。

注意事項

一般量的使用，並無損害健康的副作用。

保護眼睛的超級水果
藍莓

藍莓為北美原產越桔酸類植物的總稱，種類約有 20 種。一般果實上會帶有白色粉末，並且在成熟後，由藍色轉為黑色，帶有強烈酸味，是它的特徵。

功效．用途

藍莓原為一種健康食品，後來受到矚目，是因為它具有保護眼睛的功效。藍莓能夠保護眼睛，是由於它所含的花青甘（Anthocyanin，屬植物多酚的一種）成分，具有提高人體視網膜中感光物質視紫質（Rhodopsin）活性的功效，而視紫質是保護眼睛的重要物質。

藍莓的另一項功能成分綠原酸（Chlorogenic Acid），具有高效抗氧化作用，因此對於抑制活性氧，預防癌症等生活習慣病的預防，是值得期待的。

藍莓還具有保護微血管，預防血栓塞的功效。

含量豐富的食物

直接攝取果實也可以。但是，將成分調整為含有 25%花青甘成分的營養補充食品，可能更具效果。

注意事項

屬一般天然食材成分，就目前所知，並無損害健康的副作用。與其他營養補充食品或藥物的並用，並不會造成相互作用，因此也不會有任何問題發生。

擁有「安地斯女王」稱號的天然強精劑

馬卡

標準攝取量→並無特別標準

最近，在日本受到高度矚目的滋補養身營養補充食品——馬卡（Maca），是一種原產於祕魯的草藥。也有人稱它為安地斯人蔘，而在當地另有安地斯女王的封號。

功效・用途

馬卡（Maca）最廣為人知的功效，就是能夠強健身體的功效。當身體因荷爾蒙失調，引起虛弱症狀，馬卡（Maca）除了具有改善作用外，並能夠增強男性性能力，改善不孕症。另外，對於女性月經週期失調、更年期障礙、慢性疲勞症候群等，也都具有調整改善的功效。

在 2001 年，針對實驗老鼠所做的研究顯示，投與老鼠馬卡後，確實能促進老鼠的交配及射精次數。

馬卡對於不孕症及勃起障礙，皆具有改善功效，是一項天然強精劑。

含量豐富的食物
一般只有含馬卡成分的營養補充食品。

注意事項
屬一般天然食材成分，並無損害健康的副作用。

從南美洲來的減肥茶

馬替茶樹

標準攝取量→80~120mg

馬替茶樹原產於南美洲，在當地是人人愛喝的傳統茶飲。

功效・用途

馬替茶樹，當地傳統醫療應用於滋養補身、消除疲勞、恢復體力的用途上，但最近因其減肥瘦身功效，而被製造商大量製造銷售。

馬替茶樹的有效成分有咖啡因、可可鹼（Theobromin）、茶鹼（Theophyline）及類生物鹼（Alkaloid）。1999 年的臨床實驗報告顯示，馬替茶樹抽取物能夠促進脂肪代謝，因此具有抗肥胖的作用。在 2001 年丹麥所做的臨床實驗中證明，連續投與 44 名實驗對象馬替茶樹，45 天之後，確實得到減重效果，並且追蹤 12 個月之間，44 名實驗對象的體重也都得以維持。

含量豐富的食物
直接飲用馬替茶，或使用含有馬替茶樹成分的營養補充食品。

注意事項
屬一般天然食材成分，就目前所知，並無損害健康的副作用。

調節生理時鐘，幫助睡眠

褪黑激素

標準攝取量→1～3mg

褪黑激素（Melatonin）為人體大腦分泌的一種激素，具有調節生理時鐘的機能。

功效・用途

褪黑激素一般用來調節失眠、時差。在一項褪黑激素對失眠症效果的臨床實驗顯示，褪黑激素無論對睡眠品質、睡眠誘導、睡眠時間的調整，都具有改善功效。

2003 年，日本醫科大學的研究報告指出，給痴呆症患者 3mg 的褪黑激素，患者在睡眠、甦醒的生理時鐘方面，確實得到改善。

褪黑激素還具有抗氧化、抗癌、保護胃黏膜及抗壓力的功效。

含量豐富的食物

褪黑激素是大腦松果體所分泌的激素之一。

注意事項

一般使用量 1～3mg，就目前所知，並無損害健康或副作用。但由於可能因個人體質，而有不同效果。因此，服用褪黑激素後，對於機器操作或汽機車駕駛，要特別注意。美國將褪黑激素歸類為營養補充食品，日本則否。

提高免疫力，預防癌症

長崎女島杯菇

標準攝取量→並無特別標準

長崎女島菇為寄生於老桑樹上的野生菇類，它的名稱是由於寄生於日本長崎女島桑樹，並狀似杯子而得名。

功效・用途

長崎女島杯菇的成分為，多醣體加上蛋白質的甘露蜜（Hethelo Mannan）蛋白質複合體，具有增強免疫力、加強抗癌細胞戰鬥力，並且還能夠減輕抗癌藥劑的副作用。韓國甚至將長崎女島杯菇，認定為藥品。

除癌症外，長崎女島杯菇被認為可能對於過敏性皮膚炎具有效。有研究報告指出，長崎女島杯菇具有使血糖值保持正常，預防糖尿病的功效。

含量豐富的食物

一般須購買含有長崎女島杯菇成分的營養補充食品，被製成各種形式販售，如粉末包、錠劑、菌絲體萃取物等，缺點是價格昂貴。

注意事項

屬一般天然食材成分，就目前所知，並無損害健康的副作用。

Section:03
營養補充食品成分辭典

改善下肢浮腫，修飾美腿的草藥

黃香苜蓿

標準攝取量→並無特別標準

黃香苜蓿（Melilot）屬豆科植物，英文稱為 Sweet Clover。

功效・用途

黃香苜蓿（Melilot）所含有的香豆素（Coumarin）成分，能夠降低靜脈壓，促進血液循環，防止淋巴液的細胞外流現象，特別是對腳及手的浮腫，有改善效果。由於女性與男性相較，下半身較缺乏肌肉量，長時間站或坐，都會造成靜脈的血流不順，引起浮腫。另外，運動不足與任意減肥，也會造成肌肉減少，引起浮腫現象。

黃香苜蓿雖然具有改善下半身浮腫的情況，但不具促進脂肪代謝，減少體脂肪的功效。

含量豐富的食物
一般由營養補充食品攝取。

注意事項
一般的使用，就目前所知，並無損害健康的副作用。但使用過度，恐會引起頭痛、消化系統功能障礙，但案例很少。

自古即是治療萬病的草藥

艾草

標準攝取量→並無特別標準

艾草為自生菊科植物，是一種非常普通的多年草植物，在日本各地住家附近，也都看得到，地下莖會不斷向下延伸，繁殖能力很強。

在日本會將幼苗水煮後，加入餅皮中製成草餅等，是隨處可見的植物食材。

功效・用途

艾草自古以來，便是日本的一種草藥，用於刀傷、下痢等各種外用、內服的治療用途。另外，還會將乾燥艾草當作針灸治療上的灸來使用。

在中醫方面，艾草是用於治療健胃、鎮痛的藥材。在歐洲，艾草則用於治療風濕性關節炎、不孕症。艾草的葉片，富含具有抗氧化及抗癌功效的維生素 A。另外，艾草精油所含的桉油精（Sineol）等，帶有獨特的香味，讓人心爽神怡，並且具有溫暖身體、強健胃腸的功效。

含量豐富的食物
在日本可以買到乾燥艾草，熬成藥湯喝。

注意事項
屬一般天然食材成分，就目前所知，並無損害健康的副作用。

保護視網膜，預防視網膜色素病變

葉黃素

標準攝取量→6～20mg

葉黃素（Rutin）具有高效的抗氧化作用，為類胡蘿蔔素的一種。在人體中，多數存在於臟器、皮膚等，女性的乳房及子宮頸，也存在大量的葉黃素。

功效・用途

葉黃素具有保護眼睛視網膜，並預防因老化產生的各種眼睛功能障礙的功效。

視網膜位於眼睛的最底處，存在許多感覺光及顏色的視覺細胞。有時候有些光在進入視網膜後，會傷害視網膜，但葉黃素具有將這些傷害吸收，保護視網膜的功能。眼睛還有一項最重要的構造，便是視網膜色素，它掌管我們是不是看得到的機能。

但由於老化或受傷等因素，會產生視網膜色素病變，葉黃素具有預防這種病變的效果。1994 年，在美國的一項研究上，證實了這項功效。

含量豐富的食物
菠菜、玉米、甘藍、南瓜、蛋黃等。

注意事項
屬一般天然食材成分，就目前所知，並無損害健康的副作用。

具抗癌作用

靈芝

標準攝取量→並無特別標準

靈芝屬靈芝科，別名萬年菇，在日本東洋醫學史上，是深受重視的傳統菇類。傳說具有抗癌功效，但在實際臨床實驗的資料上仍不多。

功效・用途

靈芝被認為具有抗癌功效，富含β葡聚糖（Glucan）等多醣體，及靈芝菇烯等類酪菇烯（Tryterpen）功能成分，而這些成分皆具有增強細胞活性的免疫及抗癌功能，其他成分如半纖維素（Hemi- cellulose），也具有抗癌作用。

有研究指出，靈芝具有預防高血壓、糖尿病、高脂血症等生活習慣病，並且能夠抑制麥拉寧素的形成，對美膚也具有效果。

含量豐富的食物
可以直接購買靈芝，但含靈芝成分的營養補充食品，可能更具效果。

注意事項
屬一般天然食材成分，就目前所知，並無損害健康的副作用。

提升大腦、肝臟功能的磷脂質

卵磷脂

卵磷脂於人體中，多數存在於大腦、神經組織、肝臟中，是磷脂質中的一種，為構成細胞膜的主要成分，並參與人體許多重要的機能，又稱為磷脂化膽鹼（Phosphatial Choline）。

功效・用途

攝取含有卵磷脂成分的營養補充食品，可以期待其發揮對肝臟及大腦的保護功效。

除此之外，卵磷脂對酒精性肝功能障礙及病毒性肝炎等，也都具有改善的功效。

這是由於構成卵磷脂的其中一項物質膽鹼（Choline），是肝臟代謝脂肪不可或缺的物質，並且具有保護肝臟的功效。

卵磷脂對於痴呆症及大腦功能異常等認知障礙，也具有預防及改善功效。

含量豐富的食物

卵磷脂為存在於大腦、神經組織、肝臟中的磷脂質。

注意事項

屬一般天然食材成分，就目前所知，並無損害健康的副作用。

蜜蜂所分泌的物質

蜂王漿

蜂王漿係由工蜂將採集之花粉、花蜜，經其咀嚼後與咽頭下腺（唾液腺）分泌液融合釀出的一種膠狀物質。而在蜂群之中，據說蜂王漿只餵食給未來成為女王蜂的幼蟲。

功效・用途

蜂王漿富含各種維生素、礦物質、胺基酸、植物固醇等營養素。另外，還有蜂漿特有葵烯酸（Decenoic）脂肪成分及蛋白質。而這些豐富的成分混合而成的蜂王漿，便成為健康效果特佳的天然物質。

蜂王漿的功效，有抗腫瘤、提升身體免疫力、改善脂肪代謝功能、降低膽固醇、降血壓、預防動脈硬化、預防性功能衰退等功效。

含量豐富的食物

一般皆由營養補充食品中攝取。蜂王漿、蜂膠、蜂蜜是截然不同的東西。

注意事項

一般的使用，並無損害健康的副作用。有時會出現皮膚疹等皮膚症狀，或胃腸功能障礙等過敏的情形。有過敏情況時，應立即停止使用。為了謹慎起見，具過敏體質的人，在攝取上必須非常小心。

青汁
具抗氧化作用，預防生活習慣病

青汁是指以黃綠色蔬菜榨汁所製成的營養食品，主要材料有高麗菜、花椰菜。其他材料如大麥嫩葉、黃麻之長果種（Corchorus Olitorius）、地瓜葉、豆奶、綜合蔬菜汁等。

功效・用途

各種青汁使用的材料，可能會有所不同，但共通點是，都具有類胡蘿蔔素及葉綠素的有效成分，對於抗氧化及提升免疫力，都同樣具有功效。

異白胺酸
美容不可或缺的物質

異白胺酸（ILE，Isoleucine）為蛋白質成分胱胺酸（Cystine）的成分之一。能夠促進皮膚、頭髮、指甲的健康。富含於魚類、肉類、牛乳等富含蛋白質的食物中。

功效・用途

異白胺酸（ILE，Isoleucine），會與維生素 B_1 及泛酸結合，而成為體內的輔酶，幫助身體代謝醣類及脂肪。其他還具有解毒功效，預防有害的礦物質儲存在體內，並幫助肝臟分泌膽汁，維持身體的健康及增強身體對疾病的抵抗力等功效。

梅子萃取物
促進血液循環，消除疲勞

梅子萃取物為將未成熟的青梅，長時間加熱，所熬煮萃取出的營養補充食品。使用梅子萃取物，可以得到超出其他梅子產品的功效。

功效・用途

梅子萃取物中的梅酸（M umefural），具有防血栓形成，改善血液循環的效果，而檸檬酸成分，則具有消除疲勞、恢復體力的效果，除此之外，也具有殺菌、促進唾液分泌、保護胃黏膜、整腸等功效。梅子萃取物與其他營養補充食品並用亦可，不會有其他副作用產生。

刺五加
增強體力，賦予活力的草藥

刺五加由西伯利亞傳入中國黑龍江省，與原生植物高麗人參同屬五加科草藥，原產地俄羅斯，將其稱為生命之根。日本北海道也有出產，據說其功效更勝高麗人參。

功效・用途

運動選手們常用刺五加來增強運動能力，同時也具有提升免疫力、滋養補身、消除疲勞、恢復體力等功效，並具有使男性增加性能力，增加免疫細胞 T 淋巴球，及能夠殺死細菌的功效。

麻黃

支氣管炎、止咳最佳草藥

麻黃（Ephedra）一向被用於中國漢方藥及日本東洋醫學世界中，治療支氣管炎，及支氣管氣喘的醫療用途上。傳統配方在效能及安全上，已經得到證實。但對於減肥的使用，則不推薦。

功效‧用途

主要成分為麻黃素（Ephedrin）屬生物鹼（Alkaloid）的一種，具有提高交感神經系統的作用，因此能夠促進血管收縮、增加心跳、血壓上升等功效，常被用於支氣管擴張劑，及治療鼻炎、鼻塞、止咳等用途。

車前草

改善氣喘症狀的輕便茶飲

車前草是一種車前草科的多年生植物，在日本各地隨處可見，自古便是民間藥材。用法為：將乾草整株熬煮，用於治療咳嗽、發燒、消化不良等。

功效‧用途

車前草的葉子及種子，除了富含維生素之外，其他功能成分尚有珊瑚木甘（Aucubin）及車前甘（Plantagin），並具有鎮咳、去痰作用，如果當茶喝，還可以緩和氣喘症狀。還有一項功效，為排除身體多餘的水分。

赤蘚醇

減肥、對抗蛀牙的甘味料聖品

赤蘚醇（Erythritol）是葡萄糖，經酵母菌發酵後，所製成的糖精，無法被人體吸收代謝，因此幾乎與尿液一同被排出。它是卡路里極低的一種代糖，溶解時由於具有吸熱作用，因此會產生清涼感，常被使用於糖果等製品中。

功效‧用途

糖精由於具有不易被身體吸收代謝的特質，因此不會造成血糖值上升，對於想減肥瘦身的人，是可以推薦使用的成分，與砂糖相比，還具有抑制蛀牙的口腔內細菌「乳酸菌」的繁殖，因此對於預防蛀牙也具有效果。

野黑角蘭

幫助消化並具殺菌效果的香辛料

野黑角蘭（Oregano）為唇形科多年生草，原產於地中海沿岸。由於與番茄很對味，是製作番茄醬汁不能缺少的香辛料。其香味濃郁，除義大利料理外，西班牙料理及墨西哥料理也經常使用。另外，其也常被用於消除口臭及添加於牙膏等清潔牙齒的產品上。

功效‧用途

野黑角蘭的主要成分為薄荷腦（Menthol），具有殺菌、解毒、強壯、鎮靜、鎮咳等效果，並且能夠促進胃液分泌，幫助消化。冷卻的野黑角蘭茶，可以當作口內炎、舌頭病症的漱口藥水。

預防蛀牙及肥胖的營養素
還原異麥牙酮代糖

還原異麥牙酮代糖（Palatinose）原為預防蛀牙的甘味料。將異麥牙酮代糖添加氫素加以還原，便是所謂的還原異麥牙酮代糖或稱為帕拉氣尼特（Palatinit）。還原異麥牙酮代糖的卡路里含量，約為砂糖的一半，對減肥瘦身的人是一項福音。

功效・用途

異麥牙酮代糖為 Oligo 寡糖的一種，雖與砂糖同樣為葡萄糖，或果糖抽取製成，但由於構造不同，是一種不易造成蛀牙的成分。如果再經過還原處理，就變成不容易被身體所消化吸收的一種成分。

緩和各種關節不適症狀
貓爪藤

貓爪藤為南美祕魯原產的草藥，屬紅根植物。由於葉子底部長出如貓爪的刺，因此被稱為 Cat's Claw，即貓爪的意思。

功效・用途

貓爪藤最大的功效，為增強免疫力，由於富含六種不同種類的生物鹼（Alkaloid），具有能夠刺激身體的免疫組織，增強對病原菌的抵抗能力，並能增加人體自癒能力活性的功效，對於風濕性關節炎、變形性關節症等疼痛的緩和，也都具有功效。另外，貓爪藤還具有抗炎及鎮痛的作用。

改善過敏的傳統營養補充食品
γ 亞麻酸

γ亞麻酸（Linolen）富含於月見草油、黑醋栗油（Black Current Oil）等。為體內必須脂肪酸之一。美國原住民對月見草油的使用，已經超過1000 年以上，不僅使用於外用藥，也使用於內服藥。

功效・用途

γ亞麻酸（Linolen）對於過敏性皮膚炎及風濕性關節炎，都具有改善效果，對於糖尿病之神經障礙併發症，也具有改善效果。有報告指出，γ亞麻酸（Linolen），具有降低體內中性脂肪值，並增加體內好的膽固醇含量的效果，另外有資料顯示，血液中γ亞麻酸（Linolen）濃度愈高，胃炎的發生機率就愈低。

速效性的熱量來源
葡聚糖

存在於動物細胞中的儲存式多醣體，大多位於動物體內的肝臟與肌肉之中。當血液中的葡萄糖被運往肝臟後，會變成葡萄糖磷酸，最後合成葡聚糖（Glucan）。葡聚糖（Glucan）是肝臟熱量的儲存物質，並且是肌肉收縮的熱量來源。

功效・用途

葡聚糖能夠由唾液中的酵素澱粉酵素（Amylas），直接消化吸收，而不需要經過胃腸，因此能夠迅速補充身體養分，同時具有使身體強健的功能。雖然葡聚糖大多位於動物體內的肝臟與肌肉之中，但富含葡聚糖的食物並不包含肉類，唯有牡蠣萃取物成分中的醣類，含有 50%的葡聚糖。

富含維生素 C

葡萄柚

葡萄柚為 18 世紀，於西印度群島巴巴多斯島上，所發現的柑桔科新水果品種，並於 1810 年移植佛羅里達州大量種植生產，目前占全世界柑橘類總生產值的 10%，因為它獨特苦味加香味口感的果汁，深受大家的喜愛。

功效・用途

葡萄柚富含維生素 C，也容易被身體所接受吸收，加上富含維生素 P 與檸檬酸，對於想消除疲勞、恢復體力的人，是值得推薦的產品。但葡萄柚對降血壓劑及鈣抗拮藥等藥類，帶有強烈的影響性，因此要避免一起使用。

有效預防糖尿病及肥胖

桑葉

桑葉為桑科之落葉喬木，自古即為中國與日本用於治療糖尿病的傳統煎製草藥藥材。目前在日本的市面上，有各種類型的製品，如茶包、片劑、顆粒、粉末等，非常容易買的到。

功效・用途

桑葉中含有一種稱為 DNJ 的成分，能夠抑制餐後體內血糖值的上升，糖尿病患者在用餐前服用，有助於改善餐後血糖值的上升，對於肥胖的預防、抗氧化作用、抑制動脈硬化等，也都具有功效。

因減肥而造成話題

咖啡

咖啡原產地為非洲，最初被飲用始於 11 世紀時的阿拉伯人，但在當時，是一種醫療用途的胃藥。自 17 世紀傳入歐美後，才開啟了歐美的咖啡文化，與其他食品相較，含有較多的咖啡因。

功效・用途

咖啡的主成分咖啡因，具有刺激交感神經，促進發汗與新陳代謝的作用。另外，咖啡能促進皮下脂肪的分解，增進熱量的分解，運動前喝一杯咖啡，確實有減肥瘦身的效果。

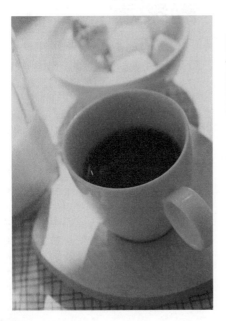

改善便祕，使血流順暢

可可

可可為繁殖於中南美洲及西印度群島等地的可可樹種子，於 15 世紀末時，由哥倫布帶回歐洲，成為歐洲人的營養補給飲料。到了 19 世紀，開發一種將可可豆脂肪分離的方法，因此成為現在大家所吃的固體巧克力與所喝的可可飲料。

功效・用途

可可富含木質素（Lignin），兼具膳食纖維與植物多酚雙重功效，可以幫助消化系統清除腸內環境。另外，可可的可可鹼（Theobromin），則能夠幫助血液循環順暢，對於手腳冰冷等血液循環不佳的症狀，具有改善的功效。

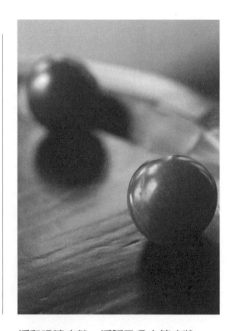

預防生活習慣病

昆布

昆布即海帶，為寒帶海域的海產，在日本北海道沿岸各地，也都有產出，屬昆布科昆布屬類的總稱。在品種上分為：真昆布、長昆布、細昆布、刀削薄昆布等 10 種，不僅被廣泛食用，並被製成調味料。

功效・用途

昆布富含藻元酸（Algin）等多醣體，具降低膽固醇及血壓的效果，且在飲食中也具有膳食纖維的功能。

緩和眼睛疲勞、浮腫及貧血等症狀

櫻桃

櫻桃為薔薇科櫻木屬落葉喬木，原產地為亞洲西部或黑海沿岸等地，追溯其種植歷史，可至西元前。櫻桃的收穫期，為落葉樹中最早收穫的品種，有些品種最快在六月初便能收穫。最近除了美國以外，紐西蘭也開始出產。

功效・用途

櫻桃富含抗氧化作用的胡蘿蔔素，對於眼睛疲勞具改善效果。櫻桃也含有利尿成分鉀，對於預防腎臟病及高血壓，均有效果，除此之外亦富含鐵，對於預防貧血也深受好評。

改善下痢，具止血效果

石榴

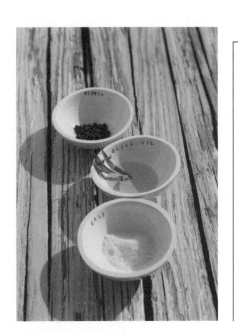

　　石榴原產地為波斯，由於種類繁多，因此是多產植物的象徵，自史前就為人類所利用。其秋季成熟的果實，除了可以生吃外，酸甜的味道及鮮豔欲滴的紅色色素，也被廣泛製成果汁及雞尾酒。

功效・用途

　　石榴的果實富含單寧酸（Tannin），具有改善下痢及止血的效果。另外一項成分檸樣酸（Naisin），也同樣具有改善下痢症狀的功效。石榴還具有與女性荷爾蒙（Estrogen）相同作用的物質，能夠緩和更年期障礙的各種不適症狀。

改善憂鬱症與關節炎症狀

胺基甲硫基丁酸

　　胺基甲硫基丁酸，是指廣泛分布於人體中的一種胺基酸（S-adenosyl-L-methionine），於 1952 年被科學家所發現。胺基甲硫基丁酸在人體中參與 100 種以上的生化學反應。1970 年代以後，有臨床實驗報告指出，胺基甲硫基丁酸具有抗憂鬱作用，並能有效改善關節炎等症狀。

功效・用途

　　目前胺基甲硫基丁酸，被使用於治療輕度至中度的憂鬱症，及帕金森式症所引起的憂鬱症。實驗證明，胺基甲硫基丁酸另具有改善關節炎、風濕性關節炎等功效。

提升交感神經作用

苦橘

　　苦橘在日本常被用來裝飾新年的柑橘科水果，學名 Citrus Aurantium，又名朱欒，在歐美稱為 Bitter Orange，是中藥的常見藥材，作為內服藥，為改善胃腸功能障礙；外服藥則用於抑制發炎等症狀。

功效・用途

　　苦橘的果實與果皮，具有影響腎上腺素（Adrenalin）的作用，可以促進交感神經，如果能夠配合有氧運動，則能夠有效減少體脂肪，也不用擔心有副作用，但要避免與咖啡因及醫藥品的合併使用。

使人食指大動的獨特香味
肉桂

肉桂為樟科喬木植物的常綠樹樹皮，代表性種類有西洋肉桂（又稱月桂）、中國肉桂（又稱玉桂）、日本肉桂等。每一種都是用刀子從樹皮上刮下來，經過發酵、乾燥後所製成的商品，廣泛使用於點心或紅茶中。

功效‧用途

肉桂獨特的香味來自芳香成分肉桂乙醛（Cinamic Aldehyde）。肉桂乙醛具有刺激嗅覺、增進胃腸功能、促進消化液分泌的效果，在西方是非常普遍的民間用藥。

料理及藥用貼布的好幫手
薑

薑據說原產於印度馬來群島等地，在歐洲是廣受重視的藥用材料及香辛料，並被使用於加糖混合的薑餅點心及薑汁汽水中，也是一般人從小便熟悉的香辛料。在日本則被廣泛使用於消除肉類及魚類的臭味。

功效‧用途

薑的辣味成分薑酮（Zingerone），具有促進血液循環、提升新陳代謝等作用；另外一項辣味成分薑烯酚（Shogaol），則具有鎮痛作用，常被使用於藥用貼布當中。

中國草藥之寶
田七人蔘

田七人蔘與高麗人蔘，同屬五加科草藥，於中國雲南省等地種植生產。為日本東洋醫學中長生不老祕藥，是極受推崇的草藥之一，由於種植時間長久，因此極具營養價值，被稱為人蔘之王。

功效‧用途

田七人蔘的成分為人蔘皂貳（Ginsenosides），屬多醣體的一種，被認為含量超過高麗人蔘，除此之外，並富含維生素、礦物質與胺基酸等。有報告指出，田七人蔘具有改善心臟病、高血壓、心脈不整、抗癌等功效。

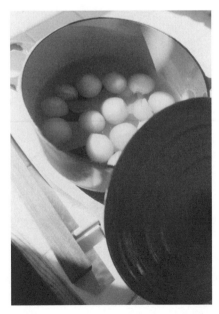

緩和花粉症等各種過敏性症狀
甜茶　　　　●

　　甜茶為中國口感清甜性茶的總稱。在中國，甜茶一直是南部及廣西壯族自治區人民，所飲用的一種健康茶。最近，甜茶因成為「有效的抗過敏茶」，而深受歡迎。

功效．用途

　　甜茶的有效成分為甜茶多酚，具有抗發炎及抗過敏的作用，因此一些具有改善花粉症及過敏性鼻炎的營養補充食品，都是以甜茶的成分所製成。使用甜茶後效果能較快呈現，而這也是甜茶的特徵。

維持生命不可或缺的礦物質
鈉　　　　　●

　　平日大家都從食鹽中攝取的鈉，其實是維持生命不可或缺的礦物質，但血液中的鈉含量如果太高，容易引起血壓升高，造成心臟的負擔，因此在攝取鈉的同時，也應同時攝取富含鉀的蔬菜、水果、海藻等。

功效．用途

　　鈉攝取過多時，會引起高血壓，但鈉又是維持生命不可或缺的礦物質，由於鈉是使體內神經能夠感覺刺激，並順利傳達資訊的重要物質，也是維持肌肉彈性，調整消化液及分泌PH值，以維持生理正常機能的重要物質。

降低血糖值的南國食材
苦瓜　　　　●

　　苦瓜是葫蘆科植物的果實，在外形上，有一顆一顆小突出物，為綠色一年生植物。是日本沖繩地方充滿藥膳理念的料理，現在也可以從許多製成錠劑、膠囊、乾燥粉末、蔬菜汁的營養補充食品中攝取。

功效．用途

　　苦瓜的成分有苦瓜素（Momordicine）、苦瓜丙酮胺酸（Charantin）、苦瓜多肽P（Polypeptide）等，具有降低血糖值的效果，因此，被利用於治療糖尿病。其他的研究顯示，苦瓜還具有抗病毒、抗炎及降低膽固醇的作用。

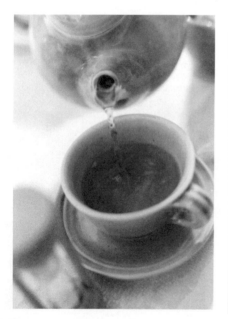

改善前列腺肥大症

鋸櫚

鋸櫚（Saw Palmetto）為生長在北美大陸東南部的自生椰科植物，果實中的成分，具有改善前列腺肥大症的效果，目前歐美對於鋸櫚的功效，仍在持續的研究中。

功效・用途

鋸櫚萃取物中脂溶性的功能成分，具有抑制男性荷爾蒙的作用，因此對於男性老年時期，較常發生的前列腺肥大症的各種症狀，如無法排尿或頻尿等初期症狀，具有改善及預防的效果。

提高新陳代謝，使皮膚光滑

薏以仁

薏以仁多產於印度東南亞、中國南部一帶，自古以來便是人們經常栽種的一年生草，在穀類當中，為營養價值最高的一種。薏以仁富含良質鈣、維生素 B 群、鐵等。不論是當作薏以仁茶，或作成薏以仁粥，都是美味的食物。

功效・用途

薏以仁的礦物質含量，是白米的2～6倍，因此能夠降低血液中的膽固醇。其胺基酸含量則是穀類中的佼佼者，還具有促進角質層新陳代謝的美膚效果，及抑制腫瘤、潰瘍的功效。

功能類似胰島素

巴那巴（大葉百日紅）

巴那巴（Queen Crape Myrtle）為廣泛分布於東南亞、中國南部到澳洲北部一帶的常綠喬木，由於葉子比中國原產的百日紅大，因此日文稱為大葉百日紅，一般都將其橢圓形乾燥葉子熬煮成藥，再予以飲用。

功效・用途

巴那巴能夠降低血糖值，與人體內胰島素的作用非常類似，因此具有改善及預防糖尿病的功效，也能有效改善肥胖的症狀。

富含蛋白質的消化輔助劑

木瓜

木瓜為原產於中南美的木瓜科果樹，富含維生素 C，是女性喜愛的美容食品之一。

木瓜葉及種子，含有一種促進蛋白質分解的木瓜酵素（Papain），可以幫助消化及吸收高蛋白食物。

功效・用途

現在有許多和木瓜相關的精緻商品，對於高蛋白飲食生活的人，具有幫助消化的效果。東南亞等地的傳統醫療上，木瓜即是一種消化輔助用劑，另外，還使用於驅逐寄生蟲的功能上。

驅熱菊

驅熱菊（Feverfew）為歐美幾世紀以來代替醫療中的傳統草藥。在傳統醫療中，將驅熱菊使用在許多方面的治療上，但現在則只針對治療慢性偏頭痛的使用上，是一種安全性較高的營養補充食品。

功效・用途

驅熱菊的成分為類二倍萜烯內脂（Sesguisester Terpine Lactone），含有 40 種以上的成分，由於這些成分的相互作用，能夠預防偏頭痛及減少偏頭痛發作次數。

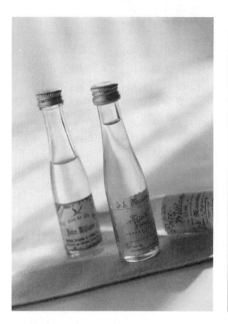

礦物質補給品

服可斯褐藻

服可斯（Fucus）褐藻屬褐藻的一種，主要分布於北太平洋一帶，在日本北海道，也可以看見它們的蹤影。在美國通常把它們曬乾後，泡成茶來飲用，或煮成湯汁食用，當地人認為這樣的做法對健康非常有益。目前也有服可斯褐藻的乾燥製品在市面上販售，稱為 Bladderwrack Tea。

功效・用途

服可斯褐藻除了富含蛋白質、碘之外，並富含礦物質，且鎂及鋅的含量高。對於日本人容易鋅不足，及預防第 2 型糖尿病，增加免疫細胞的活性，預防味覺障礙等，都是值得推薦的成分。

具豐胸美膚效果

野葛

野葛（Pueraria Mirifica）原產於泰國北部，為一種豆科植物，與女性荷爾蒙具同等功效，含有植物雌激素與類黃酮等，在泰國是女性豐胸美膚的一種藥草。

功效・用途

野葛擁有與女性雌激素同等效用的功能，成分通稱為植物雌激素，主要是用於治療女性特有的症狀。在泰國的傳統醫學中，則用於女性豐胸美膚的用途上。

調整體重與體脂肪
毛喉素 •⌐

毛喉素（Forskolin）為原產於印度的紫蘇科植物，傳統上為滋補養生的食用品，目前由其根部所抽取的成分，被使用於減肥用途的營養補充食品。

功效・用途

毛喉素可以增加腺甘磷酸（Adenosine）產生，促進交感神經系統發揮生理機能，特別是對於體重的調節、減肥後的維持、減少體脂肪等，都具有功效。

促進牙齒再鈣化的多醣體
袋藻抽取物 •⌐

袋藻分布於日本各地，是春天至夏天繁殖茂盛的一種海藻，外型有時候近似袋狀，有時候又呈不規則狀，而其抽取物的主成分為多醣體，常被使用於增加黏度的安定劑。

功效・用途

袋藻抽取物能使口中的酸性恢復正常，使唾液中的鈣及磷酸滲入琺瑯質，再次修復蛀牙的初期症狀，並且能夠促進牙齒的再鈣化。市面上所販賣的口香糖，有些就含有這種成分。

齲齒預防藥
氟素 •⌐

氟素是廣泛存在於地球上的一種元素，人體主要存在於牙齒及骨骼中，是形成健康的牙齒及骨骼所不能缺少的東西。由於大量的攝取，會造成氟素攝取過多症，因此在美國將必要的量添加於自來水中，以防止蛀牙的產生。

功效・用途

能夠提升法瑯質對酸的抵抗力，使牙齒不容易產生蛀牙，如果蛀牙的情況未深及象牙質，便可以使用氟素，使法瑯質再鈣化。現在的醫療上，有直接在牙齒表面塗氟素的治療方式，及使用添加氟素的洗口劑。

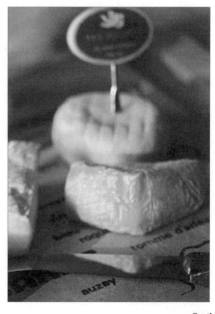

治療婦女病的北美草藥
北美升麻

　　北美升麻（Black Cohosh）為原產於北美的毛茛科植物，對於更年期障礙所伴隨的各種症狀，及月經不順等，是具有改善功效的一種草藥。市面上的營養補充食品，則採自其根部的成分。

功效・用途

　　北美升麻的成分為類萜烯（Terpen）及單寧酸（Tannin）等，對於更年期障礙的症狀，如身體發熱、發汗及經前症候群等，都具有改善的功效。北美升麻是否與女性雌激素擁有相同的機能，目前仍在研究中。

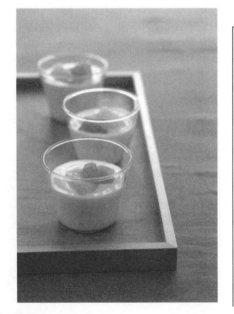

運動與減肥的補充營養素
高蛋白

　　市售的高蛋白營養補充食品，主要是針對一些飲食生活不均衡，容易造成必須胺基酸缺乏的人的補充品。

功效・用途

　　攝取高蛋白後，可以使身體較能承受壓力，而能夠維持身體狀況的安定。尤其是喜好運動的人，必備的營養補充食品。另外，也可以作為減肥瘦身者的高蛋白替代食品。

抑制膽固醇的紅麴菌
紅麴

　　紅麴為中國自古以來，用於食物、食品染色的一種麴菌，近年成為機能性食品。在美國被作成一種稱為 Red East Rice 的營養補充食品，主要為了降低體內多餘的壞膽固醇含量。

功效・用途

　　紅麴的成分為紅麴膽鹼（Mona Coline），能夠阻礙體內膽固醇合成酵素的作用，降低體內膽固醇的含量，因此對於預防與改善高膽固醇血症及高中性脂肪血症的功效，也深具效果。

改善痴呆症的健康食品
磷脂酸絲胺酸

磷脂酸絲胺酸（Phosphatidile Serine）為天然存在的一種磷脂質。磷脂質為構成細胞膜的重要成分，多數存在於大腦中，因此被稱為腦的營養素。

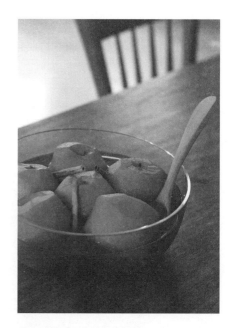

功效·用途

磷脂酸絲胺酸為神經細胞膜的一種，對於維持身體生命活動的熱量輸入與輸出、資訊的傳達等，都有很深的關係。磷脂酸絲胺酸對於預防及改善痴呆症等腦功能障礙症狀，及隨著年齡而降低的記憶力等功效，都深具效果。

預防癌症與肥胖
舞茸

舞茸為喉菇科的一種食用菇，因大量栽培而予以量產。近年舞茸被指出具有抗癌作用及預防糖尿病、高脂血症等生活習慣病。

功效·用途

舞茸能增加天然殺手細胞——T淋巴球的活性，因此對於預防及治療癌症及提升免疫力等，都具有功效。另外，對於預防糖尿病及高脂血症等生活習慣病，也值得期待。

歐洲人愛用的傳統草藥
奶薊

奶薊（Milk Thistle）自羅馬帝國時代，便被當作一種強身劑來使用，主要為保護肝臟，是一種歷史久遠的傳統草藥。不僅在歐美，現在也被運用於中藥上，其安全性也已經通過科學驗證，對於因西藥等化學物質所引起的肝臟功能障礙，更是具有預防的效果。

功效·用途

奶薊含黃酮類化合物（Flavonoid），具有保護肝臟的功效，對於酒精性肝功能障礙、肝硬化等，也具有預防及改善的功能，且能抑制胃黏膜損傷及抗癌。

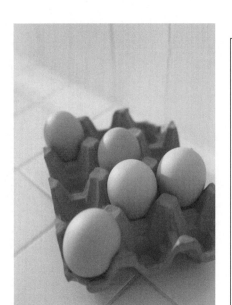

麥芽糖精

麥芽糖精（Multitose）與木糖醇、半乳糖精（Lactutose）、赤蘚醇，同屬糖精類，對於想要預防齲齒的人及糖尿病病患，都是可以安心使用的成分，也常被使用於料理及健康食品中。

功效・用途

麥芽糖精是不能被口腔內牙蟲分解的成分，因此也不會因牙蟲所釋放的酸性物質而損壞牙齒。另外，由於糖精亦不需要體內的胰島素將其分解，因此，對於作為糖尿病患者的熱量來源，醫學界也正在研究其可行性。

改善關節炎及花粉症

MSM

甲基・硫先基・甲烷（Methyl・Sulfonyl・Methane，簡稱 MSM）為植物有機硫黃化合物的一種。異白胺酸為人體必須營養素之一，但廣泛存在於動植物之間。而 MSM 則通常存在於食物中，如牛乳、咖啡、番茄等，可惜的是含量非常少，因此利用營養補充食品來補充，效果會更好。

功效・用途

MSM 為一種對於關節炎、花粉症等有一定功效的機能性成分，對於膀胱黏膜發炎等各種膀胱疾病，也具有改善功效。

與維生素 B_{12} 並用，改善痴呆症

膽鹼

膽鹼（Coline）為蛋黃中的主要成分，屬磷脂質的一種，人體幾乎無法合成，必須由食物中攝取。有報告指出，膽鹼與維生素 B_{12} 並用，對於阿滋海默症，具有預防及改善的功效。

功效・用途

膽鹼對於大腦的發達、大腦功能的維持、肝功能的正常、高脂血症的改善等，都具有功效，特別是膽鹼與維生素 B_{12} 組合，對於痴呆症引起的認知障礙及記憶障礙等，都具有功效。

對於初期齲齒具有治療功效
利可乳代糖

利可乳代糖（CPP-ACP，Casein Phosphopeptide-Amorphous Calcium Phosphate）為由牛奶蛋白質中抽取製成的新抗腐蝕性物質，目前在澳洲仍持續研究開發，對於初期的齲齒，具有治療效果，因此被使用於口香糖等食品中。

但對牛奶過敏的人，在攝取上要特別小心。

功效・用途

由於利可乳代糖擁有不會使磷酸鈣沉澱，而能保持飽和狀態的功能，因此與一般替代性甘味料不同的是，它會直接滲入琺瑯質表層底端，使琺瑯質再鈣化。

緩和更年期障礙
紅苜蓿

紅苜蓿（Red Clover）為歐洲原產豆科多年生草，又稱紅三葉草。由於其紅色的花看起來像草莓及蠟燭的火焰，因此也被稱作草莓蠟燭（Strawberry Candy），常用於當作派對上的飲料。

功效・用途

紅苜蓿受人矚目的成分為異黃酮類，具有與女性雌激素（Estrogen）相同的作用，因此對於女性特有的症狀，也有緩和的功效，如生理不順、經前症候群、更年期障礙等。

提升注意力及記憶力
紅景天

紅景天（Rhodiola Rosea）原產於東西伯利亞及斯堪地納維亞地區一帶，從亞洲傳入歐洲、北美，是一種只有在高地上才能生長的草藥。傳說這種草藥為中國古代皇帝為求長生不死，特別派遣醫師至西伯利亞取經，而帶回的一種草藥。目前已被確定紅景天對於運動能力及大腦功能的提升，皆具有效果。

功效・用途

紅景天成分為類生物鹼（Alkaloid）及類植物多酚，對於對抗壓力及消除疲勞、學習及記憶能力等，都具有改善的功效。

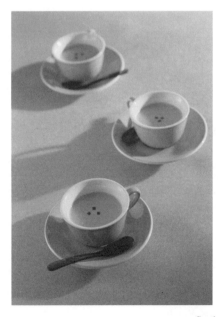

♥ 新手媽媽，不慌張 ♥

日本第一胎內記憶婦產科醫師寫給準媽媽的安產書

作者：池川明／監修
定價：390元

　　日本研究嬰兒胎內記憶的第一人池川明博士說，想要幸福生產，想要有個超好帶寶寶，從懷孕那一刻起就要經營妳與寶寶的關係。

　　「會到媽媽的肚子裡，是我自己決定的喔！」

　　是寶寶選定妳作為最親愛的媽媽，你們一定會相遇、一切都會好好的，只要放輕鬆就好！

📖 書籍簡介

　　主要在講解從懷孕、生產到育兒的相關知識。包括懷孕前的準備、懷孕時的注意事項、懷孕時可能會產生的疾病與不適、生產法、以及育兒法等。對新手媽媽而言可說是懷孕、生產、育兒的完全指導手冊。另外書中還提及了胎內記憶，認為胎兒早在媽媽腹中就有意識、記憶，所以父母們可常常對之說話、互動，以實行胎教並早些與胎兒建立感情，如此一來，孩子在出生後也會比較好帶。只要按照不同時期，好好注意各事項，超開心媽媽，天使般的寶寶就會出現在妳家！

胎兒心理學家教妳做好胎教

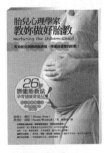

作者：作者：湯瑪士・維尼＆潘美拉・威瑟
定價：240元

　　國際知名胎兒心理學家傳授妳優生的尖端醫學胎教法

　　26個最溫馨的潛能胎教法，幫助胎兒與媽咪做溝通，傳遞母愛，孕育健康資優兒！

📖 書籍簡介

　　本書所介紹的胎教法，具有幾種效果。

1. 消除孕婦內在壓力的效果。這套計畫是根據自然的階段性來規劃的，可以使妳的情緒得到充分的放鬆，學習如何在懷孕期間平息所有的恐懼和不安。而唯有在最平穩的心理狀態下，妳才能夠面對隱藏在自己內心深處最真實的情感。

2. 透過本書所介紹的胎教練習，更能積極地激發出妳內在的潛能。在妳心裡產生不安或恐懼這類否定的情感時，教妳如何面對它、克服它。例如妳跟先生、父母或朋友之間出現衝突時，能夠充分解決而不影響感情的方法。當妳勇敢地面對情緒低潮，真正去解決問題時，這種否定情感便會漸漸發酵，轉變為正面而肯定的想法。協助孕婦消除壓力、遠離焦慮，保持輕鬆、愉快的心情，並得以順利生產，將溫馨的母愛傳達給胎兒。

媽媽是最初的醫生

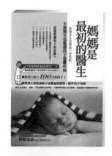

作者：西原克成

定價：280元

　　免疫醫學博士教妳讓孩子遠離過敏體質、提升孩子免疫，培養出自癒力100分的孩子！

　　媽媽是孩子最初的醫生，孩子的健康要靠妳把關！

　　能夠治好孩子自體免疫疾病的人，除了媽媽以外別無他人！

📖 書籍簡介

這種常識很危險！

給幼兒吃冰冷的食物、太早吃副食品、太早戒掉吃奶嘴、讓孩子用口呼吸、讓孩子趴睡或側躺、太早讓孩子離開嬰兒車學走路。

媽媽才是孩子的主治醫生！

　　用口呼吸是萬病之源、扁桃腺最怕乾燥、鼻子是勤奮的拚命三郎、吃「奶嘴」是矯正幼兒用口呼吸的最佳方法、單側咀嚼很危險、腸道受冷很可怕、冷飲有害身體、睡姿不正會造成牙齒和臉型以及脊椎歪斜、每天最好睡足八小時，熟睡的孩子長得快！

　　媽媽的照護是孩子健康的第一步，只要具備這些常識，從改變孩子的日常習慣做起，就能讓孩子遠離疾病、健康成長！

日本腦學校校長教你這樣養育資優兒

0～3歲開發寶寶天賦的大腦遊戲書【實踐版】

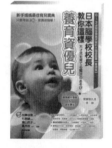

作者：加藤俊德、石野綠、青山克子、藤本悠

定價：240元

　　結合【腦科學博士・小兒科醫師・心理諮商師・幼兒教育專家】，研發和寶寶一起玩的50個【潛能開發親子遊戲】，讓你的寶寶情緒穩定、天資聰穎、不夜啼、不挑食...擁有絕對音感、掌握雙語、愛閱讀，五感＆運動神經超優越，開發資優，玩出高IQ&EQ！

　　附【寶寶繪本選擇＆說故事法】・【寶寶離乳食食譜】

📖 書籍簡介

　　在本書當中，介紹各種媽媽能夠一面規劃「寶寶成長的未來藍圖」，一面陪寶寶玩耍的遊戲。

　　幾乎所有的遊戲都沒有標示「適合○歲～」，這是為了避免媽媽們以年齡來區別孩子的成長，或是擔心自己的寶寶是否發育遲緩。請各位媽媽將適合年齡當作「參考標準」，配合寶寶的成長選擇最適合的遊戲。此書聯合小兒科醫師及醫學博士，為「大腦學校」的代表，在孩子腦部發展方面給予建議。心理諮商師在孩子成長的「心理」層面給予建議，並給予「魔法咒語」的建議。保育士、幼稚園老師在激發孩子潛能的「遊戲」方面給予建議。針對孩子身、心、靈，IQ&EQ各方面發展，給予全人身心發展全面的引導與訓練！

國家圖書館出版品預行編目資料

醫生教你這樣吃健康食品 / 蒲原聖可作；李幸娟
譯. -- 初版. -- 新北市：世潮, 2012.02
面； 公分. -- （營養與健康；47）

ISBN 978-986-259-016-4（平裝）

1. 健康食品 2. 營養

411.373 100020528

營養與健康 47

醫生教你這樣吃健康食品

作 者／蒲原聖可
譯 者／李幸娟
主 編／簡玉芬
責任編輯／謝翠鈺
封面設計／比比司設計工作室
出 版 者／世潮出版有限公司
發 行 人／林正村
登 記 證／局版臺業字第 5108 號
地 址／（231）新北市新店區民生路 19 號 5 樓
電 話／（02）2218-3277
傳 真／（02）2218-3239（訂書專線）、（02）2218-7539
劃撥帳號／17528093
戶 名／世潮出版有限公司 單次郵購總金額未滿 500 元（含），請加 50 元掛號費
酷 書 網／www.coolbooks.com.tw
排版製版／辰皓國際出版製作有限公司
印 刷／長紅彩色印刷公司
初版一刷／2012 年 2 月
二刷／2013 年 6 月

ISBN／978-986-259-016-4
定 價／280 元

※本書原名為《健康加分──認識營養補充食品》
現易名為《醫生教你這樣吃健康食品》

請沿虛線剪下裝訂寄回，謝謝！

讀者回函卡

感謝您購買本書，為了提供您更好的服務，歡迎填妥以下資料並寄回，我們將定期寄給您最新書訊、優惠通知及活動消息。當然您也可以E-mail：Service@coolbooks.com.tw，提供我們寶貴的建議。

您的資料（請以正楷填寫清楚）

購買書名：＿＿＿＿＿＿＿＿＿＿＿＿＿＿＿＿＿＿＿＿＿＿＿

姓名：＿＿＿＿＿＿＿＿　生日：＿＿＿＿年＿＿月＿＿日

性別：☐男 ☐女　　E-mail：＿＿＿＿＿＿＿＿＿＿＿＿＿＿

住址：☐☐☐＿＿＿縣市＿＿＿＿鄉鎮市區＿＿＿＿路街
＿＿＿段＿＿＿巷＿＿＿弄＿＿＿號＿＿＿樓

聯絡電話：＿＿＿＿＿＿＿＿＿＿＿＿＿＿

職業：☐傳播 ☐資訊 ☐商 ☐工 ☐軍公教 ☐學生 ☐其他：＿＿＿

學歷：☐碩士以上 ☐大學 ☐專科 ☐高中 ☐國中以下

購買地點：☐書店 ☐網路書店 ☐便利商店 ☐量販店 ☐其他：＿＿＿

購買此書原因：＿＿ ＿＿ ＿＿ ＿＿ ＿＿ ＿＿（請按優先順序填寫）
1封面設計 2價格 3內容 4親友介紹 5廣告宣傳 6其他：＿＿＿

本書評價：＿＿ 封面設計 1非常滿意 2滿意 3普通 4應改進
＿＿ 內　容 1非常滿意 2滿意 3普通 4應改進
＿＿ 編　輯 1非常滿意 2滿意 3普通 4應改進
＿＿ 校　對 1非常滿意 2滿意 3普通 4應改進
＿＿ 定　價 1非常滿意 2滿意 3普通 4應改進

給我們的建議：＿＿＿＿＿＿＿＿＿＿＿＿＿＿＿＿＿＿＿＿
＿＿＿＿＿＿＿＿＿＿＿＿＿＿＿＿＿＿＿＿＿＿＿＿＿＿＿
＿＿＿＿＿＿＿＿＿＿＿＿＿＿＿＿＿＿＿＿＿＿＿＿＿＿＿

電話：(02) 22183277
傳真：(02) 22187539

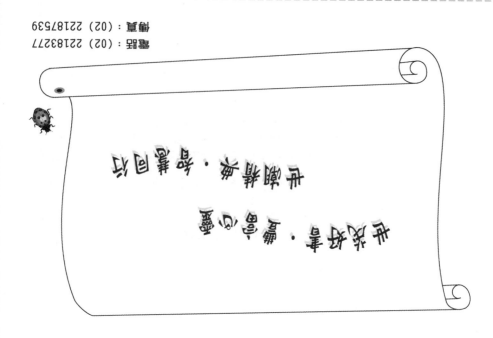

從生活中，學到智慧

從閱讀中，發現樂趣

廣告回函
北區郵政管理局登記證
北台字第9702號
免貼郵票

231新北市新店區民生路19號5樓

世茂
世潮 出版有限公司 收
智富

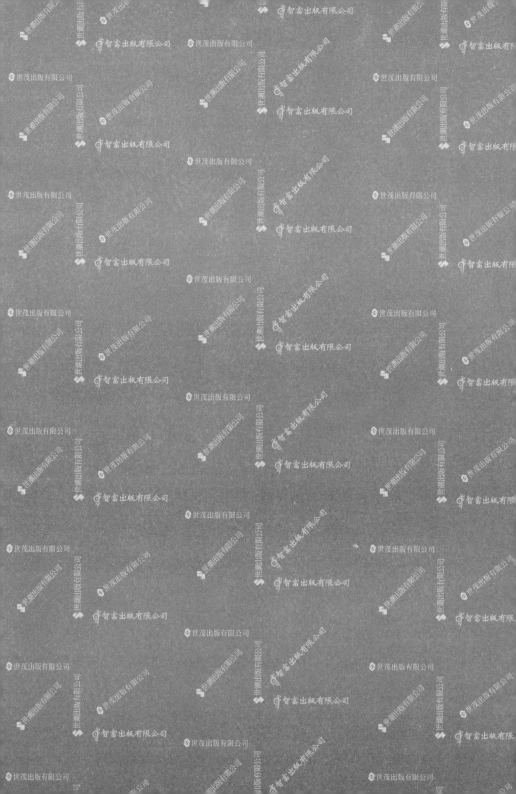